中医内科学

课程思政案例集

（供中医学、针灸推拿、中医骨伤专业用）

主　编　沈梦玥　李哲武

副主编　杨　勤　涂世伟　于鹏龙

编　者　（以姓氏笔画为序）

于鹏龙（重庆三峡医药高等专科学校）

孔玉琴（重庆市永川区中医院）

邓礼林（重庆三峡医药高等专科学校）

孙中莉（重庆三峡医药高等专科学校）

李勇华（重庆三峡医药高等专科学校）

李哲武（重庆三峡学院）

杨　勤（重庆三峡医药高等专科学校）

吴　巧（重庆三峡医药高等专科学校）

沈梦玥（重庆三峡医药高等专科学校）

贺　敏（重庆三峡医药高等专科学校）

涂世伟（重庆三峡医药高等专科学校）

熊　倩（重庆三峡医药高等专科学校）

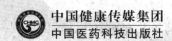

中国健康传媒集团

中国医药科技出版社

内 容 提 要

　　本教材以《中医内科学》教材内容体系为依据，根据教学大纲的基本要求和课程特点编写而成，发掘了中医内科常见病证的思政元素与典型案例。本教材以案例分析的形式，展现了课程中蕴含的人文思想、中医哲学思想和"仁、和、精、诚"的医德观，体现出医者仁心、敬佑生命、精勤不倦、继承创新、哲学思辨、使命担当等课程思政要点。本教材主要供中医学、针灸推拿、中医骨伤专业使用，也可供相关从业人员及中医药文化爱好者参考使用。

图书在版编目（CIP）数据

中医内科学课程思政案例集 / 沈梦玥，李哲武主编 . —北京：中国医药科技出版社，2023.11
ISBN 978-7-5214-4068-3

Ⅰ.①中… Ⅱ.①沈… ②李… Ⅲ.①中医内科学 — 教案（教育）— 高等职业教育
Ⅳ.① R25-42

中国国家版本馆 CIP 数据核字（2023）第 143509 号

美术编辑　陈君杞

版式设计　南博文化

出版　**中国健康传媒集团** | 中国医药科技出版社

地址　北京市海淀区文慧园北路甲 22 号

邮编　100082

电话　发行：010-62227427　邮购：010-62236938

网址　www.cmstp.com

规格　787×1092mm $\frac{1}{16}$

印张　14 $\frac{1}{4}$

字数　319 千字

版次　2023 年 11 月第 1 版

印次　2023 年 11 月第 1 次印刷

印刷　北京印刷集团有限责任公司

经销　全国各地新华书店

书号　ISBN 978-7-5214-4068-3

定价　**48.00 元**

获取新书信息、投稿、为图书纠错，请扫码联系我们。

　　为积极推进"大思政课"建设，贯彻落实中共中央办公厅、国务院办公厅《关于深化新时代学校思想政治理论课改革创新的若干意见》，认真贯彻执行教育部印发《高等学校课程思政建设指导纲要》，在重庆市教育委员会人文社科课题"基于文化培根立德树人的中医药特色思政育人体系构建研究"（23SKGH425）、重庆市高等教育学会高等教育科学研究课题《中医内科学》"课程思政"实施路径研究"（CQGJ21B130）、教育部国家级职业教育教师教学创新团队课题研究项目"新时代职业院校中医药专业领域团队教师教育教学改革创新与实践"（ZH2021070201）、重庆市中医药重点学科（中医基础理论）建设项目（渝中医〔2021〕16号）等研究成果基础上，组织编写本教材。

　　中医内科学是中医类专业的核心课程，是运用中医学理论阐述内科病证的病因病机及其诊治规律，并采用中药辨治内科疾病的一门临床学科。中医内科学以脏腑、经络、气血津液等为基础，系统反映中医辨证论治的特点，是培养中医临床诊疗能力的桥梁课程，在中医类人才培养课程中占有重要的地位。

　　本书以《中医内科学》教材内容体系为依据，结合课程中蕴含的人文思想、中医哲学思想和"仁、和、精、诚"的医德观，通过典型案例发掘中医内科常见病证的思政元素。本教材以执业医师考试大纲的知识体系为切入点，精选具有代表性、贴合知识点、具有现实意义的案例，对应适宜的思政映射点，解析知识内容，体现精神内核，使知识传授、价值塑造和能力培养多元统一。

　　本书由编写委员会分工编写，共同协作完成。本教材主要供中医学、针灸推拿学、中医骨伤学专业使用，又可供从业人员和中医药文化爱好者阅读使用。

　　编写人员分工如下：感冒、咳嗽、肺痈、肺痨、肺胀、汗证由沈梦玥编写；哮病、胃痛、内伤发热、虚劳、癌病由李哲武编写；郁证、血证、痰饮、消渴由杨勤编写；喘证、眩晕、中风、痫病、痴呆由涂世伟编写；水肿、淋证、癃闭、阳痿由于鹏龙编写；心悸、胸痹、不寐、头痛由吴巧编写；痞满、呕吐、噎膈、呃逆由孙中莉编写；腹痛、泄泻、痢疾、便秘由熊倩编写；胁痛、黄疸、积聚、鼓胀由贺敏编写；痹证、痿证、颤证、腰痛由邓礼林编写。李勇华提供全书的典型案例和思政映射点，沈梦玥和李哲武负责统稿和审稿，孔玉琴、涂世伟参与审稿工作。

　　本书编写过程中，得到了重庆三峡医药高等专科学校等相关单位的大力支持，在此一并致谢。由于中医内科学课程思政案例的编写还处于探索阶段，加上编者水平有限，难免有不妥之处，祈望各院校师生和广大读者提出宝贵的意见，以便进一步修订和完善。

编者

2023 年 8 月

目录

第一章　肺系病证

第一节　感　冒

感冒是感受触冒风邪，导致卫表不和，出现鼻塞、流涕、喷嚏、恶寒、发热、头身疼痛、脉浮等临床表现的一种常见外感疾病。病情轻者，又称为伤风、冒风、冒寒。若感受非时之邪，病情重者，称为重伤风。若由时行疫毒引起，在某个时期内广泛流行、症状类似者，称为时行感冒。

普通感冒与时行感冒之辨

【思政映射点】审因寻源，思辨求真。

【案例】感冒一词首见于北宋·杨仁斋《仁斋直指方》，至元·朱丹溪《丹溪心法》才把"感冒"作为一个证名，并逐渐将"感冒"一词定义为病名而沿用至今。明代医家多将"感冒"与"伤风"并称，如张景岳在《景岳全书·伤风》中说"伤风之病本由外感，但邪甚而深者，遍传经络，即为伤寒；邪轻而浅者，只犯皮毛，即为伤风"，认为伤风是伤寒的轻症。受到"风者百病之始也"（《素问·骨空论》）的影响，风邪被认为是一切外感病的先导。

古代医家对"时行感冒"直接论述较少，但历代医书中不乏关于"时行""时行病"的记载。"时行"首见于《伤寒杂病论》。《诸病源候论》记载"时行病者，是春时应暖而反寒，夏时应热而反冷，秋时应凉而反热，冬时应寒而反温，非其时而有其气，是以一岁之中，病无长少，率相似者，此则时行之气也""夫时气病者，此皆因岁时不和，温凉失节，人感乖戾之气而生，病者多相染易"。说明"时行病"具有流行性、传染性、症状相似等特点，病情一般较重。直到清代《类证治裁》才出现了"时行感冒"的病名，人们才意识到辨治感冒需要将感受六淫风邪的普通感冒和触冒乖戾之气的时行感冒区分开来，普通感冒应治宜解表达邪，时行感冒应从毒论治。

【解析】"时行感冒"作为一个中医病名，它的出现离不开历代医家的苦心研究。在临床实践中不断比对、探讨、总结，进而深化认识演变而来，这为流行性热病的诊疗提供了思路。中医理论中还有很多宝贵资源，它针对人的复杂性，立足中华文化视角，多视域、多维度探求人体生命真相，结合整体医学模式，具有多学科交叉的特点，具有实用性、多样性、变化性、可发掘性、临证必辨性。我们应清楚地认识到现在还有很多未解开的医学难题，不能拘泥于现有认知，要时刻保持思考、理性定位，才能在中医药的宝库中研精毕智，寻根究底，洞悉疾病背后的根源。

> **知识点 2：病因病机**
>
> 感冒的基本病机为邪犯肺卫，卫表不和，肺失宣肃。外邪侵袭人体，发病与否取决于卫气强弱及感邪轻重，其中以卫气强弱为关键。

《伤寒论》的正邪相争

【思政映射点】 中医思辨；涵养正气。

【案例】 中医认为正气是指人体的功能活动（包括脏腑、经络、气血等功能）和抗病、康复能力。邪气，泛指各种致病因素。《伤寒论》选择寒邪为代表，在书中充分描述邪气在发病、演变中的作用和以正为本的精神。

《伤寒论》中将人体的全身病理过程归纳为太阳、阳明、少阳、太阴、少阴、厥阴。表证的正邪斗争总属太阳病，分别是太阳病伤寒类证、太阳病中风类证及邪气入内后虚实诸变证。正气强盛而骤感邪较重，则正邪剧争在表。正气较弱而感邪不重，往往形成邪正纷争之表证。《伤寒论》太阳病篇详述太阳伤寒、中风两大类表证，代表着外感风寒而发为正邪相争较剧与正邪纷争这两大类型。除此二证之外，太阳病篇用大量篇幅描述的太阳变证均属正不胜邪，邪气深入之里证。对于少阳病出现寒热往来的病机，《伤寒论·辨少阳病脉证并治》对少阳病出现寒热往来病机论述为"邪气因入，与正气相搏，结于胁下，正邪纷争，往来寒热"。即恶寒是正不胜邪，发热是正气抗邪外出，寒热交替出现是正气与邪气互相争持不下。

【解析】《伤寒论》揭示了人体阴阳在正邪相争中的种种变化，首次构建了六经辨证论治的完整理法方药体系，突破了当时中医学发展瓶颈，故成为中医临床不朽经典。正邪斗争是中医发病重要的思辨元素，二者胜负决定了疾病演变进程。在中医诊疗中，我们需习得正确的正邪观，以扶正祛邪的理念去治疗疾病。对于正气不任攻伐的情况，应追求平衡、适度、优化，做到与邪共存、带病延年。

《黄帝内经》中记载"正气存内，邪不可干"。涵养正气，提高抗病能力，需要靠合理的膳食搭配、健身运动、情志调畅等。只有保持自身浩然正气，方可使内邪不生、外邪不侵。

知识点3：诊断

感冒血常规检查多需要参考白细胞、中性粒细胞和淋巴细胞的值。根据血常规来鉴别是细菌感染还是病毒感染。

血常规检测演化史之对白细胞的认识

【思政映射点】求真务实；严谨细致。

【案例】18世纪科学家使用显微镜发现了白细胞，并推测出白细胞在血液中起的作用是抗感染，作用与淋巴系统相似。接着有临床实践发现，从伤者伤口处取到的血液中所含白细胞数量要比从伤者身上其他部位血液中观察到的白细胞数量更多，显然白细胞聚集到了伤口处。后来的科学家们经过仔细地观察思考后认为，白细胞确实是血液中的军队，他们通过消灭细菌、真菌和病毒保护我们的身体。

免疫学家通过"选择性染色技术"鉴别出两类广义的白细胞，发现了现在已知的五种特定白细胞中的两种。他还用不同的染色剂使白细胞变得更清晰，并根据染色剂本身的特征将白细胞分为嗜酸性、嗜碱性和嗜中性等。

【解析】白细胞的发现离不开显微镜的问世、染色方法的建立，科学家需要打破桎梏，勇于自我革命，敢于探索发掘。作为医学生要善于观察，求真务实，开拓创新，敢于提出假设，验证假设，得出结论。

科学家们前赴后继的精神，展现了一丝不苟、严谨细致的精神和追求真理的态度。作为医学生首先要学会书上的知识点，进而探究生理或病理现象的本质，诊疗疾病时需反复推敲、诊断准确、辨证思考。

知识点4：鉴别诊断

感冒与风温初起均有发热恶寒。但风温发病急，常有寒战高热，热势较壮，汗出后不易迅速清退，甚至出现神志昏迷、惊厥、谵妄等；普通感冒则少有传变，体温多不高或不发热，服解表药后汗出热退，身凉脉静。

"温疫"的真理探知者——吴又可

【思政映射点】勇于创新；爱伤意识。

【案例】1642年，医家吴又可在目睹了"死者阖门相枕藉，无遗类，偶触其气必死"的惨状后，在竭尽心力救死扶伤期间，他发现了很多疫病患者因被误诊为伤寒而亡，认为

"是以业医者，所记所诵，连篇累牍，俱系伤寒，及其临证，悉见温疫……不知屠龙之艺虽成而无所施，未免指鹿为马矣。"吴又可通过亲身实践，对古医书质疑，对当时临疫胆怯的医风提出批评。他不惧疫毒，主张"已知吉少凶多，临证更须审决"，治疗患者积极果断。他观察到伤寒与温疫的区别，突破性地提出"戾气"致疫病学说，并指出温疫之邪由口而入，使温病从伤寒体系中分离出来，成为温病病因学上的一个新的里程碑。后来到清代，人们发现辛温发散不能解决所有的问题，有的人一用麻黄等药病情就重了，于是就出现了温病学派，他们认为袭击人体的不光是寒邪，还有温邪，应该用辛凉解表的方法来治疗，即弃用麻黄，加用连翘、金银花等辛凉药来治疗，开辟了新的治疗思路。

【解析】吴又可创造性地提出了"温疫"的学说，将温病从伤寒体系中分离出来，他顶着传统医学的压力，认为"守古法不合今病，以今病简古书"，不拘于常规，挣脱旧法的束缚，用创造性的眼光看待问题，最终发现了问题的本源。这种质疑权威，追寻真理的精神，指引着后世医家。作为医学生应接力好"不畏艰险，勇攀科学高峰，敢于追求真理"的旗帜，让中医跑出创新"加速度"。

吴又可不惧怕与染病患者亲密接触，不放弃诊疗每一位患者，充分体现了敬畏生命、救死扶伤、妙手仁心的医者情怀。作为医学生要担负好"救死扶伤，治病救人"的光荣使命，发挥"不怕苦、不怕累、不畏难"的精神，为人民群众的健康奋斗终身。

知识点5：论治要点

感冒的治疗原则为解表达邪。风寒证治宜辛温发汗；风热证治宜辛凉清解；兼夹暑湿，又当清暑祛湿解表。至于体虚感冒，则属正虚邪实，治当扶正解表；对于时行感冒，以清热解毒为主。

紫苏叶、紫苏子与紫苏梗各有妙用

【思政映射点】关注细节，精益求精。

【案例】《本草新编》云："紫苏叶梗，味辛，气微温，无毒。入心、肺二经。发表解肌，疗伤风寒，开胃下食，消胀满，除脚气口臭。苏子降气定喘，止咳逆，消膈气，破坚癥，利大小便，定霍乱呕吐。"即紫苏叶长于解表，治疗外感表证；紫苏梗长于行气宽中，善治脾胃气滞引起的不思饮食、腹胀腹满等；紫苏子长于化痰平喘，主要用于痰涎壅肺所引起的咳喘不止、痰多咯吐不爽等。

中医学家孔伯华善用紫苏叶、藿香、鲜佩兰治疗暑湿感冒，充分发挥紫苏叶解表的作用，芳香宣化，以清理外邪。《侣山堂类辩》载："予亦常用香苏细茎，不切断，治反胃膈食，吐血下血，多奏奇功。"现代医家认为苏梗治疗脾胃病，针对胃病胀满为主者苏梗用量为10g。"三子养亲汤"是用菜园子中的常见三种种子：莱菔子、紫苏子、白芥子，治疗胸闷、咳嗽痰多，该方凸显了紫苏子化痰平喘的功效。

【解析】细微之处见真章，用药效果的优劣离不开细节的推敲。作为医学生要熟记各种药物的作用及偏性，对用药细节做好积累。在临床诊疗的过程中应仔细思索，反复琢磨和不断改进，保持精益求精的钻研精神。若将药物一概而论之，忽视药物的细节偏差，以敷衍了事的工作态度对待患者，对待工作缺乏热情和实干精神，就无法把临床工作当作一种乐趣。反之，就会在工作细节中找到机会，从而使自己走上成功之路。

知识点6：风热犯表证的辨证论治

> 风热犯表证表现为身热较重，微恶风，汗泄不畅，头胀痛，面赤，咳嗽，痰黏或黄，咽干，或咽喉乳蛾红肿疼痛，鼻塞，流黄浊涕，口干欲饮。舌边尖红，苔微黄，脉浮数。方药：银翘散（《温病条辨》）加减。

银翘散中组方思路的传承与创新

【思政映射点】勤求古训，发展创新。

【案例】银翘散是吴鞠通博采诸家之说，参合己意而创制的一首温病经典名方，颇受后世推崇。吴鞠通根据温邪属热的病性，细研医宗经典《黄帝内经》的论述，以"风淫于内，治以辛凉，佐以苦甘""热淫于内，治以咸寒，佐以甘苦"为配伍原则，找到"辛凉甘苦"配伍法的理论基础，谓"肺病治法，微苦则降，过苦反过病所，辛凉所以清热"。故银翘散选用薄荷、牛蒡子、金银花等辛凉药以解风热之邪。吴鞠通学习喻嘉言预防温疫的要点，即"未病前，预饮芳香正气药，则邪不能入"，推崇"芳香化浊"之法。在治疗温病初起的银翘散方中，加入了多味芳香之品以逐秽解毒，如薄荷、淡豆豉。此外，为了增加银翘散的退热效果，仿效清心凉膈散配伍去掉苦寒入里的黄芩、栀子，加轻清走肺达表的金银花、牛蒡子、芦根、荆芥、淡豆豉，以使药力作用于上焦肺及肺表，而勿犯中焦。

吴鞠通师古而不泥古，大胆推陈出新，创造性地加减化裁古方。因病位是在上焦，治宜"纯然清肃上焦，不犯中下"，故用药多为花、叶、茎等质轻味薄之品，剂型为散剂、药量较轻、煎煮时间短、服用少而频，使银翘散"无开门揖盗之弊，有轻以去实之能"。又因温邪易伤津液的性质，治疗时就要"预护其虚"，故加芦根清热生津，用玄参滋阴护虚并以清热解毒。银翘散博采诸家之长，大胆创新配伍，因此，被誉为"温病第一方"。

【解析】吴鞠通"勤求古训，博采众方"，并融以己得，制出不朽名方银翘散。科学家们根据银翘散的组方思路，融入现代科技元素，研制出清肺败毒颗粒等中成药。我们要站在巨人肩膀上看问题。

古今有很多知名医家，他们都有雄厚的知识储备和良好的人文素养。学会从书籍中吸收中医学的理论基础及前人的经验、知识，这是研习、提升医术的一个有效途径。努力做好量的积累，培养自己的创新意识，不断进行思想革新，实现由量到质的飞跃性转变，推动自己的成长。

知识点7：预防调护

治疗感冒的解表药宜先用武火，迅速煮沸数分钟后，改用文火再煎10~15分钟即可，煎的时间不宜长。为服药方便也可选择现代科技的产物中药颗粒剂治疗。

中药配方颗粒的前世今生

【思政映射点】中医药现代化；创新精神。

【案例】早在1960年，我国的中药现代化就已经开始探索中药配方颗粒的研制工作。1987年，卫生部、国家中医药管理局发布了《关于加强中药剂型研制工作的意见》，指出"要积极利用现代科学技术和手段，加强新剂型的开发研制"，比如将常用中药饮片制成粉状、颗粒状等。从那以后，中药配方颗粒的研制被提到了非常重要的位置。并作为重大科研项目进行立项，还被列入"星火计划"。2001年11月在国家"九五"攻关项目中首次提出了中药现代化产业推进的国家战略，并指出中药产业的发展方向是"产业化、科学化、现代化和国际化"。其中，效果好、便携、便存、便服的中药剂型被认为是"增强市场竞争力、推动中药现代化的有力保证"。国家药品监督管理局组织国家药典委员会按照《中药配方颗粒质量控制与标准制定技术要求》和国家药品标准制定相关程序，开展中药配方颗粒国家药品标准制定工作。2021年批准颁布了第一批中药配方颗粒国家药品标准（160个），中药配方颗粒的发展进入了快车道。

【解析】解表药的煎药是比较复杂的，需要严格遵守煎药要求，才能发挥药物的作用。因此，在患者急需服药退热的时候，新的中药剂型——颗粒剂就能避免煎药的繁琐，给患者提供便利。中药颗粒剂是现代化中药，脱胎于传统中医药，虽然发展历程艰辛，但阻拦不了改革创新的滔滔洪流。中药颗粒剂在"中药现代化发展战略"中获得了政策支持，进入了高速发展的快车道。身为中医人要认识到"中医药现代化"是必然趋势，我们不能因循守旧，要革故鼎新，用开放、发展的思维去思考疾病，革新疗法。

中药颗粒的研发为我们诠释了科学研究需要思想碰撞、勇于探索的创新精神。在医学的路上充满困难、挑战，但仍要抓牢传承的火炬，在实践中求得真知，善于思想革新，把握"传承不泥古，创新不离宗"的发展原则，让中医药越走越远。

第二节 咳 嗽

知识点1：历史沿革

咳嗽病名始见于《黄帝内经》。《素问·咳论》论述了咳嗽的病因，认为是由于"皮毛先受邪气"所致；病位强调"五气所病……肺为咳""五脏皆令人咳，非独肺也"，说明其他脏腑受邪，皆可影响到肺，引起咳嗽。

解读"五脏六腑皆令人咳，非独肺也"

【思政映射点】 思辨思维。

【案例】《素问·咳论》篇曰"五脏六腑皆令人咳，非独肺也"。这是从中医理论的整体观念出发，说明肺外脏器病变亦可累及肺而引起咳嗽，指导中医工作者应审证求因，抓主要矛盾治疗咳嗽。

肺咳是最常见的咳嗽类型，临床多分为风寒咳嗽、风热咳嗽、风燥咳嗽。风寒咳嗽，宜用止嗽散、三拗汤；风热咳嗽，宜用桑菊饮；风燥咳嗽，方选桑杏汤、杏苏散、清燥救肺汤。心咳，在咳嗽的同时常伴有心悸、胸闷等心系症状，可选血府逐瘀汤或桂枝汤等。肝咳，咳时面红引胁痛、烦躁易怒等，方用黛蛤散合黄芩泻白散加减。脾咳，伴胃胀、纳差等症状，以六君子汤合二陈汤加减。肾咳，伴气喘、腰膝酸软等症状，以人参胡桃汤或肾气丸、麦味地黄丸加减。此外还有六腑咳。胃咳的症状是咳嗽伴呕吐，甚则吐蛔；胆咳，咳呕胆汁；大肠咳，咳而遗失；小肠咳，咳而矢气，气与咳俱失；膀胱咳，咳而遗溺。

【解析】《素问·咳论》是指导咳嗽治疗的重要理论。通过阐述咳嗽的不同表现形式及归属脏腑，体现了强大的思辨能力。古代医家"思求经旨，演其所知"，对所积累的经验重新演绎并思辨推理，形成回顾性经验总结。这是中医理论研究和发展的重要方法。作为当代中医人，应当具有独立的思维，在积累足够的经验之后，深层次地去思考疾病内在机制，将认知投入到建立—打破—重建的循环，通过知识的重组、解构，增强自我思辨能力。

知识点2：诊断与鉴别诊断

听诊器是内外妇儿医师最常用的诊断用具。对于肺部、胸部以及胃部的疾患，都可以进行听诊。通过听肺部呼吸的声音，来判断是否有支气管炎、肺炎、肺结核、肺部占位等，进而推测病情的发展情况以及严重性。

听诊器发明的故事

【思政映射点】灵感启迪；实践求真。

【案例】在听诊器发明之前，医生们如果想要听诊，就只能直接把耳朵贴到患者的身体上进行听诊。这种诊疗方式在1816年被法国医生改变。

1816年，法国医生雷奈克医生接诊了一位年轻的女患者，在做过触诊和叩诊之后，依然没得到多少诊断线索，这时候应该要进行听诊了。正在为难之际，雷奈克忽然想起孩子游戏活动中的一件事情：孩子们在一棵圆木的一头用针刮划，另一头用耳朵贴近圆木能听到刮声，而且还很清晰。在此事的启发下，他请人拿来一张纸，把纸卷成一个圆筒，一端放在患者的心脏部位，另一端贴在自己的耳朵上，果然听到患者的心率声，甚至于比直接用耳朵贴着患者胸部听的效果更好。后来他就根据这一原理，把卷纸改成小圆木，再改成现在的橡胶管，另一头改进为贴在患者胸部能产生共鸣的小盒，就形成了现在听诊器的雏形。

【解析】从案例中我们可以看出雷奈克医生发明听诊器的契机源于灵感启迪及实践创新。科学家的灵感在思维敏捷、填于联想并且具有科研情怀的大脑中产生。努力固然重要，但灵感的作用也不应忽视，正因为一个灵感的出现，才有了明确目标，从而让发明创造层出不穷。最后经过实践的检验，成为济世救人的利器。

在中医学界，仍有很多尚未发现的地方，等待着人们去寻找和发现。作为医者，应努力寻找灵感，将灵感与实践经验结合，为人类健康作出贡献。

知识点3：论治要点

> 外感咳嗽治疗宜宣肺祛邪，重视化痰顺气，痰清气顺，肺气宣畅，则咳嗽易于治愈。需注意的是外感咳嗽，忌敛肺止咳，或病起即予补涩，使肺气不畅，外邪内郁，痰浊不易排出，导致咳嗽加剧或迁延难愈。

咳嗽一定要镇咳吗

【思政映射点】治病求本，辨证施治。

【案例】咳嗽是呼吸道疾病最常见的症状，许多患者一咳嗽立马联想到"消炎"和"止咳"，过早使用镇咳药。镇咳药的止咳效果的确立竿见影，但也具有很多副作用。止咳药具有成瘾性，长期服用易上瘾，会产生嗜睡、意识混乱、呼吸抑制等不良后果。因此，儿童（<14岁）慢性咳嗽尤其在未明确病因前不主张使用镇咳药物。建议先祛痰、平喘再镇咳。

中医认为外感咳嗽，若过早敛肺止咳或病起即予补涩，反使肺气不畅，外邪内郁，痰浊不易排出，导致咳嗽加剧或迁延难愈。对外感咳嗽的治疗"当分六气"（《临证指南医案》），以疏散外邪、宣通肺气为主，邪去则正安，一般不宜过早使用苦寒、滋润、收涩、镇咳之药，以免碍邪外出。绝对不能"闭门留寇"。

【解析】从案例中可以看出治疗疾病单纯停留在"病""症"上是行不通的，我们应牢抓根本矛盾，追根寻源，从"本"论治。《素问·阴阳应象大论》篇中"治病必求于本"，体现出"抓要点，抓根本"的哲学重点论，也包含着"以人为本"的人文情怀。作为医生要透过患者纷纭繁杂的临床表现，即外部表现，在中医辨证论治的理论指导下，进行分析论证，去伪存真，抓住疾病的本质进行治疗。"治病求本，辨证论治"是历代中医人必须牢记的基本准则。

知识点4：风寒袭肺证的辨证论治

风寒袭肺表现为咳嗽声重，咳痰稀薄色白，咽痒，常伴有鼻塞流清涕，或兼恶寒，发热，无汗，头身酸楚等。舌淡红，苔薄白，脉浮或浮紧。治法：疏风散寒，宣肺止咳。方药：三拗汤（《太平惠民和剂局方》）合止嗽散（《医学心悟》）加减。

止嗽散的来历

【思政映射点】大医精诚；医者仁心。

【案例】"止嗽散"是清代名医程钟龄所创订的一张经验方，对于多种咳嗽都有良效。程钟龄自幼家境贫寒，少时多病，常卧病不起，饱尝有病不得医的贫苦，年长后立志习医，钻研多年，23岁便悬壶乡里，名声大噪。他医术高明，用药精当，因此每天登门求治的病患众多，被誉为"大国医"。

康熙年间，由于"三藩之乱"，程钟龄的家乡安徽徽州府歙县深受战乱之苦，战后百姓流离失所，疾苦不堪，常有病不得医。外感风寒后，或因无钱治疗而拖延，或虽经治疗但不彻底，导致咳嗽迁延不愈。程钟龄睹此情形，苦心琢磨，探究共同规律。他认为肺为娇脏，不耐寒热，对性猛气厚的药不能耐受。而外邪"十去七八，仅留二三"所致的咳嗽如同"小寇"，只需"启门逐寇"即可，不必大动干戈。基于该想法创制出治疗外感风寒的止嗽散。此方药性平和、药轻价廉，经反复临床验证有效后，便自掏腰包将其制成散剂，给广大患者使用。

【解析】从案例中可见程钟龄不愿自己"幼年有病不得医"的苦痛在他人身上重现，研制的止嗽散正是"医者父母心"的完美诠释。程钟龄之所以被景仰，正是因为将"大医精诚"奉为圭臬。现在"大医精诚，医者仁心"仍是中医人职业道德的基本要求。我们要铭记医疗是性命相托、生死攸关的重任，每位从医者都要以自身之智、自身之德，解患者之苦、缓患者之痛。只有"仁"于内心、"精"于专业、"诚"于品德，才能担负起"生命所系，性命相托"之重任，成就"苍生大医"，谱写新时期白衣战士的新篇章。

知识点5：肝火犯肺证的辨证论治

肝火犯肺证表现为气逆作咳，咳则连声，咳时面红目赤，急躁易怒，口苦咽干，痰少质黏，咽喉痰滞，咳之难出，甚则痰中带血，胸胁胀痛，咳时引痛，症状常随情绪波动而变化。舌红，苔薄黄少津，脉弦数。方药选用加减泻白散（《医学发明》）合黛蛤散（《医说》）加减。

儿科止嗽名方"泻白散"

【思政映射点】爱伤意识。

【案例】泻白散出自钱乙《小儿药证直诀》，主治肺热喘咳证。"泻"即泻热之意，"白"其实就是暗指肺，方中又以桑白皮为君，其中也刚好有一个白字，方名巧妙。

因肺属于金，最容易受到火邪的伤害，而小孩子乃至阳之体，病邪入里容易热化。即便是风寒所伤，也很容易导致内热发生。要泻肺中伏火，就需考虑到小儿"易虚易实，易寒易热，脏腑娇嫩，元气未充"这个特别的体质。若用清肺热的黄芩则过于苦寒，故以桑白皮为君，清中有润，泻中有补，照顾正气，充分考虑小儿特点；再用地骨皮养阴，既缓解肺热，又能补肺热伤津所致的正虚；用炙甘草与粳米培土生金来养肺。纵观全方，以甘甜药物为主，不仅照顾小儿"喜甘恶苦"的饮食特点，还体现小儿"肝旺脾弱"这个特殊的体质，以甘味补脾，达到反制肝木，清降肝火以降肺火的目的。

【解析】儿童健康事关家庭幸福和民族未来。医务工作者要用心用情帮助儿童健康成长。作为中医人，我们需向案例中"儿科之圣"钱乙学习，在研制儿科用药时应充分考虑小儿的生理特点，在药物配伍达到治疗疗效的同时，改良出适应小儿口感的中药制剂，以突显人文关怀。另外，我们要深刻认识到儿科是个"大杂烩"，虽然儿科疾病最常见的体表特征就是发热、咳嗽、腹泻，但这些症状背后的病因却很复杂。我们应不断提高自身专业素质，炼出诊断疾病的"火眼金睛"，怀着爱心、细心、耐心、责任心为儿童的健康保驾护航。

知识点6：痰湿蕴肺证的辨证论治

痰湿蕴肺证表现为咳嗽反复发作，咳声重浊，痰多，因痰而嗽，痰出咳缓，痰黏腻或稠厚成块，色白或带灰色，每于晨起或食后咳甚痰多，进甘甜油腻食物加重，胸闷脘痞，呕恶，纳呆，困倦，大便时糖。舌淡红，苔白腻，脉濡滑。治法：燥湿化痰，理气止咳。方药：二陈平胃散（《症因脉治》）合三子养亲汤（《韩氏医通》）加减。

古红桔的乡村振兴

【思政映射点】乡村振兴。

【案例】橘红止咳化痰效果好，能够药食两用，被誉为"南方人参"，该种属橘红在重庆万州等地广泛种植，带动了区域经济发展。

对万州人工栽培红桔的记载可追溯到4000年前。《巴县志》载："又西为铜罐驿……地饶桔（红桔）柚，家家种之，如种稻也。"到西汉时期，万州红桔"已产甚丰"，成为皇家的贡品，且当时红桔贸易鼎盛，当时的朝廷在此专设"桔官"一职，收管桔税。此外，万州古红桔也是最早走出国门的中国柑桔品种之一，明朝郑和下西洋时便把万州红桔带到了海的另一边。到了清代，乾隆皇帝为色如明焰的万州红桔赐名"大红袍"。

调查显示，万州古红桔已达到15万亩的种植规模，占国内古红桔种植面积的1/3；年产量达13万吨，占全国古红桔产量的50%左右；其栽培容易，在瘠薄的山坡、陡峭的山崖，都可种植。这对弘扬中华农业文化、促进农业可持续发展和增加农民就业及收入有重要意义。

【解析】"乡村振兴，关键是产业要振兴。要鼓励和扶持农民群众立足本地资源发展特色农业、乡村旅游、庭院经济，多渠道增加农民收入"中药材种植是精准扶贫的"金叶子"，浙江省淳安县、山西省五寨县等贫困区县都是借助中药材产业脱贫，走上"生态富县"发展道路。这提示我们以中药材种植为核心的农业地带有摆脱贫困的社会效应。在自然与人、人与社会既开放又紧密衔接的发展过程中，中药生态农业在协调生态保护与经济发展等方面具有优越性，及"四两拨千斤"牵引全局之效。作为当代中医人，我们在处方用药时应注重道地药材的使用，不仅能达到最佳疗效，还能以消费促销量，拉动乡村中医药产业振兴。

知识点7：肺阴亏耗证的辨证论治

肺阴亏虚证候表现为干咳，咳声短促，痰少黏白，或痰中带血丝，或声音逐渐嘶哑，口干咽燥，或午后潮热，颧红，手足心热，夜寐盗汗，日渐消瘦，神疲乏力。舌红，少苔，脉细数。治法：滋阴润肺，止咳化痰。方药：沙参麦冬汤（《温病条辨》）加减。

川贝枇杷露研创历程

【思政映射点】打破常规；敢于创新。

【案例】枇杷，具清肺和胃、降气化痰的功用，被中医誉为"果之冠"。

20世纪20年代，随着西医对传统中医药的冲击日强，中药铺生意一落千丈。为了继续经营，创制出中成药治咳糖浆剂。川贝枇杷露从"培土生金"的中医治疗理念中获得灵感，将具有润肺镇咳作用的川贝母和有祛痰作用的桔梗与枇杷叶一起熬炼，吸取了西药制剂方法，在药液中加上香料和糖浆，制成了川贝枇杷露。药品出来后引起了行业内医师的异议。在止咳的药物里加入糖浆？这怎么行，糖惹痰，肺又为储痰之器，不把痰扼制住咳嗽怎能好？其实对于咳嗽后期的患者而言，其痰多是黏痰、燥痰，通过增加痰液分泌，使患者能把余痰通过咳嗽的方式排出体外，从而达到保护肺脏的目的。加入糖料，良药便不再苦口。

许多顽咳、久咳的患者服用川贝枇杷露后获得了显著疗效。川贝枇杷露很快便成为家喻广晓的止咳药。

【解析】创新是一种精神，一种能力，更是一种可持续发展的一种动力。创新也是中医学发展的动力，若想在医学发展中占据优势地位，就要革新思想，开拓创新。作为现代中医人，应学习案例中敢于突破传统止咳理论的勇气和魄力，持续增加自身的知识储备，坚决破除自我封闭、路径依赖的惯性思维，树立敢想敢干、敢于创新的开拓意识，保持思想上的领先，保证行动上的率先，破除惯性思维的束缚，用创新的精神凝聚力量，用创新的措施破解难题。

第三节　哮　病

知识点1：概述

哮病是由于宿痰伏肺，因感受外邪、饮食不当或情志失调而诱发。发作时痰阻气道，肺失宣肃，痰气搏结，出现发作性痰鸣气喘。哮病发病常见于儿童，故有"幼稚天哮"一说。临床以喉中哮鸣有声、呼吸急促困难，甚则喘息不能平卧为特征。

中国儿童哮喘行动计划

【思政映射点】健康中国；科技创新。

【案例】小儿哮喘是一种严重危害儿童身体健康的常见慢性呼吸道疾病，严重影响患儿的学习、生活及活动，影响儿童的生长发育。因哮喘所致的肺功能受损，可导致部分患儿完全丧失体力活动能力，严重的哮喘甚至可以致命。我国哮喘儿童的发病率很低，100个孩子只有5个发病，但死亡率是36.7‰。

在国家政策的大力推进下，我国儿童哮喘的预防策略已变被动诊疗为主动干预。2017年2月19日中国儿童哮喘行动计划在京发布，该计划以创新传统纸质版和手机应用程序

（APP）两者为工具。纸质版行动计划即根据症状轻重程度将患儿哮喘控制状态依次划分为绿色、黄色和红色三个区域，每个区域有具体的评判指标，方便家长判断，还有相应的应对提示，包括用药调整及是否需尽快就医等。使患儿家长能准确掌握患儿病情，及时发现"黄色警告"，通过调整药物等使哮喘发作得到缓解，避免出现"红色危险"。电子版行动计划即以手机APP为载体的哮喘行动计划，实现了与哮喘相关检查如峰流速（PEF）监测的实时关联，从而有助于提高患儿自我监测的依从性。同时，通过日常监测数据的上传和分析以及与医生的互动等，帮助哮喘患儿自我管理，充分体现了"互联网+"在健康管理尤其是慢病管理方面的优势。

【解析】以往大众对哮喘的知晓率不高，哮喘的治疗不够规范，哮喘儿童的发病难以控制，死亡率居高不下。随着中国儿童哮喘行动计划出台，通过创新型纸质版和手机应用程序双重手段对儿童哮喘进行管理。为患者诊疗和家庭管理提供了标准化、个性化依据，帮助患儿更好地控制病情，提高生命质量。创新型纸质版和手机应用程序是科技创新赋能医学的生动实践。随着新产业的不断迭新，智能终端、远程医疗等新产品、新业态陆续涌现，打造智慧医疗新模式是时代的主题。推动更多中西医技术手段创新与科研成果转化，能解决人民健康生活难题，能助力"健康中国"战略目标有效达成。

知识点2：病因病机

哮病的发作以外邪侵袭为主要诱因。外邪侵袭，内合于肺，"伏痰"遇感引触，痰随气升，气因痰阻，相互搏结，壅塞气道。或因寒温失调，失于表散，邪蕴于肺，阻塞肺气，气不布津，聚液生痰而发；或因吸入花粉、烟尘、异味气体等，影响肺气宣发，津液凝聚，痰浊内生而发。

要命的过敏反应

【思政映射点】未雨绸缪；防重于治。

【案例】日常的过敏反应，可能表现为在春天享受鸟语花香时吸入花粉后的喷嚏和眼泪，也可能表现为一顿海鲜大餐后又红又痒的荨麻疹。偶尔，我们也会听闻"青霉素过敏致人死亡"的消息，或是哮喘患者因接触花粉、尘螨和有害气体等过敏原后引起哮喘大发作的事件。

所谓过敏反应，其实是免疫系统在保护人体时产生的失误。在正常情况下，免疫系统遇到侵入人体的外来物质，会通过各种方式将外来物质阻挡在人体健康细胞之外，并想方设法地将它们清除。具有过敏体质的人首次接触到过敏原后，可选择诱导过敏原特异性B细胞产生抗体应答，此类抗体与肥大细胞和嗜碱性粒细胞的表面相结合，使机体处于对该过敏原的致敏状态。当相同的过敏原再次进入机体时，通过与致敏的肥大细胞和嗜碱性粒细胞表面的抗体特异性结合，使这种细胞释放生物活性介质。机体就会经历一系列因免疫系统活跃而引起的不适，这个过程就是"过敏反应"。

预防过敏的上上之策，就是远离过敏原。比如对花粉过敏的哮喘患者，在花粉散播季节就要减少外出或使用防护用具；对真菌、尘螨过敏的患者，应保持室内通风、干爽；对动物皮屑、羽毛过敏的患者，则"云"养宠物。

【解析】过敏反应严重者可危及生命。为了避免悲剧的上演，应清楚地认识到预防是源头治理，治疗是末端治理，要积极预防，早一分发现，就早一分主动。提倡哮喘患者尽量避免接触过敏原，树起防护屏障，让过敏原无机可乘、无缝可钻。这是预防哮喘的基本思路。

中医学在总结劳动人民与疾病做斗争的经验中，首重预防。如对哮喘的预防提倡避免贼风、控制饮食、在临床缓解期时内服膏方、外用三九贴等独具特色、丰富多样的调护方法，充分发挥中医药在疾病康复中的核心作用。体现了未雨绸缪、防微杜渐的预防思想，是未病先防、既病防变、瘥后防复"三防"理论体系的体现。

知识点3：论治要点

哮病以"发时治标，平时治本"为基本治疗原则。发时以邪实为主者，治当攻邪治标，祛痰利气。若发生喘脱危候，当急予扶正救脱。平时以正虚为主者，应扶正治本，宜补肺、健脾、益肾，并参入如生姜之类散寒化痰缓痉之品。

吴鞠通用生姜巧治哮喘

【思政映射点】物尽其用；简便廉验。

【案例】清代名医吴鞠通常将一块老干姜用小绢袋佩带在身上，称佩姜，以避瘟疫邪气，或以治病救人。有次遇到一个有多年顽固哮喘的老年患者，患者一入冬症状就加重。吴鞠通嘱患者以生姜五斤捣汁，浸湿内衣，再到烈日下晒干后贴衣穿上，自立冬起，每九日一换。至冬尽春来，患者症状缓解，神清息畅；次年冬天如法炮制，顽症痊愈。

吴鞠通认为生姜辛温，入肺、脾、胃经，能发表散寒祛风，化痰缓痉止哮。此患者体弱，服药难进，以姜汁浸润内衣，能让药物发挥透皮作用而达脏腑，搜剔肺肾伏邪，达到散邪止哮的目的。他在使用生姜时，也因人论治，对于虚寒性体质或性质属寒性的病证则用之，对热性体质或证属实热或温热的病证常慎用或不用。仅一味生姜在吴鞠通手中运用得出神入化。

【解析】吴鞠通单用生姜治疗哮喘，体现了中医"简、便、廉、验"的基本特点。"简"是因时、因地制宜，随身取材，操作"简便"；"廉"是因人制宜，用廉价的药物为人治病；"验"即灵验的临床疗效。该特点根源于人文关爱，将身心统一的中医哲学与普世精神相结合，真正服务人的身心健康。作为中医人，我们要善于运用"简、便、廉、验"的中医治病特点，让药尽其材，物尽其用，更好地为人民健康保驾护航。

知识点4：热哮的辨证论治

热哮表现为气粗息涌，喉中痰鸣如吼，胸高胁胀，咳呛阵作，咳痰色黄稠厚，咯吐不利，烦闷不安，汗出，面赤，口苦，口渴喜饮，不恶寒。舌红，苔黄腻，脉滑数或弦滑。治法：清热宣肺，化痰定喘。方药：定喘汤（《摄生众妙方》）加减。常用药：白果、麻黄、桑白皮、款冬花、半夏、杏仁、苏子、黄芩、甘草。

定喘汤中杏仁的故事

【思政映射点】医者仁心。

【案例】定喘汤，中医方剂名。出自《摄生众妙方》。为理气剂。具有宣降肺气，清热化痰之功效。主治风寒外束，痰热内蕴证。症见咳喘，痰多气急，质稠色黄，或微恶风寒，舌苔黄腻，脉滑数。临床上用于治疗支气管哮喘、慢性支气管炎等属痰热壅肺者。定喘汤是治疗哮喘的一剂良方，其中重要组成即是杏仁。《神农本草经》中记载杏仁"味甘温。主咳逆上气，雷鸣，喉痹下气，产乳，金创，寒心，奔豚，生川谷"。杏仁别名苦杏仁、杏子。微温、苦、有小毒，归肺经、大肠经。主要功能为降气止咳平喘，润肠通便。关于杏仁，还有一个历史典故。

董奉（220—280年），又名董平，字君异，号拔墘，候官县董墘村（今福州长乐古槐镇龙田村）人，三国时期名医。董奉和华佗、张仲景并称"建安三神医"。董奉医德高尚，医术精湛，为患者施治不计报酬，对于贫病者更是不取分文。凡治愈一个人，就让被治愈的人在他的房屋前后栽种杏树，重病痊愈者五棵，轻病痊愈者一棵。数年后，杏树上万郁然成林，上有百鸟鸣唱，下有群兽戏游。等到杏熟了之后，再用这些杏换成谷子，救济周围的贫苦老百姓和接济断了盘缠的路人，于是被后人誉为"杏林春暖"。

【解析】"杏林春暖"这个成语看似与中医药学毫无关联，却因董医生的善举成为后世中医药行业的代名词，用来称颂医生的医德高尚、医术精湛和仁心仁术。在新时代，中医药行业有着广阔的发展前景，作为新时代中医药学子，我们应以国家富强、乡村振兴、民族复兴为己任。在未来的学习中，学好专业知识，知行合一，传承发展好中医药文化。

知识点5：虚哮的辨证论治

　　虚哮表现为喉中哮鸣如鼾，声低，气短息促，动辄喘甚，发作频繁，甚则持续喘哮，口唇爪甲青紫，咳痰无力，痰涎清稀或质黏起沫，面色苍白或颧红唇紫，口不渴或咽干口渴，形寒肢冷或烦热。舌淡或偏红，或紫暗，脉沉细或细数。治法：补肺纳肾，降气化痰。方药：平喘固本汤（验方）加减。若肺肾气虚，动辄气喘加蛤蚧、冬虫夏草。

蛤蚧和冬虫夏草

　　【思政映射点】生态文明建设；生态平衡。

　　【案例】中药材蛤蚧，别名对蛤蚧、仙蟾、大壁虎，是壁虎科动物蛤蚧的干燥体。制作前除去内脏，拭净，用竹片撑开，使全体扁平顺直，低温干燥。功效主要为补肺益肾，纳气定喘，助阳益精。用于虚喘气促，劳嗽咯血，阳痿遗精。目前，我国大壁虎的数量较少。大壁虎是我国国家二级保护动物。

　　冬虫夏草是分布在海拔4200~5400米之间高寒草甸中的中国特有珍稀生物。它是鳞翅目中蝙蝠蛾属幼虫被麦角菌科真菌冬虫夏草菌寄生感病后形成的虫菌结合体，是我国特产的名贵中药材之一，与野生人参、鹿茸并称为中国三大名贵中药材。冬虫夏草核心分布地带处于长江、黄河、澜沧江、雅鲁藏布江、怒江、雅砻江等大江源头的高寒草甸。

　　【解析】中药材是中医药事业传承和发展的物质基础，是关系国计民生的战略性资源。随着人民群众对中医药服务需求的日益增长，使中药材使用量增加。由于开发、利用规划尚不完善等原因，野生动植物资源储藏量逐年缩减。据不完全统计，列入国家重点保护、红皮书、限制进出口等名录的中药材多达280种。这些中药材在疾病防治中发挥着重要作用。中药材资源是中医药高质量发展的关键因素。维护动植物的多样性，是人类生存以及维持社会可持续发展的自然保障。作为医学生，我们应该加深对坚持生态文明建设重要性的理解，避免过度使用中药材，强化对生物多样性的认识。

知识点6：预防调护

　　哮病反复发作，迁延难愈，未发时重在预防是疾病康复关键。冬病夏治法是我国中医药疗法中的特色疗法，属于预防性治疗措施之一，符合中医"平时治本"和"涵养正气"的思想。

"冬病夏治"与三伏贴

【思政映射点】天人合一；以人为本。

【案例】"冬病夏治"是中医防治疾病的特色疗法，是根据《黄帝内经》中"春夏养阳"的原则，利用夏季气温高，机体阳气充沛，体表经络中气血旺盛的有利时机，通过适当地内服或外用一些方药来调整人体的阴阳平衡，使一些宿疾得以祛除。对阳虚者使用此法，可更好地发挥扶阳祛寒、扶助正气、祛除宿疾的作用。这体现了中医学中人与自然相协调的整体观和重视预防的理念，属于中医"缓则治其本"的治病原则。

"三伏贴"，又名天灸，是基于"冬病夏治"理论的治疗方法。《张氏医通·诸气门下·喘》曰："冷哮……夏月三伏中，用白芥子涂法，往往获效。方用白芥子净末一两，延胡索一两，甘遂、细辛各半两，共为细末，入麝香半钱，杵匀，姜汁调涂肺俞、膏肓、百劳等穴。……十日后涂一次，如此三次，病根去矣。"将中药直接贴敷于穴位，经由中药对穴位产生微面积化学性、热性刺激，达到治病防病的目的。三伏贴能有效调理中医辨证属虚寒证的过敏性鼻炎，支气管哮喘，慢性支气管炎，肺气肿，肺源性心脏病，慢性咳嗽，反复感冒，慢性胃肠炎，胃痛等疾病。若连续贴敷三年以上，上述疾病症状能够明显减轻。三伏贴因纯天然、无副作用而深受人们欢迎。

【解析】基于"天人相应"的理论和"春夏养阳"的原则开发了独具中医特色的三伏贴。《素问·宝命全形论》说："人以天地之气生，四时之法成。"指出人是随生、长、收、藏之四时规律生活，是大自然的一部分。人与自然界和谐共生、天人相应的理念，已成为中医的内核，这也是健康养生所需要遵循的重要原则。因此，人类必须尊重自然、顺应自然、保护自然，与自然构建共生共荣的生命共同体。

第四节　喘　证

▰ 知识点 1：概述

喘证是以患者呼吸不畅、呼吸困难，严重者张口抬肩、鼻翼煽动，不能平卧为主症的疾病，好发于老年人。西医学中的肺炎、慢性阻塞性肺疾病、肺源性心脏病、心源性哮喘等属于本病范畴，肺结核、矽肺等发生呼吸困难时，亦可参照本病辨证论治。

《慢性阻塞性肺疾病诊治指南（2021年修订版）》解读

【思政映射点】分级诊疗；全民健康。

【案例】2021年，我国慢性阻塞性肺疾病领域的专家们对"慢性阻塞性肺疾病诊治指南（2013年修订版）"进行了重新修订。本次修订提出了将危险因素、筛查问卷和普及肺功能应用相结合的策略，期望提高慢性阻塞性肺疾病的早期诊断率，减少漏诊。根据最新的研究证据，对疾病综合评估、稳定期药物治疗、急性加重的评估、规范化治疗、后续访视和预防未来的急性加重等方面做出了相应的调整，并对慢性阻塞性肺疾病的诊疗及临床研究方向提出了新的思考和展望。强调不同级别医疗机构在慢性阻塞性肺疾病的分级诊疗中应承担不同任务。基层医生在慢性阻塞性肺疾病的诊治、预防工作中以疾病预防为主，通过问卷调查和普及简易肺功能检查的应用来落实慢性阻塞性肺疾病的早期筛查。通过对患者进行教育、督导和定期随访来落实稳定期的药物治疗，指导患者正确使用吸入药物，提高患者依从性，帮助患者进行呼吸康复治疗等。基层医生可参照修订版指南参与慢性阻塞性肺疾病的全程管理，为提高基层防治慢性阻塞性肺疾病做出重要贡献。

【解析】慢性阻塞性肺疾病诊治指南是临床防治和诊治慢性阻塞性肺疾病的重要指引，能够规范诊治行为，保证医疗质量，提高临床工作水平，从而能有效地减轻患者的病痛，提高患者生命质量，降低病死率，减轻疾病负担。这也是健康中国建设的一个成果，是全民健康保障的具体体现。指南强化分级诊疗的意识，坚持以人为本，因病施治，合理利用了基层医疗卫生机构的卫生资源，引导群众科学就医、合理就医，推进了健康有序的医疗新格局的形成。

知识点2：病因病机

喘证多因感受外界邪气而发，内伤饮食、情志过激也可导致发病。其发病与肺密切相关，基本病机为肺气上逆，宣降失职，或气无所主，肾失摄纳。

瓜蒂治喘

【思政映射点】健康饮食。

【案例】我国饮食文化有着悠久的历史。《黄帝内经》最早提出"五谷为养，五果为助，五畜为益，五菜为充，气味合而服之，以补精益气"的饮食调养的原则，指出饮食不当可引发疾病。《黄帝内经》中关于饮食均衡的概念影响深远。

明代医家江应宿曾记载了一个病案。某三岁女童，家中傍水而居，她的父亲以打渔维持着一家的生计。由于家中贫困，无力购买五谷杂粮及果蔬，于是每日仅以盐水虾喂养患儿。久之患儿竟出现了气喘之症，到了最后水米不进，情况很是危急。由于家贫无法延请医生前来诊治,患儿父母只有在家望着日渐憔悴的女儿落泪。有一日一个懂医之人从患儿家路过,看一家人愁云惨淡,患儿气喘不止,于是好心为其诊治。脉诊之后,令患儿父亲取甜瓜蒂七枚,研为粗末,用冷水调和后澄清,让患儿徐徐服用上清液。甜瓜蒂并非昂贵稀缺之物,很快患儿的父亲取来药物,依言制成药饮。患儿服用了药液之后,不一会儿便吐出大量胶痰,气喘的症状立刻大减。如此又服用两次,短短数日,患儿的疾病竟霍然而愈。

【解析】随着国家经济水平的提高,居民的膳食营养也变得丰富。越来越多的食材被精心烹饪成佳肴后端上了餐桌,但饮食偏嗜可引发多种疾病。现代研究表明,饮食习惯与疾病发病有着密切的关系,如食盐过多可能导致心血管疾病;糖类摄入过多导致血糖偏高;高热量食物容易导致甘油三酯偏高。为促进居民饮食健康,我国于1989年发布《中国居民膳食指南》(简称《指南》),并先后于1997年、2007年、2016年进行了三次修订并发布以指导居民通过平衡膳食改变营养健康状况。《指南》的发布在预防慢性病及增强健康素质方面发挥了重要作用。

2022年4月26日上午,《中国居民膳食指南(2022)》发布会在京举行。膳食指南是健康教育和公共政策的基础性文件,是国家实施《健康中国行动(2019—2030年)》和《国民营养计划(2017—2030年)》的一个重要技术支撑。

知识点3:辨证要点

> 喘证的辨证首辨虚实。青壮年发生喘证多为实证,中、老年则多见虚证。新病多属于实;平素多病,遇劳、遇寒即发,多属于虚。喘而呼吸深长,面赤身热,舌质红,苔厚腻或黄燥,脉象滑数者为实证;呼吸微弱浅表,呼多吸少,舌质淡,脉象微弱或浮大中空者为虚证。

张景岳将喘证分虚实

【思政映射点】中医传承与发展;文化创新。

【案例】张景岳,本名介宾,号景岳,因善用熟地黄,人称"张熟地"。他是明代杰出医学家,温补学派的创始者。

张景岳从医30余年,著有《类经》传世至今。《类经》以类分门,详加注释,条理井然,便于寻览。他主张补益真阴元阳,慎用寒凉和攻伐方药,在临证上常用温补方剂,是"温补学派"代表人,其温补的学术思想对后世影响很大。除此之外,他精于问诊及辨证,如他创的"十问歌"及"喘证虚实辨证"皆对中医诊断学的发展做出了巨大的贡献。

中医对喘证的记载最早见于《黄帝内经》。《灵枢·五阅五使》篇"肺病者，喘息鼻张"，《灵枢·本脏》篇"肺高则上气，肩息咳"。喘证病位在肺，因此自《黄帝内经》始，历代医家均以肺论治喘证。及至明朝，张景岳继承了前人对于喘证的论述，同时他通过临床观察又将喘证分为"虚喘"和"实喘"，并分别提出相应治则治法。如《景岳全书·喘促》曰："实喘者，气长而有余；虚喘者，气短而不续。实喘者胸胀气粗，声高息涌，膨膨然若不能容，惟呼出为快也；虚喘者，慌张气怯，声低息短，惶惶然若气欲断，提之若不能升，吞之若不相及，劳动则甚，则惟急促似喘，但得引长一息为快也。"张景岳认为实喘多因肺气实，而虚喘多由于元气虚，治疗方面应辨证论治。实证以利肺气为主，虚证则以补元气为要。时至今日对于喘证虚实的论治，皆从张景岳之说。

【解析】中医学自诞生之日起，便有着强大的生命力。经过几千年的发展，已经成为理论基础充实、实践疗效突出的优势学科。但中医药的发展并非一成不变，而是在继承中发展，在传承中创新。如张景岳的《景岳全书》也是以《黄帝内经》为基础，提出新的观点，极大充实了中医学的理论基础。中医药也因为其特有的文化内涵及确切疗效，得到了广泛好评。

知识点4：论治要点

喘证实证多以肺失宣肃为主要病机，治宜降气化痰；虚证多因肺气虚衰，治宜培补肺气。辨证应首分虚实，次别脏腑。实则泻之，虚则补之。

萝卜籽治喘证的智慧

【思政映射点】中医养生智慧。

【案例】萝卜籽，又称莱菔子，中医认为莱菔子具有降气化痰的作用，可用于治疗咳嗽、气喘等疾病。现代药理学表明，莱菔子有收缩离体胃、十二指肠平滑肌作用。实验研究显示莱菔子提取物有一定的镇咳、祛痰作用。在抗炎方面也可发挥作用，能不同程度地抑制多种皮肤真菌，能显著抑制葡萄球菌和大肠埃希菌等。

张景岳善用莱菔子治疗喘证。他用萝卜籽汤治疗陈年喘证，伴有咳唾脓血。对于有气机闭塞症状表现的患者，用萝卜籽治疗的效果也十分良好。服用方法非常简单，萝卜籽研碎，用水煮，饭后饮用即可，饮用后患者会吐出痰涎脓血，吐后喘证即愈。除了治疗喘证，张景岳还善于用萝卜籽引吐，治疗痰气交阻，食积腹胀，并称此方的功效可与瓜蒂散、三圣散等媲美。萝卜籽无异味，价廉易得，药性平和却疗效突出，深得病家喜爱。

【解析】中医治疗的特点及优势是简、效、便、廉。生姜、蒜、茴香、花椒等寻常之物在中医理论指导下皆能成为治病的良药。

目前，人们已认识到了部分食物在疾病防治和保健中的作用，因此引申出许多养生谚语口口相传，如"鱼生火肉生痰，萝卜白菜保平安"及"冬吃萝卜夏吃姜，不劳医生开药方"之说。

随着食品工程学科的发展，中医药中蕴含的养生智慧将得到进一步证实。继确立了"药食同源"药物之后，《关于对党参等9种物质开展按照传统既是食品又是中药材的物质管理试点工作的通知》被发布。这对于提高我国居民对于"药食同源"药物的认识，推动全民健康有着积极的意义。

知识点5：痰浊阻肺证的辨证论治

痰浊阻肺证表现为喘而胸满闷塞，甚则胸盈仰息，咳嗽痰多，黏腻色白，咯吐不利，呕恶纳呆，口黏不渴。舌淡，苔白腻，脉滑或濡。方药：二陈汤（《太平惠民和剂局方》）合三子养亲汤（《韩氏医通》）加减。

三子养亲汤的故事

【思政映射点】事亲至孝。

【案例】老年人由于脏腑精气衰弱、中气虚弱、脾胃功能下降，导致饮食不消化、痰多壅肺，最终容易导致肺失宣降，引发咳嗽喘逆、痰多胸痞、食少难消等症。治宜温肺化痰，降气消食。三子养亲汤专为体虚痰多气喘、咳嗽的老年人而设。其中的三子即苏子、莱菔子、白芥子。三子养亲汤服法简单，三味药各等份，放在锅里微炒，打碎，混合均匀，每次服用10克左右，泡水即可。此方疗效突出，最早见于《韩氏医通》，其作者韩天爵不仅医术高超，而且是个孝子，三子养亲汤就是他专门为孝敬双亲而设。

韩天爵原本是明朝将门之后，他的父亲是一位常驻边关的将领。由于常年戍守苦寒偏远之地，落下了旧疾。韩天爵为了照顾年迈的父亲，苦学中医，为父亲侍奉汤药。其父身故后，韩天爵开始游历大江南北，最终成为一个远近闻名的医生。

韩天爵一日游历到某地，三位读书人闻讯赶来，请韩天爵为他们的父母看病。几位老人的症状相似，都有胸部满闷不适、食欲不振、痰多咳喘的症状。韩天爵听完三人的叙述之后思忖道："几位老人的症状均因为年老痰多所致，原本亦非疾病，以行气消导之药行之即可。"于是他开具出一个方子，方中仅紫苏子、莱菔子、白芥子三味寻常药物。紫苏子化痰降气，使痰随气降。莱菔子降气的同时又能通肠，可以把降下去的痰浊通过肠道排出去。白芥子温肺化痰，专治虚寒痰喘。三味药物药性平和且均非气厚味苦的药物，易被畏惧服用汤药的老年人所接受。处方开具之后，韩天爵有感于三名孝子的奉亲之情，又因为方中药物皆为种子类药，于是他将此方命名为"三子养亲汤"。

【解析】三子养亲汤是韩天爵有感于孝行而构思出的方子。正是他的一颗赤诚的孝心，使这个方子流传至今，解决了许多老人的病痛。韩天爵遵行"尊老"的思想，以老吾老以及人之老的高尚德行，让受此病痛的老年人受益。正是由于他高尚医德医风，使他名留青史。三子养亲汤也因此激励着后学，使更多人体会到中华民族的传统美德。

知识点6：预防调护

喘证的预防，在于避风寒、慎起居。饮食宜清淡，不宜辛辣。规范作息，形成良好的生活习惯，如不抽烟、不酗酒、合理补充膳食营养等。

吸烟与肺系疾病的关系

【思政映射点】健康生活。

【案例】据世界卫生组织统计，吸烟已经成为全球第二大死因，在世界范围内的成人死亡中，有超过十分之一是由吸烟引起的。最新数据显示，我国吸烟人数超3亿，每年因吸烟死亡人数超100万，由此可见控烟形势十分严峻。

吸烟是威胁人们生命健康的主要杀手之一。烟草燃烧时，会释放出包括焦油、一氧化碳和刺激性氧化气体等化学物质，其中有9大类约40种致癌物质。吸烟时烟雾直接进入肺部，损伤呼吸道的防御能力。长期吸烟会引起支气管的慢性炎症，患者会出现反复的咳嗽、咳痰症状。随着病程的延长，甚至会出现活动后胸闷、气喘、呼吸困难等表现，最后进展为慢性阻塞性肺疾病。而且抽烟是青少年哮喘、肺结核疾病的重要诱因之一。研究表明，烟草燃烧产生的尼古丁、甲醛类等多种有害成分，可能是引起肺癌、鼻咽癌、食管癌等的重要诱因之一。

对于部分心智尚未成熟的未成年人，在不良引导下很容易被吸烟所吸引，最终对身体健康产生极大的危害，因此应坚决杜绝向未成年人兜售烟草。以学校为主的教育机构应该向学生科普烟草（含电子烟）的危害，帮助学生树立良好的健康观。

【解析】为了遏制烟草危害的蔓延，保护人类身体健康，提高人们对烟草危害的认识，将世界无烟日定为每年5月31日。为减少和消除烟草烟雾危害，保障公众健康，《公共场所控制吸烟条例》起草工作于2013年启动。2021年，国家卫生健康委员会与世界卫生组织共同发出"承诺戒烟 即刻行动"的号召，推动禁烟相关条例制度的落地，为推行"无烟环境"奠定了良好的开端。

吸烟是肺系疾病发病、加重、复发重要诱因。因此平素有呼吸系统疾病的患者尤其应该注重生活中的调养护理，避免因为吸烟引起更严重的健康问题。戒烟可以有效改善呼吸系统功能，能较大限度地改善身体健康状况及净化环境。作为医务工作者，应该在工作或生活中向周围人群科普吸烟的危害，提高人们的健康认识。

第五节 肺 痈

知识点1：概述

肺痈以发热，咳嗽，胸痛，咳吐腥臭浊痰，甚则咳吐脓血痰为主要临床表现。西医学肺脓肿等疾病，可参考本章辨证论治。

用中西医"双武器"攻克肺脓肿难题

【思政映射点】中西交融，文明互鉴。

【案例】肺脓肿是肺组织发生化脓性病变的疾病。其早期症状与化脓性肺炎的症状相似，到了晚期就会坏死，造成脓肿。该病中医可参考肺痈进行辨证论治。

在古代，肺脓肿发病率高，多发于青壮年，男性多于女性，农村高于城市。死亡率居高不下。历代医家论述本病"始萌尚可救药，脓成肺败则死""男子以气为主，得之十救二三；妇女以血为主，得之十全七八，历试屡验"。本病极大危害广大群众的生命健康。直到抗生素的发现，从根源上阻止了感染的蔓延，使肺脓肿的预后有很大改观，死亡率下降至5%~6%。

采用中西医结合的方式诊疗能有效提高治愈率。使用青霉素这类抗生素，再内服桔梗汤。治疗时宜采用适宜体位静卧一小时，一旦出现严重的咳嗽危及生命，就需要做手术。如果出现脓痰，可以在医生指导下加用一些祛痰的药物，对痰黏的患者可用雾化吸入法使痰液稀释容易咳出。使用此种治疗方法，能充分发挥药物疗效。中药调整患者机体免疫功能，同时帮助抗生素发挥作用，降低病情反复的可能性并且减少手术或抗生素给身体带来的负担和风险。

【解析】随着中西医结合诊疗模式在各级医疗单位的逐步推广，中西医结合治疗日渐进入了大众的视野范围，现已成为提高人民健康水平、促进我国健康事业发展的重要推动力。高校教育不仅要注重中医知识，还要兼顾讲解西医的要点，让中西方思维交流、碰撞，让中西医把优势都发挥出来。这要求学生树立中医自信、创新意识，把握医学的最新进展。培养扎实的中医基本功，具有跨文化交流能力。做到中西医交融，文明互鉴。

知识点2：历史沿革

唐代孙思邈《备急千金要方》创苇茎汤以清肺排脓，活血消痈，为后世治疗本病的要方。该书第一卷《大医精诚》是行医者提高医德素养的一篇极重要文章，为习医者所必读。

从《备急千金要方》看医德

【思政映射点】仁心仁术；精诚合一。

【案例】《备急千金要方》是我国现存最早的一部临床实用百科全书，是作者孙思邈精湛的医术与高尚的医德相结合的著作。孙思邈在《大医习业》和《大医精诚》中，提出了以仁爱为准则的医德规范。认为学医者需博极医源，精勤不倦。从医者应同情患者，一心赴救。"凡大医治病，必当安神定志，无欲无求，先发大慈恻隐之心，誓愿普救含灵之苦"，对待患者应当"普同一等，皆如至亲之想"，如此才可为"苍生大医"，反此则是"含灵巨贼"。此外，认为临证省病、至精至微，不仅要"至意深心，详察形候，纤毫勿失，处判针药，无得参差"，更要"临事不惑""审谛覃思"。还认为医生的仪表举止对患者有重要影响，应具有"澄神内视，望之俨然；宽裕汪汪，不皎不昧"的风度，医者之所以这样做，是因为"病人苦楚，不离斯须"，病家为此忧愁"满堂不乐"，这种情况下，如果医生"安然自娱，傲然自得"，那将是"人神共耻"。在医际关系上，医者应当"志存救济，勿骄勿妒，尊师重道，切磋医术"。在医患关系上，不得"恃己所长，专心经略财物"。

【解析】孙思邈的《大医精诚》是医学生的必读章节，是医生诊疗过程中应遵循的医学伦理，要求医生以"一切为了人民生命健康，关注群体、关怀人民"为执业宗旨，以"仁心仁术，精诚合一"为从业目标。

此处的"精"，即技术要精湛，医道是"至精至微之事"，必须"博极医源，精勤不倦"；"诚"，即品德高尚，要诚心诚意为人民服务。要确立"普救含灵之苦"的志向，在诊治上要做到"纤毫勿失"，在作风上规范自己的行为，不得炫耀自己、诽谤他人、谋取财物。我们要将"精"与"诚"结合起来，不光要有精湛的医疗技术为患者解除病痛，还要拥有良好的医德让生命得以敬畏，做到"博学而后成医，厚德而后为医"，秉承大医之心，行大医之道，践行医生执业道德规范，全心全意地为患者服务。

知识点3：病因病机

> 痰热素盛是导致肺痈的病理基础。患者平素痰热蕴肺，或嗜酒太过、恣食肥甘等，致湿热内盛，蕴结日久，熏蒸于肺，化脓成痈。

痰热与饮食习惯密切相关

【思政映射点】饮食与体质；膳食健康。

【案例】川渝地区地形以山地丘陵为主，大部分地区属于亚热带气候，降水量较多，空气中湿度较大。为了适应这种潮湿环境，人们在饮食中增添了富含辛辣味的调料品，抵御大自然的恶劣气候，达到耐寒驱湿的作用。据史学家考证，古代巴蜀人就有"尚滋味""好辛香"的饮食习俗，发明了火锅、烧烤、烤鱼等特色美食。并且川渝地区多美酒，据统计川渝地区每年吃掉的辣椒有20万吨，喝掉的白酒有30万吨。

中医认为"辛（辣）能散能行"，少许使用能发挥祛湿、散寒、活血的作用，对身体有益的。但酒多饮、肉多食则生痰，饮酒过度和辛辣刺激的食物在体内会转化为热，长时间食用会损耗体内精血、津液，造成痰热内生，若熏蒸于肺，就会化脓成痈。"无辣不欢，无酒不乐，无肉不香"的饮食习惯是川渝地区肺痈发病率较高的关键原因之一。

【解析】《中医体质分类判定标准》将体质分为平和质、气虚质、阳虚质、阴虚质、痰湿质、湿热质、血瘀质、气郁质、特禀质九个类型。因体质的特异性、多样性和可变性，形成了机体对疾病的易感倾向、病变性质及其对治疗反应等方面的明显差异。饮食习惯的改变也会导致体质出现易感倾向，嗜辛辣、饮酒易使体质向湿热（痰热）转变，易感肺痈。对患者体质的干预应遵循"因人制宜"原则，即以"体病相关"和"体质可调"理论为依据，倡导无病状态"辨体养生，固本防病"；病前状态"辨体干预，治本救萌"；病中状态"三辨"施治，标本兼顾；病后状态"辨体调理，固本防复"。

作为未来中医师，我们应科学运用中医体质学说，指导患者的膳食营养，纠正饮食偏嗜，发展好中医"因人制宜"的治疗优势。

知识点4：诊断

肺痈传统检查三法为①传统的验痰法：脓血浊痰吐入水中，沉者是痈脓，浮者是痰。②验口味：肺痈患者口啖生黄豆或生豆汁不觉有腥味。③验爪甲：溃后迁延至慢性患者可见"爪甲紫而带弯"，指端呈鼓杵样。

中医特色诊法——辨脓

【思政映射点】文化保护；文化自信。

【案例】"肉腐则为脓，脓不泄则烂筋，筋烂则伤骨，骨伤则髓消"提示脓是因皮肉之间热胜肉腐，蒸酿而成，如果脓不排出将会导致筋骨等坏死。对脓肿的诊断应能及时、正确辨别脓的有无和部位深浅，并根据脓液性质、色泽、气味等变化，判断疾病的预后顺逆。

对于内科之辨脓，有记载"咳而胸满振寒，脉数，咽干不渴，时出浊唾腥臭，久久吐脓如米粥"。主要根据有无咳腥臭浊痰的症状来诊断肺痈，指出痈脓的脉象可出现"脉迟紧者脓未成，脉洪数者脓已成"，提示洪数脉为脓已完全成熟。《医学入门》提出"肺痈……咳唾脓血腥臭，置之水中即沉"，即痰浮于水面，痈脓沉于水底。《寿世保元》记载"用黄豆一粒，予病人口嚼，不觉豆之气味，是肺痈也"。《张氏医通》记载"肺痈初起，疑似未真，以生大豆绞浆饮之，不觉腥味，便是真候"，口中味腥尤甚为痈脓已成。辨脓也是中医外科诊疗的重要环节。可凭局部灼热辨脓，如"以手掩肿上，热者为有脓，不热者为无脓"。凭疼痛辨脓，如"有脓者痛如刀锥，鸡啄"。还可凭肿块软硬辨脓，"按之坚硬无脓象，大软应知脓已熟，半软半硬脓未成"。随着中医外科手段的发展，还出现透光辨脓、穿刺辨脓的新方法。

【解析】辨脓是一项传统中医诊法，属于中医四诊之一切诊的范畴。2006年5月，中医诊法被列入第一批国家非物质文化遗产名录传统医药类。我国一直高度重视中医药事业的发展，把保护、传承和发展传统中医药作为中国特色社会主义事业的重要组成部分，2019年《中共中央国务院关于促进中医药传承创新发展的意见》中强调"传承创新发展中医药是新时代中国特色社会主义事业的重要内容，是中华民族伟大复兴的大事"。这为中医药传统项目发展创造了更大的空间、更多的机会，最大程度地避免"国宝的灭绝"。

中医药院校要强化传承创新的神圣使命。中医地方特色诊疗方法应得到保护。努力在文化研究、品牌打造、阵地建设、文化传播、产业发展等方面实现新突破，让传统中医药文化魅力得到展现。中医学生需树立中医人的自信、自立、自强，继承与发扬中医药特色，让传统中医药文化熠熠生辉！

知识点5：鉴别诊断

> 肺痈与肺癌二者均有咳嗽、胸痛、咳吐血痰的症状。但肺痈以热壅血瘀为基本病机，常急性发作，伴有壮热的热势特点。而肺癌为痰、瘀、毒互结，发病迟缓，热势不高，并伴阵发性呛咳及精神疲劳、消瘦等全身症状。可借助胸部X片、CT、气管镜及病理学、组织学检查鉴别。

肺脓肿和肺癌区分不易

【思政映射点】严谨求实；科技赋能。

【案例】肺部疾病种类很多，临床表现缺乏特异性，影像学改变也存在许多共同点，因此临床容易造成误诊误治。肺脓肿是由多种化脓菌感染引起的一种肺组织局限性化脓性炎症，不典型的肺脓肿易误诊为肺癌。肺脓肿与肺癌均有咳嗽、咳痰的现象，部分肺脓肿患者临床表现不够典型，无高热咳脓痰等急性症状，甚至血常规正常，影像学资料也有较多非特异性表述。发病后10~15天，若引流支气管通畅，则坏死液化物可排出，有空气进入而形成空洞。胸片上出现空洞及气液平面需要两周以上，故而易造成误诊。在肺脓肿早期胸片多提示团块状密度增高影，边界欠清晰（未见空洞及气液平面）；CT多显示病灶为不规则软组织影，内密度不均匀，边缘不光滑；临床医师不易想到肺脓肿，容易误诊为肺癌。随着纤维支气管镜的普及，对肺系疾病诊疗手段更为先进，医生能在镜下直接发现病灶或采用活检、肺泡灌洗等检测手段，提高诊断准确性。

【解析】在诊疗技术较为落后的时代和偏远地区，医生对疾病的诊疗主要是依据自身的经验，这就要求医生的知识能力过硬。通过分析、研究临床案例，总结经验，摸索出真理。目前，"科技+数据"已然成为驱动医疗健康行业发展的重要支撑。人工智能、大数据、远程医疗的重大突破，将对医疗诊断水平做出重要赋能。通过新技术的应用和规范化的管理，可以影响疾病的诊疗进程。例如经过细致分类后，选择有效的预防及筛查手段，再根据此结果来拟定有效的健康管理方案，完成从健康管理到疾病管理，甚至到康复管理的闭环，使其资源发挥最大效益。

作为医学生需认识到书本里面的知识是层层相扣的，学会区分易混淆的疾病，苦练本领。需要认识到科技赋能的重要性，紧跟时事，学习最新的医学手段，开阔医学视野，革新实操技能。

知识点6：成痈期的辨证论治

成痈期表现为身热转甚，时时振寒，继则壮热，汗出烦躁，咳嗽气急，咯黄绿色浊痰，自觉喉间有腥味，胸满作痛，转侧不利，口干咽燥。舌苔黄腻，脉滑数。方药为千金苇茎汤（《备急千金要方》）合如金解毒散（《痈疽神秘验方》）加减。

"千金苇茎汤"里的苇茎是何物

【思政映射点】寻根溯源，推陈出新。

【案例】千金苇茎汤是唐代医家孙思邈的代表方之一，其君药为苇茎。《诗经·卫风》有"一苇航之"的记载，《玉篇》云："苇之未秀者为芦。"故在唐时芦苇的根茎仍称为苇茎。但实际上并无该全药，唐之后有医家对它展开溯源。明·李时珍《本草纲目》曰"苇之初生曰葭，未秀曰芦，长成曰苇。苇者，伟大也。芦者，色卢黑也。葭者，嘉美也""芦中空虚，故能入心肺，治上焦虚热"。清·张璐《本草逢源》"苇茎中空，专于利窍，善治肺痈，吐脓血臭痰"。近代医家张锡纯创造性地认为选用芦根治疗效果更佳，并在代表作《医学衷中参西录》写道"苇与芦原系一物，其生于水边干地，小者为芦，生于水深之处，大者为苇。芦因生于干地，其色暗绿近黑，故字从卢，苇因生于水中，其形长大有伟然之意，故字从韦""根居于水底，是以其性凉而善升，患大头瘟者，愚常用之为引经要药，是其上升之力可至脑部而况于肺乎？且其性凉能清肺热，中空能理肺气，而又味甘多液，更善滋阴养肺，则用根实胜于用茎明矣"。在1986年版江苏新医学院编的《中药大辞典》上是以芦茎的名称出现的，异名苇茎（《千金方》），嫩芦梗（《现代实用中药》），并批注芦茎基原为禾本科植物芦苇的嫩茎。临床医家在实践运用中虽知晓芦根、苇茎虽然不是一物，但均出自芦苇，其功效相当，芦根尤胜，故常用芦根代替苇茎。

【解析】在我国几千年的历史长河中，中医药很好地护佑了中华民族的健康。在我们祖先留下的众多的中医药古籍中，有部分药物不常用，还有部分药物已经失传。我们要研习古今文献，仔细地追本溯源，保护好我们的"根"和"魂"。因此，我们需在掌握原理的基础上，打破原有的思维方式去整合经验，以分析问题和解决问题作为出发点，保持"遇水架桥，逢山开路"的闯劲，摒弃"唯经验论"，崇尚理性的经验。

知识点7：溃脓期的辨证论治

溃脓期表现为咳吐大量脓血痰，或如米粥，腥臭异常，有时咯血或痰中带血，胸中烦满而痛，甚则气喘不得卧，身热面赤，烦渴引饮。舌红，苔黄腻，脉滑数或数实。治法：排脓解毒。方药：加味桔梗汤（《医学心悟》）加减。

鱼腥草——中药"抗生素"

【思政映射点】文化自信。

【案例】金代名医刘完素有次采药后遇狂风骤雨，回府后即暴病。高热、寒战，频频咳嗽，痰液浓稠。服苇茎汤、桔梗汤均不能奏效，令家人和弟子惊慌失措。当时，恰逢张元素采药路过，闻之忙入刘府探望，并送一帖草药。刘完素看那药像三白草，认为这药清热利水、消肿解毒尚可，怎能治肺痈重症？正犹豫之间，有一弟子已拿草药去煎汤，刘完素见药汤色如红茶，气味辛香，方知这药并不是三白草，这才将药汤服下。连服3天，热退痰消，咳嗽缓解，化险为夷。刘完素忙派人请来张元素当面道谢，并请教所用之妙药为何物。张元素从药筐里取出一束鲜草药，顿时鱼腥气扑鼻。张元素说："此乃蕺菜，俗称鱼腥草，功能清热解毒，祛痰止咳，消痈排脓。此为鲜品，其气腥臭，阴干后腥气消失。前送老先生者为其干品也。"

现代药理研究已证明鱼腥草是治疗肺脓肿的有效药物，具有广谱抗菌作用，对革兰阳性球菌、革兰阴性杆菌均有明显的抗菌作用。

【解析】古代医家就已认识到鱼腥草具有消痈排脓的功效，是消痈妙药。中医药文化是劳动人民智慧的结晶。大自然给我们提供了大量的植物资源，具有较大的开发潜力和良好的发展前景，医药学研究者可以从中开发新药。我们要深入发掘中医药宝库中的精华，认同中医药文化生命力，相信中医药文化的历史价值与发展前途。

第六节　肺　痨

　　肺痨以咳嗽、咯血、潮热、盗汗及身体逐渐消瘦为主要特征，是具有传染性的慢性消耗性疾病。大多数患者临床表现并不典型，病情轻者仅见轻微咳嗽，或偶有痰中带少许血丝，但病情重者会日渐消瘦，甚则大量咯血而危及生命。

肺结核

【思政映射点】健康审美与时代风尚。

【案例】19世纪初，欧洲贵族以苍白瘦弱为美，他们所追求的美是"苍白的脸，红润的脸颊，白皙的皮肤，动不动用手帕捂着嘴微咳"，而患上肺结核就可以达到这种效果。因此，肺结核在那个时间和空间中被赋予了浪漫的色彩，当时也被看作是文雅、精致、敏捷和干练的标志。于是当时的社会名人都争先恐后地想要染上这种疾病，患上肺结核的知名艺术家就有济慈、雪莱、肖邦、歌德、梭罗、契诃夫、凯瑟琳·曼斯菲尔德等，所以大仲马幽默地说：患肺结核在1823年是一种时髦。当时欧洲约有一半的20~24岁的青年死于肺结核。

　　直到1882年，科赫发现了导致结核病的元凶——结核分枝杆菌。随着细菌理论的成熟和普及，西方社会在19世纪末掀起了公共卫生改革运动热潮。在医生和社会学者不断呼吁下，人们逐渐养成健康的生活习惯，同时眼神有光、肤色润泽也逐渐成为大众的健康审美。

【解析】当时的欧洲是"看脸"的时代，人们的生存状态与个体命运似乎都与容颜紧密相连，而苍白瘦弱的病态美也强化着这种认知与文化认同。他们用牺牲身体健康的代价去换取所谓的美，是不明智的。

　　我国传统美容养生认为，美首先在于养内。养内才能美外，要培养自己的精气、血气、浩然之气，以致"正气内存，邪不可干"。当人体内气血充盈，内脏器官功能健全，就会显示出一派神气健旺的肌肤美。这是中医的形神统一、均衡神韵之美，而非在身体的某个部位特别地修饰、放大和张扬。

　　在中华优秀传统美学现代化进程中，越来越多的人认为神气健旺、内外皆修的健康美才是时代追求的美。这要求我们要做到体要健、趣要雅、味要正、情要真、意要切、境要高，在追求"健康美"的同时，提高精神素质。

> **知识点2：病因病机**
>
> 　　肺痨有个重要的致病因素为痨虫感染。古人称为"肺虫""瘵虫""痨虫"，痨虫具有极强传染性。若直接接触本病患者，痨虫会由口鼻侵入肺脏，导致肺痨。由于痨虫的传染特点，肺痨又有"传尸"的别称。

"传尸"命名的来源及意义

【思政映射点】 实践求真，开拓创新。

【案例】 传尸是肺痨的别名。《中藏经》云"或问病吊丧而得，或朝走暮游而逢，或因气聚，或因血，或露卧于田野，或偶会于园林，钟此病死之气，染而为疾，故曰传尸也"，认为病死的原因是因尸气相传所致。《外台秘要》云"传尸之疾，本起于无端，莫问老少男女，皆有斯疾。大都此病相克而生，先内传毒气，周遍五脏，渐就羸瘦，以至于死，死讫复易家亲一人，故曰传尸""传尸病……有能食不作肌肤，或二日五日，若微劳即发，大都头额颈骨间，寻常微热翕翕然。死复家中更染一人，如此乃至灭门"，在整合大量的病例中发现此病由接触尸体所致，一人感染全家害病，并且病死率高，是一种烈性传染性消耗性疾病。至五代开始，人们已确认本病不独死后尸传，与患者生前接触也可致病。后世医家再基于痨病传尸的特点，耐心观察，革新思维，认为痨病是由虫毒感染所致，正如明《红炉点雪》说："夫病又曰尸疰者，以其身为虫所蛀，虫蛀其尸，有蟊贼蚀物之害，是故名焉。然症与痨瘵仿佛，惟递相传染，累世不绝，有伏连等名，总曰传尸病也。"

【解析】 案例中"传尸"观念的发现及更新是历代医家在传染流行时深入基层实践，仔细观察患者情况，革新认识，在大量的病例中总结得出的科学结论。我们可以看到，中医学始终以科学的态度进行实践，历代医家能够因不同历史背景、地理条件和人文环境，革新理论付诸实践，以适应当时的需求。

　　早于西方2000余年中医就已经发现具肺痨具有传染性的事实并提出"痨虫"感染的假设。这是一个伟大的发现。医家秉持科学的态度来研究人类社会，寻求普遍规律、基本原则和内在原理。他们将中国传统思想的"观物取象"融入中医思维，把天、地、人、时的统一关系作为研究对象，建立了系统的理论框架，去推演传染病的演变过程，为后世医家开创了"虫毒致病"学说。

> **知识点3：诊断**
>
> 　　对于肺痨的诊断，应首先询问是否有与肺痨患者密切接触史，再采用结核菌素皮试进一步验证。

科赫发现结核杆菌的过程

【思政映射点】敬业精神，创新意识。

【案例】罗伯特·科赫是德国著名细菌学家，世界病原细菌学的奠基人和开拓者。1870年博士毕业后的科赫在东普鲁士一个小乡村建立了一个简陋的实验室，在没有科研设备、也无法与图书馆联系，更无法与其他科研人员接触的情况下，开始从事病原微生物研究。1873年在他30岁生日那天，他的夫人用全部积蓄买了一台显微镜送给他作为生日礼物，从此科赫把业余时间全部花在显微镜上，潜心研究细菌与疾病的关系。1876年他分离出炭疽杆菌，1880年分离出伤寒杆菌，1881年发现了霍乱弧菌，并且在同年创造性发明了固体培养基划线分离纯种法，运用这种方法，他发现了"白色瘟疫"的罪魁祸首——结核杆菌。为了大量培养出纯种的结核杆菌，他又改用在凝固的血清上接种培养，并将培养出的纯种结核杆菌制成悬液，并进行了动物实验。他用实验证明结核杆菌感染会出现相同症状，阐明了结核病的传染途径，证实了人型菌是人类结核病的主要病原体。1882年3月，科赫在柏林的一次医学年会上宣布了分离出结核杆菌，这在医学上是一个伟大的发现，那时他只有39岁。后又发明了结核菌素，为结核病的防治作出了贡献。因科赫对医学的伟大贡献，他最终摘下了诺贝尔生理学或医学奖。

【解析】本案例介绍了科赫对病原学的开拓性贡献。我们看到了科学家在艰苦环境中，勤勉认真、尽职尽责的工作状态，以及坚持不懈、耐心执着的敬业精神。"爱而不敬，非真爱也；敬而不爱，非真敬也"真正的敬业者必然有爱业情怀。对职业的热爱是敬业的深层动力，会燃起人们巨大的工作热情，最终在平凡中铸就非凡。

但敬业不一定都精业，精业需要融入创新意识。要在相应的时代背景下具备勇于探索的勇气和超越性的思维，在危难中启航，在绝境中抗争，在平凡中奉献，不断开拓创新、求真寻源。作为一名中医行业的准从业者，我们都应该有爱业敬业和精业创新的精神，这样我们才能在竞争中立于不败之地，最终走向成才之路。

知识点4：鉴别诊断

肺痨与虚劳的临床特征非常类似。二者均以身体瘦削为主要表现，而肺痨是一种慢性传染性疾病，虚劳是由于内伤亏损，是多种慢性疾病虚损证候的总称，并无传染性；肺痨病位在肺，不同于虚劳的五脏并重，以肾为主；肺痨的病机主在阴虚，不同于虚劳的五脏气血阴阳俱虚，在临证时需审慎鉴别。

肺痨与虚劳学术争鸣

【思政映射点】 敢于质疑，思辨争鸣。

【案例】《黄帝内经》《难经》时期，并未明确提出肺痨与虚劳的病名，但对虚、劳、损有了明确的定义，如《素问·通评虚实论》曰："精气夺则虚。"另外此时期认为肺痨属于虚劳范畴，如《素问·玉机真脏论》曰："大骨枯槁，大肉陷下，胸中气满，喘息不便，内痛引肩项，身热，脱肉破䐃……肩髓内消。"

《金匮要略·血痹虚劳病脉证并治》首先提出了虚劳病名，详述了虚劳病的证因脉治，但仍将肺痨附于虚劳中论述，如"若肠鸣、马刀侠瘿者，皆为劳得之。"所谓"马刀侠瘿"，即现代所说淋巴结炎或淋巴结核之类病证。淋巴结核乃肺结核常见并发症。

随着医家临床经验的积累，逐渐对肺痨有了新的认识。宋代以后，有医家质疑两者的不同，才进一步将两者明确区分开来。并由于肺痨的虚弱性及传染性对其称谓不同，被称为痨瘵骨蒸、劳嗽、伏连、急痨、尸注、虫疰、传尸、鬼疰等。明清时期有时将瘵瘵附于虚劳之后论述，既认为两者有一定联系，也说明有不同之处。及至现代对两者有了较清晰的认识，认为肺痨是一个独立的慢性传染性疾患，虚劳则是多种慢性虚弱证候的总称。

【解析】 从案例中，我们可以发现正是历代医家对肺痨和虚劳的质疑，让思想认识逐步深化，最终接近真理。在质疑之时要将知识与实践结合，在认知中寻找矛盾，提出疑问，敢于质疑。同样，在中医药领域，有很多理论与观点都有待医学界的进一步研讨、争鸣，我们需要有质疑精神，敢于发声，在积极、活跃、深刻的思考中，深究问题的本质，不断探索真理，让中医学在学术争鸣中不断的发展。

> **知识点5：论治要点**
>
> 《十药神书》是元代医家葛可久所编的肺痨专著。书中详细阐述了肺痨辨证分型和治疗方法，拟定了十首合理的方剂，分为止血剂，止咳剂、祛痰剂、补养剂等，这为治疗肺痨病提供了一套可遵循的治疗法则和有效方剂。

葛可久的仁心与仁术

【思政映射点】 严谨治学；团结同道；关怀病者。

【案例】 元代名医葛可久是与朱丹溪齐名的医家。据明人刘绩《霏雪录》评："（葛可久）尝炒大黄过焦，悉弃去不用，其谨如此。人来迎致，不论贫富皆往。贫人以楮镪来贸药，准病轻重，注善药，缄以异之，而归其直；或楮镪有不佳者，易佳者使供粥。"展现出医家制药严谨的工作作风及关怀病者、赈济贫苦的人道主义精神，及无论贫富贵贱皆一视同仁、耐心施治的工作态度。

明徐祯卿《异林》中记载了葛可久和朱丹溪的深厚友谊和团结协作的精神。书中记载，浙江有一大户人家的小姐患痨瘵病（肺结核），其家出高价寻医诊治。经过名医朱丹溪的治疗，病情大有好转，但小姐面颊红晕始终难消。朱丹溪坦言自己无力为治，便推荐了名医葛可久。葛可久见过小姐后，屏退他人，说为小姐治病需要针刺乳房的穴位。主人虽表示十分为难，但为了给小姐治病还是同意了。经过葛可久针刺治疗，患者脸颊上的红晕终于消失。主人以厚礼相谢，葛可久却将功劳让给朱丹溪，说朱丹溪医术高超，已经将患者的病基本治好了，自己只是扎了几针而已，患者痊愈就是最好的报答，哪能贪求功和财呢。

由于葛可久的德术高超，使得远近的劳苦群众都知道了他的名字，他将自己的治痨经验编撰成《十药神书》。书中只有十个处方，分别是甲字十灰散、乙字花蕊石散、丙字独参汤、丁字保和汤、戊字保真汤、己字太平丸、庚字沉香消化丸、辛字润肺膏、壬字白凤膏和癸字补髓丸等。总结了结核病诸血证的治疗方法。这本书的编写是有丰富的临床实践经验做基础的，是祖国医学宝库中的一项极其珍贵的遗产。

【解析】从葛可久的生平经历及著作成果我们可以看出他重视炮制、服用方法，医术精湛、灵活施治。他严谨求真，重视传承，将毕生的理论著成不朽杰作；不为功利，仁心论道，誉满杏林。充分反映了我国古代的医务工作者为人民服务的热情。为了保障人民健康、提高生产力量和促进民族繁衍，他们殚精竭虑，勇攀巅峰，牺牲个人利益，时时刻刻为群众谋取最大的幸福。作为当代医务工作者，我们也应时刻谨记"人命至重，有贵千金，一方济之，德逾于此，故以为名也"。

在葛可久与朱丹溪团结协助治疗疾病的过程中，我们可以看出他们二人深厚的友谊，在工作上常携手合作，互相砥砺，给当时的医学界树立了良好的榜样。今天，我们更应当深刻地体会这种团结合作精神的现实意义，共同为健康中国建设努力、为全人类健康服务、为人类医学科学发展作出贡献。

知识点6：肺阴亏耗证的辨证论治

月华丸是治疗肺痨的专方之一，是肺痨肺阴亏耗证的代表方剂。该证型的主要表现为干咳痰少，或痰少质黏，或痰中带血，如丝如点，血色鲜红，午后手足心热，口干咽燥，或有少量盗汗，胸闷隐痛。舌边尖红，苔薄少津，脉细或数。《红炉点雪》为明代医家龚居中所撰的一部论述痨瘵的专著。

月华丸和《红炉点雪》的命名魅力

【思政映射点】文化魅力。

【案例】月华丸为《医学心悟》治肺痨的传统名方。其中"月华"指月亮或月亮周围的光环。自古有"清阴往来远，月华散前墀""舟子夜离家，开舱望月华"等诗句，给人们留下了美丽的意境和无限的遐想。中医认为月亮属于阴，又因肺同属阴，为五脏之华盖，肺犹如月亮之光彩华美。该书作者程钟龄，将爱方以月华丸命名是采用比喻的手法，凸显了该方滋补肺阴的作用。

《红炉点雪》为明代医家龚居中所撰的一部论述痨瘵的专著。原名《痰火点雪》，取名为"痰火"，这是根据明代万历年间梁学孟的《痰火颐门》。龚氏解释痰火的定义为"夫痨者劳也，以劳伤精气血液，遂至阳盛阴亏，火炎痰聚。因其有痰、有火，病名酷厉可畏者，故今人讳之曰痰火也"。后人据书前序中"红炉飞片血，龙虎自相随"，遂改书名为《红炉点雪》。书名形象比拟出肺痨痰中带血的特征。同时用了禅语比喻的表达方式，指聪明人看此书，一经点拨，立即悟解，这是文化内涵的体现。

【解析】在我国，古代医家的方药、书籍的命名喜爱采用比喻、借代、双关等多种修辞手法，包含着药物的作用及创造者的意愿，用优美的辞藻展现出传统文化的独特魅力。在《中成药通用名称命名技术指导原则》中倡导以"体现传统文化特色"为基础原则，鼓励运用比喻、借代、双关等多种修辞手法命名，允许在中成药命名中体现阴阳五行等传统文化思想，以进一步增加中成药命名中的中国传统文化内容。现代中医医家在命名中药方剂时，可在不夸大临床疗效的基础上，借鉴古方命名方法，充分结合美学观念，使命名既科学规范，又能体现中华传统文化底蕴，让汉字之美，美在辞藻、美在真挚、美在力量。

知识点7：预防调护

肺痨是一种传染性疾病，应防重于治。卡介苗是用于预防结核病的疫苗，使用活的无毒牛型结核杆菌制成。接种后，通过引起轻微感染而产生对人型结核杆菌的免疫力。

儿童基础免疫计划——卡介苗

【思政映射点】以人为本的公共卫生理念。

【案例】卡介苗是为了预防结核病而专门研制的。我国自20世纪50年代初即开始推广接种自行研制的卡介苗，并随后制定了计划免疫工作条例，使我国的计划免疫工作走向正规化和制度化，并取得了明显的效果，使小儿传染病的发病率大大降低。在20世纪70年代中期，我国实行"四苗防六病"，其中四苗，指的是卡介苗、脊灰疫苗（糖丸）、百白破疫苗和麻疹疫苗；六病是结核病、脊髓灰质炎、百日咳、白喉、破伤风和麻疹。新生儿接种卡介苗仍是我国的结核病防控措施之一，列为新生儿计划免疫必须接种的疫苗之一，在新生儿出生24小时就需接种，被称为"出生第一针"，经过几代人不懈努力，结核病发病率下降了42%，结核病死亡率下降了90%以上。

【解析】我国通过接种疫苗，实施国家免疫规划，有效地控制了传染病发病。世界卫生组织代表在1979年访问中国，他们将这一成绩归功于各种免疫接种项目的"周密计划、组织和实施"。体现了我国政府的高执行力及"以人为本、把维护好人民健康权益放在第一位"的公共卫生理念。作为医务工作者，需要拥有"一切为了人民"的初心，怀揣"保障人民生命安全"的使命，秉承以"人民至上"原则，从个体免疫到发现群体免疫的内在规律，树立以人为本的公共卫生理念。

第七节　肺　胀

知识点1：病因病机

> 肺胀的临床特征为胸部膨满，憋闷如塞，喘息气促，咳嗽，咳痰，或唇甲紫绀，心悸浮肿，甚至出现昏迷、喘脱。尘肺属于肺胀病范畴，也是我国法定职业病。

我国建立起尘肺病治疗救助体系

【思政映射点】健康中国战略；"两山论"。

【案例】尘肺病是我国影响面广、危害大的职业病，尘肺病患者多为从事最基本劳动的社会建设者，他们为经济的蓬勃发展奉献了基础力量。在"健康中国"的战略层面，这些受到职业伤害的群体，是不应该被忽视的群体。

为了维护尘肺患者的身体健康，尘肺病监测的目标病种扩大到《职业病分类和目录》中13种尘肺病，职业病危害因素和职业健康检查的监测范围扩大到县区。对中小微型企业接尘人员进行免费职业健康检查，对粉尘危害严重地区医院的呼吸系统疾病就诊患者进行尘肺病筛查。开展尘肺病患者康复治疗服务中心、康复站、康复点建设，将尘肺病纳入农村贫困人口大病专项救治范围进行保障和救治，提高了尘肺病患者的救治救助水平。同时，持续探索中西医结合防治尘肺病的方向，运用摸索出的"查、调、消、排、养"五步中医康复法，改善患者肺功能状况。

经过不懈努力，近十年来全国职业性尘肺病报告病例数下降约67%。

【解析】牢记"绿水青山就是金山银山"，生态文明建设是"五位一体"总体布局和"四个全面"战略布局的重要内容。各企业、工厂、矿场、水泥厂等应树立生态文明思想，以绿色、健康、环保的理念从事生产，优化产业结构，探索新的发展之路，积极发展生态环境友好型的发展新动能，坚决淘汰落后产能。对工人的职业健康保护应以"预防为主、防治结合"为总方针，实施重点项目、重点环节、重点人群的综合防控。按照"防、治、管、教、建"五字策略，推动职业健康保护措施落实。只有践行"两山"理念，走绿色健康发展之路，才能从源头上解决问题，相信在各级部门和医务工作者的共同努力下，"尘肺病"必将成为一个历史名词。

知识点2：诊断与鉴别诊断

肺胀后期可能会出现心悸、水肿、尿少、喘脱、神昏、脉细微欲绝等危重证候。这是因为肺与心脉相通，肺虚治节失职，心血涩滞，会出现由肺及心的症状。

肺胀与肺源性心脏病的关系

【思政映射点】中西医结合；求同存异。

【案例】"肺胀"是多种慢性肺系疾病反复发作，迁延不愈，导致肺气胀满，不能敛降的一种疾病。有较长"咳、痰"病史，以"喘、肿"为主要特征，可兼有其他症状。发病与肺、脾、肾三脏密切相关。当肺病日久及肾，肾阳虚衰，主水失权，气不化水，水湿壅盛，水邪泛滥，上凌心肺，将出现由肺及心的最终转归，形成心悸、水肿、尿少、喘脱、神昏、脉细微欲绝等危重证候。其症状表现与肺源性心脏病（简称肺心病）所导致的右心衰竭症状相类似。有医者认为：肺胀病阳虚水泛证属于慢性阻塞性肺疾病（简称慢阻肺）的终末期，相当于慢性阻塞性肺疾病IV期伴右心衰竭。还有学者临床检查发现阳虚水泛证表现为肺容量差及膈肌动度显著下降，右下肺动脉横径增宽，证实了这个观点，但要想得出确切的结论仍需要大量数据支撑。

【解析】中医面对问题，注重事物间的联系，多从整体入手。现在的医务工作者大多接受了西医学的基础教育，清楚认识到中西医对人体生理、病理研究的思维有差异。中医采用宏观的思维，更加注重自身功能状态的纠治与调整，而西医更侧重于微观的病因治疗。虽然思维有所不同，但仍有一定的联系。因此，我们需采用变化的、发展的观点，将二者的共通理论联系起来，不断调整、融合与互补。另外，在科研上，将中医病名或证候与西医疾病相联系，是一种重要的研究路径。

知识点3：论治要点

肺胀的治疗原则是扶正祛邪，区分标本缓急，治疗有所侧重。感邪时偏于邪实，以祛邪为主；平时偏于正虚，侧重以扶正为主。

《金匮要略》治肺胀三法

【思政映射点】灵活施治，具体问题具体分析。

【案例】《金匮要略》中有对肺胀症状特征、治疗方法及药物的描述。根据痰饮伏肺的病机、导致疾病加重的因素、症状的不同表现制订了三种治法，表述如下。

第一，外散风寒，内除水饮。用越婢汤治风邪夹热之风水，小青龙汤治水寒射肺之咳喘、恶寒。但用于治肺胀，处方又有增减：越婢汤宜加半夏，治饮热郁肺，热重于饮之咳喘、目如脱状等症，因"越婢汤散邪之力多，而蠲饮之力少，故以半夏辅其未逮"；小青龙汤须加石膏，治寒饮夹热，饮重于热之咳嗽、烦躁而喘等，配麻黄发越水气且清里热，一药之增，则驱表之力减而治里之力添，如张锡纯谓此方"所主之病外感甚轻"。

第二，寒温并进，以温为重。痰饮系阴邪，多寒证，故有"病痰饮者，当以温药和之"之论。仲景治疗肺胀常寒温并治，每于散寒化饮之辛温剂中，佐辛寒之石膏，篇中记载了厚朴麻黄汤、小青龙加石膏汤、越婢加半夏汤之剂。但方中麻黄、石膏的使用应据证增减剂量，不可过剂。

第三，邪正兼顾，祛邪为急。肺胀论治要分标本缓急，书中载若痰浊壅盛，阻塞气道，见咳喘痰多，黏稠似胶不断，但坐不得眠者，以峻猛之皂荚荡涤胶痰，利窍宣壅，但恐其性慓悍伤正，故以蜜为丸，并佐枣膏以安其正。

【解析】本案例介绍了仲景治疗肺胀的方法，我们可以看出不同情况下的治则和选方用药非常灵活。每个患者的病情千差万别，诉求各异，面对纷繁复杂的病证，医者必须深入实际，客观、全面、深入了解问题并作出分析，不能"照着书本看病"，这样才能找到对症的良方。

知识点4：阳虚水泛证的辨证要点

阳虚水泛证表现为心悸，喘咳，咳痰清稀，面浮，下肢浮肿，甚则全身肿，腹胀有水，脘痞，纳差，尿少，怕冷，面唇青紫。舌胖质暗，苔白滑，脉沉细或结代。方药：真武汤（《伤寒论》）合五苓散（《伤寒论》）加减。

越婢汤与真武汤的命名哲理

【思政映射点】文化自信。

【案例】越婢汤是《金匮要略》的代表名方。"越婢"二字的解析各有其说，目前有两种主流解说。其一，"越婢"是"治脾"之意：成无己认为"脾治水谷，为卑脏若婢……是汤所以谓越婢者，以发越脾气，通行津液"，即脾易受水湿所困，则会洪肿盛肥，水湿"发越"宛如烈日之蒸晒而外散，可不经导水亦自能消，此即"越婢"之意。其二，《黄帝内经》曰"其高者，因而越之"，"越"即是向上的，属于阳；"婢"是对古代妇女的谦称，女子又属于阴；二者联用，犹言"阴阳"，再分析其药物组成一阴一阳，阳者麻黄，阴者石膏，故此方有"用其寒热以和阴阳，用其性善走以发越脾气"之誉。

真武汤是《伤寒论》的代表名方，原名玄武汤。在我国古代神话中，玄武乃北方镇水之神。又八卦为坎，于五行主水，象征四象中的老阴，为四季中的冬季。起名特色就说明了此方有"镇水"之功，北方寒冷，易导致肾阳不足，无法制水，阳虚水泛，上泛于心肺，外溢到肌肤，流走到肠腑等一系列水液代谢异常的疾病都可以选用此方。方中以附子为君温真阳，能唤醒"肾主水"的功能；苓、术、姜培土除饮，能驱散"寒邪""饮邪"，通过药物配伍又进一步佐证了此方命名的特色。

【解析】中医学有数千年的悠久历史，是中华民族在长期的医疗实践和生活实践中积累而成的独特医学理论体系，从越婢汤与真武汤的命名中我们可以发现取向类比的传统思维方式，这是人类思想史上的重大发展，是人们认识自然、研究人类社会的智慧结晶。

中医哲学思维有现实意义。在中医发展道路的焦点时期，要立足根本，注重我国先哲文化，这样才能形成深层次的民族内涵。千百年来，中医学在学习、研究、彰显中国传统文化方面，钩深极奥，继承了优秀的传统文化。

知识点5：痰蒙神窍证的辨证要点

痰蒙神窍证表现为神志恍惚，表情淡漠，谵妄，烦躁不安，撮空理线，嗜睡，甚则昏迷，或伴肢体抽搐，咳逆喘促，咳痰不爽。舌暗红或淡紫，苔白腻或黄腻，脉细滑数。方药：涤痰汤（《奇效良方》）加减。另可配服至宝丹（《太平惠民和剂局方》）或安宫牛黄丸（《温病条辨》）以清心开窍。

安宫牛黄丸的制作工艺流程

【**思政映射点**】严谨细致，工匠精神。

【**案例**】《温病条辨》最早记录了安宫牛黄丸配方，包括牛黄、麝香、珍珠、朱砂、雄黄、黄连等11味药材。制作时，选料是需要严格把控的第一关。如主要成分牛黄是牛胆管中的结石，产量稀少，"药中之贵，莫过于此"。安宫牛黄丸是少数仍用天然牛黄的中成药，选择牛黄应逐个挑拣，看外观、掂轻重，必要时还要捻开看层次色泽，闻香尝味，以剔除次品、劣品、假冒品。取天然麝香入药不仅价格昂贵，且必须经国家批示，麝香的制作应去毛去皮。对其他材料的处理同样讲究，如黄连必须刮掉毛，拔掉须；郁金则全部需要用手工方式进行挑选；珍珠必须要放在豆腐里煮上2~3个小时，以确保珍珠安全有效。

原材料备好后，还要进行初加工，再将粉碎的药材用蜜混合成药坨。合坨是关键一步，药品添加的次序、每次添加的分量都不容有误，否则就混不均匀，影响疗效。最后是将一根根药条搓丸，保证一次搓成的25粒，药丸圆、光、亮、齐，且每粒重量3克左右。这些小药丸还要裹上金箔。穿上"黄金甲"的安宫牛黄丸还要封入蜡丸里，以防潮。

【解析】"炮制虽繁不敢省人工、品味虽贵必不敢减物力"这是制药精神。安宫牛黄丸的制作原料均为上乘，将质量放在首位。每一粒小丸的制备，从下料、研配、搓制、封蜡到包装，全部是手工精心制作完成。以工匠精神做中华良药。正因有严格的工艺流程，才能保证公众用药安全、有效、经济、适当，保证人民群众的生命健康。

作为中医人，也应学习"执着专注、精益求精、追求卓越"的工匠精神，以乐干、细干、巧干的实践，为人民健康贡献更多智慧和力量。

知识点6：预防调护

加强体育锻炼有助于提高肺胀患者抗病能力。六字诀功法是传统养生功法的一种，对慢性肺系疾病的康复具有重要意义。

六字诀防治慢性阻塞性肺疾病

【思政映射点】形神一体，文化自信。

【案例】六字诀功法作为中国传统养生法，有大约1500年的历史。《养性延命录》中记载："纳气有一，吐气有六。纳气一者，谓吸也；吐气六者，谓吹、呼、唏、呵、嘘、呬，皆为长息吐气之法。委曲治病。吹以去热，呼以去风，唏以去烦，呵以下气，嘘以散寒，呬以解极。"同时指出："心脏病者，体有冷热，吹呼二气出之；肺脏病者，胸膈胀满，嘘气出之；脾脏病者，体上游风习习，身痒痛闷，唏气出之；肝脏病者，眼疼愁忧不乐，呵气出之。"这些记载即为后世"六诀"或"六字气诀"的起源。通过发音来调节身体内部脏器的功能，有利于身体的健康。

近年来，六字诀在我国慢性阻塞性肺疾病患者的肺康复治疗中被广泛应用。一项随机对照试验发现：与对照组相比，接受过12周以六字诀作为肺康复锻炼的稳定期患者焦虑状态有明显缓解。

【解析】中医与西医兼容并蓄，可以起到互补互鉴的作用。在临床上，中医医生指导患者训练，可以帮助患者调畅营卫宗气，调整脏腑气机，改善脏腑功能，对慢病防治有积极作用。由此可见，中医在应对公共健康问题时，具有不可替代的重要地位和作用。中医药也会为人类健康作出重大贡献。

（沈梦玥　李哲武　涂世伟）

第二章　心脑系病证

第一节　心　悸

心悸是指患者自觉心中悸动，惊惕不安，甚则不能自主的一种病证。该病多反复发作，每因情志波动或劳累过度而诱发，常伴胸闷、气短、失眠、健忘、眩晕、耳鸣等。病情较轻者为惊悸，病情较重者为怔忡。

心电图诞生的神奇故事

【思政映射点】科技创新。

【案例】1895年，荷兰生理学家爱因托芬开始研究心脏电流，改进了德·阿森瓦氏的镜影电流计。1901年他设计了弦线式电流计。两年后，他确定心电图的标准测量单位，并选择双手与左脚安放电极板，形成了如今的3种标准导联。之后心电图机被广泛应用于临床。1912年他提出著名的"爱因托芬三角"理论。1924年获诺贝尔生理学或医学奖。

1906年，爱因托芬先后记录了心房颤动，心房扑动等心电图。1908年，心电图开始用于诊断心房、心室肥大。从此心电图应用范围不断扩大，新的心电图波与心电现象相继被发现。1930年，预激综合征被发现，随后列夫病、Brugada综合征、病态窦房结综合征等新的心电相关疾病相继被提出。

【解析】正是科学家们不断开拓创新，心电图技术才发展得如此迅速。广大科学家和科技工作者应肩负起历史责任，坚持面向世界科技前沿、面向经济主战场、面向国家重大需求、面向人民生命健康，不断向科学技术广度和深度进军。只有科技创新，掌握核心技术，才能从根本上保障国家经济安全、国防安全。人民生命安全和身体健康才有可靠支撑。维护人民的生命健康是我们当代中医人的目标，也是激励我们勇攀科技高峰、增强科技创新能力的动力。

知识点2：病因病机

心悸致病因素为七情所伤。大怒伤肝，大恐伤肾，怒则气逆，恐则精却，阴虚于下，火逆于上，撼动心神导致心悸；长期忧思不解，心气郁结，郁久化火生痰，痰火扰心，心神不宁也会导致心悸。

"地震后的诺思里奇效应"：情绪不安惹的祸

【思政映射点】人文关怀；调畅情志。

【案例】在多年前，洛杉矶附近发生了地震。震后，研究人员发现那里的人们由于心脏病而引起死亡率急剧上升。在灾难发生时，这些人并未受伤或受困于瓦砾中，他们为什么会死？有学者认为，情绪紧张更易引起心脏病，这便是"地震后的诺思里奇效应"。

近年来，诸多证据证明紧张、焦虑和抑郁等精神状态对心脏的影响比地震这类突发事件要大得多。尤其是愤怒，更容易成为心血管疾病的诱发因素。临床研究发现，在愤怒发作后的一两个小时内，心脏病发作的概率会增加一倍。当下紧张和焦虑是最常见的不良情绪。当面临危险或威胁时，焦虑是人们最普通的情绪反应。在当今瞬息万变的社会，适度的焦虑是一种正常的心理现象，然而过度焦虑不但会成为心理疾病，甚至还会导致心血管疾病。

【解析】中医强调"心"为一身的主宰，心常静则神安，心平气和才能"心如止水、处事不惊"。所以，我们在今后对患者进行健康宣教时，要有强大的心理素养，要告诉患者精神调摄的重要性，与情绪失控的患者进行沟通时应注意方式方法，注意人文关怀。

知识点3：诊断

心悸的诊断依据除临床表现、病史之外，还可借助辅助检查手段，如心电图检查、超声心动图、电解质、甲状腺功能检查等。

中国现代超声心动图之父——王新房

【思政映射点】敬业精神；开拓创新。

【案例】1978年1月，世界首例双氧水造影心脏超声检查实施，而被检查者正是其发明人王新房。此前通过用大量动物实验，王新房的研究取得了重大进展，但想临床应用，还需做人体试验。双氧水造影剂产生的气体栓塞可能给心脏和大脑带来危害，他不忍别人冒着生命危险做试验，最终决定自己参与。他将双氧水注入血管，记录下双氧水进入人体的珍贵数据。经过3次不同剂量的注射，最终确定了双氧水造影的数据。王新房从双氧水静脉注射治疗肺源性心脏病联想到：双氧水产生的氧气泡在管腔内形成强烈反射，如剂量适当，有可能成为一种理想的声学造影剂。历经3年探索，"双氧水心脏声学造影法"诞生，这一方法填补了国际空白，被迅速运用于临床，意味着超声心动医学的重大进展。

王新房退休后仍放不下临床工作，71岁高龄时凭借《三维超声成像的方法学和临床应用研究》第3次获得国家科技进步奖。他编写了我国超声心动图领域的第一部专著《超声心动图学》。

【解析】敬业要有恪尽职守的责任心，更要有勇于开拓的进取心。王新房争分夺秒踏上了科研创新的新征程。他深知，中国只有牢牢抓住创新这个"弯道超车"的关键，才能赶上历史潮流、赢得发展先机。因此，他谋赶超、求突破，搞交叉、促融合，在世界超声医学领域创下多项世界第一，向祖国和人民交出敢为人先、勇攀高峰的优异答卷。

敬业方可成事，创新才能兴业。在百舸争流、千帆竞渡的现在，唯创新者进，唯创新者强，唯创新者胜。只要我们勇于创新、善于开拓，奋发有为、不懈进取，就能在岗位上建功立业，为实现国家富强、民族振兴、人民幸福贡献自己的力量。

知识点4：鉴别诊断

心悸与奔豚发作之时，都觉心胸躁动不安。但心悸为心中剧烈跳动，发自于心；奔豚乃发自少腹，向上冲逆。

奔豚与怔忡的命名内涵

【思政映射点】文化自信；汉字之美。

【案例】"豚"专指小猪。奔豚发作时患者自觉有气从少腹上冲咽喉，冲至胃脘时有胀满恶心感，冲至胸部时胸闷心慌，冲至咽喉时有窒息感。"奔"是指气上冲的节律像小猪奔跑的状态。其病机为心阳被伤，下焦寒气上冲；心阳不足，水邪上冲；肝气郁结，郁火上冲。在五行中豚属于水，奔豚以水邪上冲最为多见，故命名为奔豚。

汉语词典中"怔"有两个读音和义项：一声表示惊惧。怔忡中医指心悸，惊恐不安。四声表示发愣，发呆。如，发怔。忡，一声意为忧虑不安的样子，如，忧心忡忡。我国历史上有许多先天下之忧而忧的历史名人，屈原忧国忧民，以天下为己任。在被流放到湘江流域之后，依旧关注着国家命运和民生疾苦，"哀民生之多艰"，他为了百姓的安居乐业和国家的稳定，不懈努力，上下求索，直到生命结束。体现了屈原忧国忧民、为国家的未来和百姓的安定而忧心操劳的爱国情怀。而怔忡在中医里多指心脏跳动加速、节律不整。

【解析】中国文化博大精深，源远流长。在中医命名的过程中，体现了汉字音义的韵律之美、取法自然的和谐之美和平衡协调的科学之美。在中医的历史和实践中，美是无处不在的，如何发现、品味和解读中医之美，对于深刻理解中医的思维方式和诊疗特点大有神益。作为新时期的中医人，我们应热爱中医，并从美学的角度去理解中医，熟悉中医学术的美学价值体系，从宏观上指导临床的医疗实践；还应继承传统，推陈出新，在继承的基础上发展，在发展的过程中继承，要立足于传统，更要勇于创新。

知识点5：阴虚火旺证的辨证论治

阴虚火旺证表现为心悸烦躁，少寐多梦，五心烦热，口燥咽干，盗汗，头晕耳鸣，腰膝酸软，思虑劳累时加重。舌红少津，苔少或无苔，脉细数。方药：天王补心丹（《校注妇人良方》）合朱砂安神丸（《内外伤辨惑论》）加减。

朱砂——穿越千年的一抹中国红

【思政映射点】文化自信；用药安全。

【案例】朱砂，古时称作"丹"。东汉之后，为寻求长生不老药而兴起的炼丹术，使古人逐渐开始运用化学方法生产朱砂。朱砂的粉末呈红色，可以经久不褪。我国利用朱砂作颜料已有悠久的历史。"涂朱甲骨"指的就是把朱砂磨成红色粉末，涂嵌在甲骨文的刻痕中以示醒目，这种做法距历史悠久。后世沿用此法，用朱砂的红色粉末调成红墨水书写批文，这就是"朱批"一词的由来。中医将朱砂作为安神定惊的良药，古人认为朱砂有"镇静安神"之用。

中医药对朱砂毒性的认识，经历了由"无毒"到"有毒"，再到"限量使用"的过程。自《神农本草经》将其列为上品以来，直至明清，对朱砂的毒性，特别是导致慢性中毒的弊端，基本上没有明确阐释。直到明清时期，诸医家才改变了对朱砂"无毒"的认识，《本草经疏》载"若经火及一切烹炼，则毒等砒硇，服之必毙"，指出了朱砂的毒副作用和火煅增强朱砂毒性的特点。中药学已将朱砂列为"有毒"中药。对肝、肾、心脏等脏器功能不全者应慎用或禁用。对于无功能损害的患者也不宜久服，或中病即止，防止慢性积蓄性汞中毒。

【解析】朱砂，一味穿越千年、沿用至今的中药。作为当代中医人，应看到传统中药的优势，在临床治疗中多体悟、多思考，增强文化自信；同时也必须正确掌握中药的用量和用法，保证临床用药安全。

知识点6：心阳不振证的辨证论治

桂枝甘草龙骨牡蛎汤是心悸心阳不振的代表方剂。该证型的主要表现为心悸不安，胸闷气短，动辄尤甚，面色苍白，形寒肢冷，舌淡苔白，脉虚弱或沉细无力。桂枝甘草龙骨牡蛎汤有温补心阳之效。

桂枝甘草龙骨牡蛎汤——心为人体的"太阳"

【思政映射点】文化自信。

【案例】桂枝甘草龙骨牡蛎汤出自《伤寒论》，具有安神救逆、潜阳镇惊、补心摄精之功效。主治火逆下之，因烧针烦躁者。能温通心阳以安神。方中龙骨、牡蛎固涩潜阳，安神止烦，为君药。桂枝辛温，甘草甘温，二者取桂枝甘草汤之意，辛甘养阳，以温复心阳，共为臣佐。甘草调药和中为使。四者相合，潜敛温通以安神定志。

《黄帝内经》将人体的心脏比作人体的太阳，是典型的象思维表现，这种类比既形象又真实地概括出心脏的生理功能。"以阴阳之义配日月"太阳能自然地发热，照耀万物，这种功能强大无比。太阳影响着天地万物，可以使天地万物有阴雨风云的滋润，经历寒暑秋冬季节的变化。《黄帝内经》将心脏比喻为人体的太阳，说明心脏也有与太阳类似的生理意义。

【解析】中医植根于厚重的华夏人文、哲学的沃土，在特定的自然与社会环境中生长，蕴含着人与自然和谐共生的思维，是中华民族的智慧结晶，也是人类文明的瑰宝。中医的核心是尊重自然，效法天地，强调人与自然的和谐统一，把自然与人体紧密结合起来。把心比作"太阳"，让精、气、神的生命观贯穿于从生到死的整个生命过程，赋予中医如太阳般炽热的生命力。作为现代中医人，也应多读经典，吸取精华。应用中医知识为患者解除病痛。

知识点7：瘀阻心脉证的临证加减

瘀阻心脉证表现为心悸不安，胸闷不舒，心痛时作，舌质紫暗或有瘀斑；病机为血瘀气滞，心脉瘀阻，心阳被遏，心失所养。桃仁红花煎为其代表方。若患者血瘀甚，临床上还可加丹参，以增强活血化瘀之力。

丹参亦称"丹心"

【思政映射点】孝敬父母。

【案例】丹参是一味常用中药，别名红根、紫丹参、血参根等，因其药用的根部呈紫红色而得名。此外，民间还将其称作"丹心"，这与一个故事有关。

相传，东海边的渔村里住着一个叫"阿明"的青年，他从小与母亲相依为命。有一年，阿明的母亲患了崩漏，请了很多大夫都未治愈。有人说东海的无名岛上生长着一种根呈紫红色的药草，以它的根煎汤内服，能治愈其母亲的病。阿明听后决定去采药。去无名岛的海路十分艰险，但阿明救母心切，毅然决定出海采药。他冲过了一个个激流险滩，终于登上了无名岛。上岸后，他四处寻找那种根是紫红色的药草，挖出其根整理成捆。返回渔村后，阿明每日按时侍奉母亲服药，母亲的病很快痊愈。村里人对阿明冒死采药为母治病非常敬佩。都说这种药草凝结了阿明的一片丹心，便给这药草取名"丹心"。后来在流传过程中，取其谐音即"丹参"。

【解析】孝敬双亲是中华民族的传统美德。孝老爱亲的思想古时就被广为赞颂"天地之性，人为贵；人之行，莫大于孝"。孝心不仅要有情感表露更要有实际行动。我们每个人都应当珍惜与父母朝夕相处的每一个平凡而幸福的日子，毫不吝惜地去表达自己的感恩与爱意。家是最小国，国是千万家。作为中华儿女，我们应大力弘扬传承孝道、表达情感，让小家更和睦温馨，让社会更温暖文明。

第二节　胸　痹

知识点1：概述

胸痹是以胸部闷痛，甚则胸痛彻背，喘息不得卧为临床表现的一种疾病。轻者仅感胸闷如窒、呼吸欠畅，重者则有胸痛，严重者胸痛彻背、背痛彻心。

心肌梗死的"黄金120"

【思政映射点】生命至上；全民应急救护知识；国家战略。

【案例】从发病，到心衰、休克甚至死亡，心肌梗死留给人们的时间很短。心肌梗死发作牢记两个"120"，及时拨打"120"急救电话、把握黄金救治120分钟。

持续的胸痛15~20分钟以上，大汗、胸闷、憋气、濒死感等，如出现这类症状，应第一时间拨打120急救。然而，并非所有心肌梗死都是来得那么猛烈，当它"静悄悄"地到来同样很凶险。不少患者发作时并不表现为胸痛，而是出现上肢和左肩痛、持续后背痛、上腹痛等症状。当有冠心病家族史的患者遇到这种状况，一定要引起注意，及时拨打120急救电话，避免错过最佳抢救时间。

心肌梗死的急救原则就是第一时间、尽早恢复血液循环。在急性心肌梗死的死亡病例中，约有50%~70%的人都是因为在到达医院前没能得到及时、正确的抢救。发生心肌梗死后的120分钟内，尤其是前60分钟是再灌注治疗的黄金时间，可最大限度地挽救心肌细胞。如果心肌梗死发生超过120分钟，心肌坏死面积变大，可导致心衰、休克甚至死亡，即使患者被抢救过来，复发时患心衰的概率也会大大提高。120分钟十分重要。

【解析】《健康中国行动（2019—2030年）》提出，鼓励开展群众性应急救护培训，到2030年将取得急救培训证书的人员比例提高到3%及以上。这个目标的实现需要全社会的不懈努力，人人都有救人能力，人人才有获救机会，以爱己之心爱人，提高应急救护能力，更好地保障人民群众身体健康和生命安全。这体现了"人民至上、生命至上"的理念。

现代中医人应与国家同舟，与人民共济，懂得"人民至上、生命至上"八个字的分量。改变人们对"慢郎中"的看法，真正成为治病救人的"急先锋"，在患者性命垂危之际勇于作为、善于作为，同死神较量，为生命护航。

知识点2：病因病机

饮食失调为胸痹的病因。过食膏粱厚味，嗜好烟酒，损伤脾胃。脾胃运化失健，则聚湿生痰，上犯心胸，阻遏心阳。胸阳不展，气机不畅，心脉痹阻，而成胸痹。

吉尼斯世界纪录体重保持者因心脏病离世

【思政映射点】健康宣教；自律意识。

【案例】曼努埃尔·乌里韦家住墨西哥北部城市蒙特雷。曾被吉尼斯世界纪录列为"全世界最胖的人"。

乌里韦一直被自己的"超级体重"所困扰，大部分时间只能躺在床上。他的体重经历了这样的变化：1992年，乌里韦的体重开始飙升，到2002年他已不能行动，只能终日卧床，由母亲天天照顾他。随后又因为双亲相继过世，悲伤的他又开始不停进食以舒缓伤痛，致使体重达到560公斤。他终于忍无可忍，2006年通过电视台向医疗专家求助。在给他做了检查之后，医生发现他虽然过度肥胖，但胆固醇和血糖等指标都在正常范围内。在接下来的一年多里，乌里韦严格遵照医生制订的减肥食谱，将体重降至380公斤。为此他还成立了一个组织，专门帮助超重的人。

2014年5月26日，"世界最胖的人"曼努埃尔·乌里韦去世。据当地媒体报道，他几日前因健康状况和心脏问题住进医院。

【解析】遗传、社会环境和心理因素等会引起饮食过量，从而导致肥胖。肥胖不仅影响身形，还对健康有害。随着生活水平的提高和生活方式的改变，越来越多的人成为肥胖一族。肥胖给身体带来的问题不容忽视。作为医学生在对患者进行健康宣教时需重点指出"生命在于运动"，推广具有中医特色的锻炼方式，如太极拳、五禽戏等，以增强体质。

知识点3：诊断

胸痹的诊断依据除临床表现、病史之外，还可借助辅助检查手段。心电图是必备的常规检查。超声心动图、动态心电图监测、心肌酶检查、冠状动脉造影、血管镜检查等是诊断急性心肌梗死的重要依据。

在针尖上跳舞——冠状动脉导管与介入治疗技术发展史

【思政映射点】敬业求真；坚毅勇敢。

【案例】经皮冠状动脉介入治疗的历史不过30多年，由于心外膜冠状动脉大血管的直径一般在2~4mm，介入治疗用的导管也仅有2mm左右，经皮冠状动脉介入治疗常被比喻为"在针尖上跳舞"。

1929年，历史上第一张心导管X线影像诞生。但未得到重视，直到1941年，两位心脏科医生注意到了他的开创性工作，首次用心导管检查测心肺功能，用以诊断先天性和风湿性心脏病。他们共同获得了1956年诺贝尔生理学或医学奖，拉开了人类心脏导管介入治疗的序幕。

1953年，经皮穿刺技术的发明结束了血管造影需要外科医师协助的历史。成为内科医师可独立完成的一种简便安全的操作技术，并沿用至今。接着专门用于冠状动脉造影的导管被发明。选择性冠状动脉造影逐渐开展，成为冠心病诊治历史上的里程碑。1977年9月15日是冠脉介入史上划时代的一天，一位38岁的心绞痛患者完成了医学史上首例经皮冠状动脉腔内成形术，开创了介入治疗新纪元。

1986年，第1例冠状动脉支架置入术在图卢兹完成。2002年世界上第一个药物涂层支架诞生，降低了支架术后再狭窄的发生率。1989年首次穿刺桡动脉进行冠状动脉造影术完成，1992年首例经桡动脉途径完成经皮腔内冠状动脉成形术被报道。该途径降低了股动脉穿刺带来的不便，降低了手术风险。

随着术者经验积累及介入技术与器械不断进步，经皮冠状动脉介入治疗适用范围已从最初的单支单处病变，扩展到慢性闭塞病变、支架再狭窄病变、严重钙化病变等更多场景。

【解析】介入治疗凭借创伤小、康复快等优点，成为与药物治疗、外科手术并驾齐驱的冠心病三大治疗手段之一，为广大患者带来福音。回首往事，这项技术的发展充满了崎岖，但是坚持实事求是、追求真理的研究精神值得我们每一位从医者学习。

知识点4：鉴别诊断

胸痹以胸部闷痛为主症，多见心前区憋闷疼痛，甚则痛引左肩背、咽喉、胃脘部、左上臂内侧等部位；常呈反复发作，一般呈数秒至十几分钟，休息或服药可缓解。而牙痛是否为胸痹的早发表现，需在临床中做进一步检查以鉴别。

牙齿疼痛或是心绞痛的发病信号

【思政映射点】救死扶伤；谨小慎微。

【案例】本案例将介绍一个临床病例。某患者总是牙根酸痛，反复就诊于多家医院的口腔科门诊，症状仍然未见好转。最后，口腔科医生凭借着丰富的临床经验，建议患者到心血管科做心电图检查，结果提示心肌缺血。为进一步治疗，给患者安排了冠状动脉造影检查，结果提示回旋支狭窄90%，需进行手术治疗。

术中，手术团队为患者置入支架，开通血管后，患者的牙痛症状便消失了。其实这并非牙痛诱发的冠心病。牙痛是心绞痛的一种非典型临床表现。

心绞痛是心血管内科的常见病，情绪激动或饱餐后的胸口疼痛、心慌、胸闷等症状都是比较常见的"信号"。有些症状如牙痛，看似与心脏无关，很容易被忽视。冠心病最常见的临床表现是心绞痛，典型心绞痛主要出现在胸骨体后，可波及心前区，有手掌大小的范围，疼痛常表现为压迫、发闷、紧缩感或烧灼感。但人体结构复杂，每个人的表现各不相同，心绞痛常可以放射到左肩、左臂内侧，甚至到小指，也可向上放射到颈、咽或下颌部。

【解析】 如果患者口腔检查没有异常，而运动、情绪激动等因素出现牙疼，特别是患者有高血压、高脂血症、糖尿病等冠心病危险因素时，我们要警惕非典型心绞痛。建议患者检查心电图，必要时做冠脉造影检查，通过相应检查明确诊断。冠心病虽然善变，但通过审慎观察后，充分收集可疑症状，掌握其特点，我们还是能有效识别疾病，为患者多争取一分生存的希望。

知识点5：心血瘀阻证的辨证论治

> 心血瘀阻证表现为心胸疼痛，如刺如绞，痛有定处，入夜尤甚，甚至心痛彻背，背痛彻心，或痛引肩背；伴胸闷，日久不愈，常因劳累或暴怒加重；舌质紫暗，或有瘀斑，苔薄，脉沉涩或弦涩。当以活血化瘀，通脉止痛为主。

现代"活血化瘀"学派传承创新第一人——陈可冀

【思政映射点】 中医药创新；严谨务实。

【案例】 "煎药的方法，我都写在这里了，你煎药前要看""吃药期间要忌口，有问题来找我"这些嘱咐，在陈可冀的诊室里经常出现。他觉得这样能让患者更安心。

这位国医大师将毕生精力奉献给了中西医结合事业。在他带领下，历经50余年攻关，使"活血化瘀"研究成为富有创新特色的理论体系，在国内外产生了巨大影响。他在实践中不断思考，尝试把中医"活血化瘀"思路运用到冠心病的治疗中。在继承名老中医专家治疗心绞痛经验的基础上，他创新性地提出了"辨寒热虚实、本虚标实"的研究思路，倡导"三通""两补"治疗心绞痛。这一成果，让冠心病诊治有效率从以往的70%提升到88%左右，把无数患者从死亡线上拉了回来。

因为在中西医结合领域取得一系列突出成就，陈可冀获"国医大师""最美医生"称号。在谈到如何做一名好医生时，他说："做一名好医生，要首先是个好人，有崇高的同情心和责任感，能够真正把患者当作自己的亲人。"

【解析】陈可冀认为一名好医生要有精湛的技术。就一名中医医生来说应读经典、多临床、常总结。降低失误是作为医生的责任，也是我们医者的良心。在中西医结合创新发展以提高疗效方面，要有强烈的问题意识，尽力做到人无我有、人有我新、人新我特。医学生要努力学习，积极推动中医药学时代性的转化，为人类健康作出自己的贡献。

知识点6：预防调护

胸痹临证所见，多虚实夹杂，故必须严密观察病情，配合合适的中成药、中医特色外治法、针灸疗法等，取得较好疗效。平时注意生活起居，寒温适宜。

高铁站针灸急救冠心病患者

【思政映射点】爱伤护伤；仁心仁术。

【案例】本案例将介绍一个针灸急救真实案例。2021年5月11日，原本平静如常的高铁站被一条站内广播打破。候车室一名男子突发疾病，脸色发白，瘫倒在座椅上，周围旅客拨打"120"的同时向车站求助。广播声还未落，一名在场医生赶紧起身跑向患者所在的检票口。此时患者脸色发青、憋气，呼吸短促，瘫在座位，情况十分危险。医生急忙向患者同伴了解其病史及发病情形。确定患者为突发心脏病后，这位医生用随身携带的银针对患者实施针灸，刺激患者相关穴位，并拍打患者左肘窝，同时让患者同伴拍打其右肘窝。不到5分钟患者清醒，脸色由青逐渐红润，症状缓解，转危为安。看到患者逐渐恢复，同行旅客向这位医生表示感谢，候车室内掌声雷动。

【解析】医生的工匠精神赋予了健康、安全，甚至生命的意义。作为医生应秉持美好初心，毕其一生钻研医术、造福患者，真心对待患者，携带银针为救死扶伤时刻准备着；淡泊名利，服务人民，始终用一颗炽热的匠心诠释着一个医疗工作者的职责所在；奉献爱心、温暖社会，为实现中华民族伟大复兴中国梦贡献力量。

第三节　不　寐

知识点1：概述

不寐亦称失眠，以不能获得正常睡眠为特征的一类疾病。主要表现为睡眠时间、深度的不足及睡后不能消除疲劳、不能恢复体力与精力。轻者入睡困难，或寐而不酣，时寐时醒，或醒后不能再寐，重者彻夜不寐。

睡眠与生命——国家保证中小学生睡眠的措施

【思政映射点】健康生活；规律作息。

【案例】近年来学生睡眠问题备受关注。为保证中小学生享有充足睡眠时间，促进学生身心健康发展，2021年教育部办公厅发布《关于进一步加强中小学生睡眠管理工作的通知》，指出小学生每日睡眠应达10小时，初中生9小时，高中生8小时，号召作业、校外培训、游戏要为学生睡眠让路，保障学生睡眠须家校联手合力共治。并在2021年底通报了中小学生作业、睡眠、手机管理落实推进情况。其中提出"三个时间"要求，即小学生要满足10小时、初中生9小时、高中生8小时的睡眠时间。数据显示，在"双减"之后，全国98.7%的学校建立了睡眠状况监测制度，96.1%的小学和97.4%的初中上午开始上课时间符合"小学不早于8：20、初中不早于8：00"规定。在2022年秋季学期里，7714万份家长匿名问卷反映，有76.2%的学生能保证上述睡眠时间要求。

【解析】人的一生有近三分之一的时间都在睡眠中度过，拥有一段良好的睡眠对人们体力精力的恢复都至关重要。近年来，为进一步提升公众对于睡眠健康的关注度，国家采取了很多措施。《关于实施健康中国行动的意见》将睡眠健康纳入主要行动指标；《关于进一步加强中小学生睡眠管理工作的通知》的发布，以及施行"双减"政策等，都体现出我国对于规律作息、健康睡眠的重视。调查显示，自"双减"政策施行以来，学生群体的睡眠时长显著增长，为青少年身心健康发展奠定了良好基础。

充足的睡眠是健康生活方式的重要组成部分，对我们的机体乃至精神层面都有好处。睡眠问题不可忽视，我们作为医学生也应该做好"保证睡眠质量，规律生活作息"的健康宣教。只有身心健康，祖国的花朵才能茁壮成长。

知识点2：病因病机

不寐有个重要的病因为久病年老。久病血虚，或年迈血少，或产后失血，心血不足，以致心神失养，心神不安而不寐；年迈体虚，阴液亏虚，阴虚生内热，虚热扰动心神而不寐。戴思恭也认为不寐与虚有关。

精通岐黄，医德高尚——三朝御医戴思恭

【思政映射点】悬壶济世；刻苦钻研。

【案例】戴思恭在《证治要诀》中论失眠为"虚"与"痰"。"不寐有两种：有病后虚弱及年高阳衰不寐；有痰在胆经，神不归舍，亦令不寐。虚者，六君子汤加酸枣仁、炙黄芪各半钱。痰者，宜温胆汤减竹茹一半，加南星、炒酸枣仁各半钱，下青灵丹""不寐心风，皆是痰涎沃心，以致心气不足……惟当以理痰气为第一要义"。他精通各类疾病，具

有刻苦钻研的品质，得到了后世学者的尊重。

明洪武时，戴思恭被征为御医，明太祖很信赖他。后来，鉴于戴思恭年事已高，明太祖便准许他"风雨辄免朝"。1398年，明太祖得了重病，传召诸医侍疾。明太祖安慰身旁的戴思恭说："朕知道你是仁义之人，不关你的事。"未久，太祖驾崩，其孙朱允炆继位。升戴思恭为太医院使，对戴公也十分敬重。

明朝"开国文臣之首"宋濂在《题朱彦修遗墨后》中说："原礼以其学行于浙河之西，从之者日益多，由是先生之道沾被滋广。"明朝翰林编修王汝玉也说："后之人能知丹溪之学者，皆（戴）公有以倡起之也。"

【解析】戴思恭毕其一生，谨守着恩师的教诲，倡其之学，广其之志。明朝翰林学士董伦对他的评价是"众人推之为长者，天子称之为仁义"。作为医学生，应心怀悬壶济世之心，尊师重道，努力学习医学知识，为医疗卫生事业奋斗终身。

知识点3：论治要点

不寐以补虚泻实，调整脏腑阴阳为原则。实证泻其有余；虚证补其不足。让水火相济，阴阳交泰。代表药交泰丸。

"交泰丸"命名的由来

【思政映射点】天人互泰的哲学思想。

【案例】交泰，出自《周易》"象曰：天地交，泰"。泰是《周易》六十四卦名之一，卦象为乾下坤上。义为天气从上降于下，地气从下升于上，天阳地阴之气相交和，既对立斗争，又相互依存、消长、转化，即交变谐和，生生不息。阴阳相交名泰。泰是交的同义词。

交泰丸出自明代韩懋《韩氏医通》："黄连生用为君，佐官桂少许，煎百沸，入蜜，空心服，能使心肾交于顷刻。"清代王士雄《四科简效方》为该方命名："生川连五钱，肉桂心五分，研细，白蜜丸，空心淡盐汤下。治心肾不交，怔忡无寐，名交泰丸。"交泰丸由黄连、肉桂二味组成，一寒一热，一阴一阳。黄连苦寒入心，清降心火以下交肾水；肉桂辛热入肾，温升肾水以上济心火。合调阴阳，使心肾水火阴阳二气相交。阴主夜息，阳主昼作。阳入于阴则夜瞑而息，阴入于阳则昼精而作。先合而后分。治疗因心肾水火阴阳不交而致的昼不精、夜不瞑的失眠不寐。该方能使心肾相交，如同天地阴阳气相交的泰卦，故名交泰丸。

【解析】交泰丸中的"交泰"体现了"天人互泰"的哲学思想。它包罗万象、寓意深远，蕴含了人与天、人与人的对应关系。彼此间的关系只有达到互善互泰，而不是互恶互害，才能建构人与宇宙及万物之间的平衡、和谐、共存关系。"天人互泰"是"道法自然"

的创新与升华，是积极主动，立足人类自身，通观大自然，面向未来的体现。是实现天人之间和谐相安作出的理性思考。作为当代中医人，我们应深刻认识"天人互泰"的哲学思想，在临床实践中注重人与自然的和谐统一。

知识点4：痰热内扰证的辨证论治

痰热内扰证表现为心烦不寐，头重目眩，痰多胸闷，口苦，或大便秘结，彻夜不寐。舌红，苔黄腻，脉滑数。

半夏秫米汤，有化痰和胃的功效，主治痰饮内阻，胃气不和，夜不得卧，舌苔白腻，脉弦滑。

半夏秫米汤中的阴阳理论

【思政映射点】文化自信。

【案例】张锡纯在《医学衷中参西录》中评"《内经》之方多奇验，半夏秫米汤，取半夏能通阴阳，秫米能和脾胃，阴阳通、脾胃和，其人即可安睡"。阳跷脉是卫阳入里的一个桥梁，由于桥梁下陷所以卫气不得入于阴。阳不入阴的结果是阴虚，这是由于阳不入阴则阻滞于阴外，阳郁于外或者郁于上，化热而耗损阴液，所以阴虚。治疗方法是"补其不足，泻其有余，调其虚实，以通其道，而祛其邪"。补阴虚，泻阳气，通调经脉以祛邪。治疗方剂就是半夏秫米汤，"阴阳已通，其卧立至"。此所谓"决渎壅塞，经络大通，阴阳和得者也"。

半夏秫米汤由半夏和秫米组成。半夏顾名思义，是夏季的一半，即夏至之际，夏至是阳极之际，阳极也是从阳转阴的时刻。夏至之前，阳处于上升阶段；夏至之后，阳气由升转降。夏至是一个从阳到阴，阳气入阴的关键点。秫米实际上就是粟米，也就是黍米，俗称黄黏米。作为五谷之一应该归于中土，《黄帝内经》中介绍黍米味辛。辛主散，秫米的功能是辛散中焦土湿。半夏秫米汤完全了顺应自然规律的阴阳变化，通过食物或者药物，将人与自然完美地结合起来。正是因为有天地之气相助，使这样一个非常简单的方子，显示出神奇的疗效，"其卧立至"。

【解析】古代人民从生活中观察到各种对立的自然现象，如天地、日月、昼夜等，并归纳出"阴阳"的概念，形成古代朴素唯物主义思想。中医阴阳学说在此基础上进一步发展，认为宇宙间所有事物皆有阴阳两个属性，且两者蕴含着相互依靠、相互制约、相互转化的关系。睡眠与自然界、人体阴阳之间的变化密切相关，人体阴阳之气的消长产生了寤寐的变化，即阳消阴长则寐，阴尽阳盛则寤。作为当代中医人，要深刻理解中医精髓，学会灵活运用中医阴阳理论治疗疾病。

知识点5：阴虚火旺证的辨证论治

六味地黄丸是治疗不寐阴虚火旺证的主方之一。该证型的主要表现为心烦不寐，入睡困难，心悸多梦；伴头晕耳鸣，腰膝酸软，潮热盗汗，五心烦热，咽干少津，男子遗精，女子月经不调；舌红少苔，脉细数。六味地黄丸为宋代儿科专家钱乙所创。

钱乙创制六味地黄丸的故事

【思政映射点】实事求是；创新精神。

【案例】六味地黄丸，此方源于宋代儿科专家钱乙所著《小儿药证直诀》，原名地黄丸，是为小儿生长迟缓、发育不良所设。钱乙制作六味地黄丸的初衷是治疗小儿的"五迟"，但他远没想到六味地黄丸会成为滋阴补肾的千年良药。

一日，钱乙和弟子正在为患者治病，有位大夫带了一个钱乙开的儿科方子来"讨教"。他问道："钱太医，按张仲景《金匮要略》八味丸，有地黄、山药、山茱萸、茯苓、泽泻、丹皮、附子、肉桂。你这方子好像少开了两味药，大概是忘了吧？"钱乙笑了笑说："没有忘，张仲景这个方子是给大人用的，小孩子阳气足，我认为可以减去肉桂、附子这两味益火的药，制成六味地黄丸，免得孩子吃了过于暴热而流鼻血。"这位大夫听了，连声道："钱太医用药灵活，酌情变通，佩服佩服！"弟子赶紧把老师的话记下来，后来又编入《小儿药证直诀》一书。自此钱乙所创制的"六味地黄丸"便流传下来。

【解析】曾经的小儿用药，现已成为滋阴补肾的常用药。钱乙拆解古方结合临床实际大胆创制新方，是实事求是精神的生动体现。作为医学生，在打好中医基础知识的同时，也要勤于思考，开拓创新，为推进中医药事业进步贡献出自己的力量。

知识点6：心胆气虚证的辨证论治

心胆气虚证表现为不寐多梦易醒，胆怯心悸，遇事易惊，气短倦怠，小便清长。舌淡，苔薄白，脉弦细，或弦弱。治法：益气镇惊，安神定志。方药：安神定志丸合酸枣仁汤加减。安神定志丸中以龙齿重镇安神。

龙齿安魂，量小亦效

【思政映射点】对症下药；善于思考。

【案例】人卧则魂归于肝，魄藏于肺，魂魄归宅，则眠自安。对于不寐的治疗，龙齿不失为一味良药。龙齿为古代哺乳动物如象类、犀牛类、三趾马等的牙齿化石，涩、甘、凉。归心经、肝经。主要功能为镇惊安神，清热除烦。治疗惊痫，癫狂，心悸怔忡，失眠多梦等疾病。主产于河南、河北、山西及内蒙古等地。《药性论》记载"龙齿，镇心，安魂魄"，现代药理证实其对中枢有抑制作用。

古代医家善用龙齿。如宋代许叔微在《普济本事方》中提倡用珍珠母丸。方以珍珠母为君药，龙齿相佐，称"珍珠母入肝经为第一，龙齿与肝同类"，认为"龙齿安魂，虎睛定魄……东方苍龙，木也，属肝而藏魂……龙能变化，故魂游而不定……治魂飞扬者，宜以龙齿"。后世治不寐多相沿用。清代吴仪洛在《本草从新》中谓"龙齿涩平，镇心安魂。治大人惊痫癫疾，小儿五惊十二痫"。虎睛已属稀有之物，龙齿亦源于古代化石，资源日少，久必枯竭，不像珍珠母容易获取。所以使用龙齿常小其量而功效不减。

《燕山医话》中曾载作者治疗肝虚不寐时，以养肝之剂合安神之品如柏子仁、合欢花、炒枣仁、夜交藤之类，效果不佳，则加龙齿二钱（6克许）。最初作者认为龙齿质重，量小如此，颇不惬意。服药后患者竟得安然入眠。才明白用药对证，不在量大。后凡用龙齿不再以量取胜。

【解析】从龙齿的临床用量案例中，我们应懂得中医遣方用药如同调兵遣将，兵不在众而在精，将不在勇而在谋。作为当代中医人，在临床中应多观察患者的症状和体征，善于思考，善于总结，因地制宜，对症用药，同时要保持开拓探索的学习精神，在课余多跟师、多实践、多思考，提升中医临证思维。

知识点7：预防调护

不寐需保持情绪稳定，睡前不做剧烈运动，不饮兴奋性饮料，晚餐不宜过饱，宜食用清淡易消化的食物；注意睡眠卫生，即睡眠环境要安宁，床铺要舒适，减少噪声的影响。

噪声污染对睡眠的危害

【思政映射点】保护环境；遵守法律。

【案例】近年来，我国城市噪声污染已成为仅次于大气污染和水污染的第三大城市公害，日益影响人们的生活质量。噪声的危害巨大，研究显示居住在交通路段的人群中出现中风的风险会比居住在安静区域的高7%左右。交通噪声引起的生理压力与心血管疾病密切相关。噪声会穿透大脑，激活大脑中两个重要区域：听觉皮层和杏仁核，杏仁核会激起人的战斗反应，在睡眠中也会出现。这种压力反应可使肾上腺素和皮质醇被释放，造成血压升高。长久以往，会严重破坏人体的正常功能，导致动脉粥样硬化疾病的产生，影响生育功能、精神状态。长期在这种环境内对人的危害巨大。现实中交通噪声包括低、中、高频，同时各个频段的声压级都很高，有大车经过的路段声压级会达到70分贝及以上，在这种交通噪声环境内进行睡眠会损害人体健康。

噪声会影响人的睡眠质量，出现呼吸频繁、脉搏跳动加剧、神经兴奋等。第二天会出现疲倦、易累，影响工作效率，长期下去会出现失眠、耳鸣、多梦、疲劳乏力、记忆力衰退。

【解析】《中华人民共和国噪声污染防治法》的施行，给噪声扰民安上了"静止阀"。法律着眼于人民群众普遍关心的社会生活噪声领域的突出问题，重新界定噪声污染内涵，针对产生噪声的领域没有噪声排放标准的情况，在"超标＋扰民"基础上，将未依法采取防控措施产生噪声干扰他人正常生活、工作和学习的现象界定为噪声污染。作为医学生应学法、知法、懂法。

第四节　头　痛

知识点1：概述

头痛是指因外感六淫或内伤而引起头部经脉不畅或清窍失养，以头部疼痛为主要表现的一类病证。汉代张仲景在《伤寒论》中论及太阳、阳明、少阳、厥阴等头痛的见症，并列举了头痛的不同治疗方药。

头痛的六经辨证

【思政映射点】文化自信。

【案例】头痛的六经辨证，更适应临床治疗需要。《冷庐医话》中提到六经在头部的循行部位"头痛属太阳者，自脑后上至巅顶，其痛连项；属阳明者，上连目珠，痛在前额；属少阳者，上至两角，痛在头角。以太阳经行身之后，阳明经行身之侧，厥阴之脉会于巅顶，故头痛在巅顶。太阴、少阴二经虽不上头，然痰与气逆壅于膈，头上气不得畅而亦痛。其辨之法，六经各有见症"。明代秦景明在《症因脉治》中指出"伤寒门头痛，皆是三阳经表症，今在杂病门，虽分外感内伤，然三阳三阴，皆有头痛"。任何疾病就其属性而言不离阴阳虚实，不出五脏六腑十二经脉，其病不属外感即是内伤。因此，将三阳三阴以及所属的脏腑经脉与外感内伤的病因病机有机结合起来对头痛进行辨证论治，既符合临床亦切合实用。

通过对古籍中六经头痛的辨析，体现出头痛诊疗思路的灵活，既要考虑头痛好发部位，也要辨别病因病机，同时不拘泥于"新病属实，久病多虚"的原则。在运用六经辨证头痛时，既要考虑外邪所致经络不通引起的头痛症状，也要考虑气血不足、经脉失养引起的"不荣则痛"。根据本经腧穴的主治证候，合理辨证取穴，才能提高临床疗效。

【解析】中医药文化是中华文化的瑰宝，是我国人民在长期与疾病斗争中创造的医学科学。几千年来，中医药作为抵御疾病、维护健康的重要手段，为中华民族的繁荣昌盛作出了不可磨灭的贡献。中医是一门实践性很强的学科，它的生命力在于临床，理论指导临床实践。头痛的六经辨证正是中医坚持理论结合实践的典型。没有临床实践很难体会中医之奥妙，我们只有通过临床实践，才能对中医有更深刻的认识和理解。

知识点2：病因病机

情志失调是头痛重要病因。忧郁恼怒，情志不遂，肝气郁结，郁而化火，上扰清窍而发生头痛。若肝火郁久，耗伤阴血，肝肾亏虚，精血不足，清窍失养，也可导致头痛。

情志与头痛

【思政映射点】心理健康；情绪管理。

【案例】头痛多与情绪有关，如愤怒、激动、焦虑等。这是因为在我们大脑中，存在着一个主管情绪活动的高级中枢，即"边缘系统"。边缘系统能接受到躯体各种感觉的刺激，进而引起相应的情绪反应。当人们情绪激动时，所产生的感觉会被边缘系统接受而产生头痛的症状。如果经常受到如工作紧张、用脑时间过长、学习压力过重、人际关系不协调等精神心理因素的刺激，就可能引起颅内动脉发生痉挛性收缩，最终引发头痛。

流行病学调查发现，头痛的发生与个性有关，其中情绪不稳定者极易出现头痛。偏头痛患者中固执、猜疑、争强好胜者占一定比例。因此，培养人们乐观开朗的性格，保持良好的情绪是预防头痛的有效措施之一。治疗头痛的情绪调控疗法有精神疗法、反馈疗法、自我训练及冥想静思疗法等。研究表明，合理安排日常生活及工作，保持良好情绪均能起到治疗的作用。

【解析】当今社会生活节奏加快，情志因素引起的头痛在内伤头痛中所占的比重越来越大，肝脏在发病、转变、预后中亦起着十分重要的作用。作为当代中医人，在治疗此类头痛时应关注患者的心理健康，以温柔的话语、轻柔的动作让患者放下防备、缓解紧张心理。同时在日常工作中，我们也应注意自我情绪管理，积极调适心态，以便更好地投入到工作中去。

知识点3：诊断

头痛以头部疼痛为主要临床表现。头痛部位可发生在前额、两颞、巅顶、枕项或全头部。疼痛性质可为跳痛、刺痛、胀痛、灼痛、重痛、空痛、昏痛、隐痛等。头痛的发作形式可分为突然发作，或缓慢起病，或反复发作，时痛时止。

散偏汤妙治偏头痛

【思政映射点】勤奋好学；理论结合实践。

【案例】散偏汤是由清代陈士铎在《辨证录》中所创，专治偏头痛。其"散"字，强调以川芎配白芷，重在疏散肝郁。其"偏"字，强调此方主治的是偏头痛，尤善于治疗左侧偏头痛。此方以重用川芎为特点，川芎用量多于配方中其余药。散偏汤处方：川芎30g，白芍15g，炙甘草3g，制香附6g，郁李仁3g，柴胡3g，白芷1.5g，白芥子9g。其治疗偏头痛有良效，首功即在于重用川芎。若减少川芎的用量，易致疗效欠佳。对长久的偏头痛，陈士铎强调此方不宜多用，在头痛缓解以后，可用八珍汤调理善后，补益气血。因为头痛既久，会造成"五脏六腑之阴阳尽虚"。

陈修园深得陈士铎立方之意，灵活运用此方。在他的《南雅堂医案》中就有运用散偏汤的一则验案。有一位患者素有偏头痛，时发时止，而且疼痛多发生在左侧。在忧愁、劳碌、烦怒、外感风寒时加重，久治不愈。陈修园仔细了解病情后得知患者已患病五年余，便告知患者若拖延下去，恐会影响眼睛。"久痛不愈，必至坏目"。这是从肝郁致病考虑，肝开窍于目，若久病伤肝则也会伤目。接着陈修园便开出原方的散偏汤，但剂量稍小。患者用此方后果然有效，陈修园立即予以换方，用八珍汤后续调养。最终患者诸症悉平，多年头痛顽疾终于痊愈。

【解析】陈修园平素喜读经典医籍，并详细记录心得体会。他勤奋好学，善于将在医书上学到的理论知识运用于临床实践中，为患者解除病痛。在今天，中医要发展和创新，就需要我们把中医理论运用到临床实践中去。中医理论与实践的密切结合，是促进中医事业可持续发展的关键。

知识点4：论治要点

外感头痛属实证，病因以风邪为主，治疗以疏风为主，兼以散寒、清热、祛湿。内伤头痛多属虚证或虚实夹杂证，虚者以滋阴养血、益肾填精为主；实者以平肝、化痰、行瘀为主；虚实夹杂者，酌情兼顾并治。除服用中药之外，吐法也是祛邪安正的一种治疗途径。

吐法巧治头痛

【思政映射点】积极探索；敢于创新。

【案例】头痛不仅可以服用汤药来缓解，其他治疗方式如吐法，疗效也很不错。金代张子和在《儒门事亲》中指出，吐法是一种祛邪安正的治疗方法。"今予论吐、汗、下三法，先论攻其邪，邪去而元气自复也"他认为只要是属于邪气在上而致郁滞的病证，均可采用吐法来治疗。"故凡可吐，令条达者，非徒木郁然。凡在上者，皆宜吐之"。书中明确指出吐法运用广泛，引吐只是属于狭义的吐法，而广义的吐法，则包括引涎、漉涎、嚏气、追泪等。

鼻中用药引嚏来治疗头痛、在眼中用药刺激流泪，这些都属于广义吐法的范畴。明代徐春甫在《古今医统大全》中记载用搐鼻法来治疗邪气侵袭头部而致的病证，"搐鼻之法，则吐法之义也""邪在胸中，服而吐之，邪在头上，搐而嚏之"。清代喻昌《医门法律》指出鼻中用药可引发喷嚏，宣利邪气而治疗头痛，"头痛鼻塞而烦，邪在上焦，里无别病者，但内药鼻中，搐去湿热所酿黄水而已。以鼻窍为脑之门户，故即从鼻中行其宣利之法，乃最神最捷之法也"。清代陈士铎《辨证录》则列举了用生莱菔捣汁滴鼻治疗头痛的具体例子，其法用生莱菔汁、姜汁和匀，灌鼻中，眼泪口涎齐出，头痛可止，"古人有用生莱菔汁以灌鼻者，因鼻窍通脑，莱菔善开窍而分清浊，故用之而可愈头风，然又不若佐以生姜自然汁为更胜也""姜得莱菔而并可祛风，莱菔得姜而兼可祛寒也"。

眼中用药乃追泪之法，也属于广义吐法的范畴。眼中用药追泪可助邪气排出而治疗头痛。例如明代武之望《济阳纲目》中的点眼丹，"谢传点眼丹：治一切急头风，头痛""牙硝一钱，麝香，朱砂，雄黄各五分，上为细末，瓷罐收储，临病用银簪蘸药点两眼角内，立时取效"。

【解析】文中列举了古代医家采用各种吐法治疗头痛的案例。作为现代中医人，不要拘泥于只用传统汤药治疗疾病，对于不想内服用药的患者可以灵活运用其他治疗方式。这就要求我们平时多研读中医经典，从经典中积极探索其他疗法，敢于创新，使中医疗法更便捷，更贴合现代人的生活方式。

知识点5：风寒头痛的辨证论治

> 川芎茶调散是治疗风寒头痛的专方，该证型的主要表现为头痛连及项背，常有拘急收紧感；或伴恶风恶寒，遇风尤剧，口不渴；苔薄白，脉浮紧。川芎茶调散功效为疏风散寒止痛。

川芎茶调散的药用价值

【思政映射点】中医智慧；产业扶贫。

【案例】中国有着历史悠久的茶文化。《新修本草》记载了茶的功用："茗，味甘、苦、微寒，无毒。"茶叶一词最早收录于南宋的《宝庆本草折衷》，并一直沿用至今。清代陈元龙所著《格致镜原》中记载："《本草》神农尝百草，日遇七十二毒，得茶而解。今人服药不饮茶，恐解药也。"茶确实可解某些毒，如蟾酥、商陆的中毒。若在无法及时送医和缺乏条件时，可用浓茶解救；藤黄中毒也可用茶水洗胃。实际上茶叶作为中药使用不仅可以单味药沸水泡服，还可以入群药共用。

但在中医的历史里，名为"茶调"的方子不多，川芎茶调散就是古代茶方制剂中最知名的方剂之一。川芎茶调散最早见于《太平惠民和剂局方》，由薄荷、川芎、荆芥、细辛、防风、白芷、羌活、甘草制成散剂，以茶送服。用茶叶泡汤服下散剂，是取其苦寒清上而降下之性，既可以上清风热，又可引热下行，亦可制约风药过燥之弊。后世治疗风热头痛的茶调散、川芎茶、菊花茶调散等方剂都是从川芎茶调散化裁而来。

【解析】茶产业一头连着千万茶农，一头连着亿万消费者，美了环境、旺了经济、富了百姓。作为茶叶的发源地，我国茶园面积和茶叶产量均位居世界第一，我国茶叶品种丰富、品质优良。这些年，我国坚定践行"绿水青山就是金山银山"的理念，让茶产业走出了一条生态化、机械化、品牌化和国际化的路子，让好山好水孕育出更多好茶，使资源优势正转化为产业优势，助力经济高质量发展。

川芎茶调散中利用清茶的苦凉达到疏风止痛的效果，展现了中医智慧。茶文化，含蓄内敛，韵味悠长。从古代丝绸之路、茶马古道、茶船古道，到今天丝绸之路经济带、21世纪海上丝绸之路，以茶为媒，穿越千年、跨越国界。作为文明交流的重要载体和媒介，茶象征着中国人与世界的相处之道——"和而不同""和谐相生"，彰显了中国人"平等、包容、互鉴、分享"的价值理念。

知识点6：风热头痛的辨证论治

芎芷石膏汤是治疗风热头痛的专方，该证型的主要表现为头痛而胀，甚则头痛如裂，面红目赤，发热或恶风，口渴喜饮，大便不畅，或便秘，舌边尖红，苔薄黄，脉浮数。川芎为治疗头痛之要药，其剂量之把握尤为重要。

剂量对川芎功效的影响

【思政映射点】精益求精；谨慎用药。

【案例】川芎是一味活血化瘀药，川芎剂量的差异对疗效有影响。关于川芎剂量和功效的研究有诸多记载。

小剂量（3~6克），祛风止痛。川芎在祛风的方剂中的运用：川芎茶调散治疗风寒头痛，川芎散风热头痛，羌活胜湿汤治疗风湿头痛。在这些方剂中，川芎剂量一般较小，换算为现代剂量为3~6克。川芎香窜性温，用小剂量主要取其辛散之性，上行头目，祛风止痛。

中剂量（9~12克），行气活血止痛、安神。中剂量川芎行气疏肝而气血兼顾，用量偏大则以活血为主。活血、调经而止痛，如温经汤温经散寒、祛瘀养血，生化汤活血化瘀、温经止痛。在这些方剂中，川芎剂量换算成现代剂量为9~12克。《临证指南医案》肝阳不降之不寐配伍了川芎，蒲辅周在治疗心悸兼不寐时也常配伍川芎。

大剂量（15克以上），川芎通络止痛。头风或血瘀头痛等为久病入络，血脉不通，川芎气味俱厚，非重用不足以祛瘀通络，故头风或血瘀头痛每大剂量使用川芎，在这类方剂中，川芎剂量换算为现代剂量在15克以上。川芎治头风用大剂量要严格辨证，要注意药物配伍。"川芎易耗散真气，不可久服，多服令人暴亡"。

【解析】对中药功效发挥的认识是不断深化的过程，剂量是许多有效秘方的不传之秘，对中药功效发挥起重要作用。川芎剂量不同，治疗功效也不同。作为现代中医人，在临床用药方面要根据患者具体的症状谨慎用药。既不能因剂量过大而造成患者不必要的痛苦，也不能因剂量过小而达不到应有的疗效。

知识点7：瘀血头痛的辨证论治

瘀血头痛的主要表现为头痛经久不愈，痛处固定不移，痛如锥刺，日轻夜重，或有头部外伤史，舌紫暗，或有瘀斑瘀点，苔薄白，脉细或细涩。代表方为通窍活血汤加减。若瘀血头痛日久致气血不足者，临床可加鸡血藤以补血活血通络。

藤类药的应用——中医象思维

【思政映射点】举一反三；勤于思考。

【案例】象思维是我国传统文化中最具代表性的思维方式。"象"通常指客观事物表现于外在的现象、形象。一切可以看到的、闻到的、听到的、能触及的、可感知的，都是"象"。天地之间，万物以"象"的形式表现出来。通过类比、象征等方法，根据两类事物在某种属性上的相似而推出它们在其他方面也可能相同或相似，这样的逻辑推理就是"象思维"，也称作"取类比象"。

我国古代先贤在探索未知世界时，常会采用"象思维"。这种思维模式建立在人与自然的整体性这一出发点上。古人认为，人和自然界其他生物一样，都是禀天地之气而生，都会遵循相同的规律来运行，因此会具有很多相似性，这就是所谓的"万物同源""天人合一"。"象思维"在很大程度上奠定了中医理论基础。

以藤类药为例。藤类缠绕蔓延，犹如网络，纵横交错，无所不至，其形如络脉，对于久病不愈、邪气入络者，可以用藤类药物通络散结，如雷公藤、络石藤、忍冬藤、青风藤、鸡血藤等。仅通过藤的象，我们可以知道这些药物都具有通络散结的作用。这是一个大的方向。各藤又有更加细微的区别。比如鸡血藤的汁液很像鸡血，红色入血分，味道也相对甘甜而更有补益之作用，所以鸡血藤有补血活血的作用。因此，对于瘀血头痛久病气血不足者来说，鸡血藤是对证的，是以它不仅能够通络，更有补气血以助血行的疗效。

【解析】"观物—取象—比类"是中国传统的认识事物的方法。古人通过感官认识药物的"象"，初步了解其特性，再将其与人体、自然界放在同一整体里思考，从宏观角度来认识其作用机制，然后试用治病，进行总结和分析，进而形成初步用药理论。以此理论为指导，深入认识药物，用药治病。通过不断的探索和总结，逐步形成中医药的理论雏形。

"象思维"在几千年的临床实践中，发挥着不可忽视的重要作用。对于前人几千年的文化积累，我们自当用心研读体悟，取其精华，继承发展。

第五节　眩　晕

知识点1：概述

眩是指眼花或眼前发黑。晕是指头晕，感觉自身或外界景物旋转。二者常同时并见，故统称为"眩晕"。高血压归属于中医眩晕病范畴。

高血压的慢病管理

【思政映射点】健康中国。

【案例】高血压是以体循环动脉血压增高为主要特征，可伴有心、脑、肾等器官的功能或器质性损害的疾病。高血压是最常见的慢性病，也是心脑血管病最主要的危险因素。眩晕是高血压病最常见的症状，对于早期诊断高血压有着重要的价值与意义。

1959年，在第一次全国心脑血管疾病学术报告会议上，经过多方研究讨论，最终确定了我国第一个高血压诊断和分期标准。1期：血压升高，但没有可发现的器质性心血管改变。2期：血压持续升高合并有心脑肾血管轻度器质性改变。3期：血压通常持续升高，合并有心脑肾小动脉器质性改变，并引起功能衰竭或器官损害。急进性高血压：血压持续并显著升高，合并有特异性眼底改变或急剧进展的心肾衰竭。

20世纪80年代我国建立心血管病流行病学学科。心血管病流行病学的作用是提供各类心血管病的流行状况、流行规律及决定因素的系统信息。为制定有效的心血管病预防控制政策提供了科学依据。经过几十年的研究，我国已逐步确定了符合我国国情的心血管慢性病预防政策。如推进分级诊疗的实施，将健康和慢性病防治融入各项公共政策，倡导健康生活方式，加强慢性病综合防控，推进健康中国建设；加强慢性病防治的健康促进和健康教育；借助信息化技术手段，开展健康管理工作。

【解析】提高公民健康素养，发挥中医药养生保健作用，是全面实现健康中国目标的当务之急。随着国家的发展，医疗制度更趋完备，高血压患者也逐渐可享受相关政策的健康管理，如建立慢性病卡，提高报销比例。作为当代中医人，应积极关注国家的医疗政策，深入学习专业知识，做好健康知识的科普，为健康中国战略贡献自己的力量。

知识点2：病因病机

眩晕一般与情志不遂、年老肾亏、髓海不足、瘀血内阻相关。临床上多因肝、脾、肾脏腑功能失调所致使，可根据其临床表现分为虚、实两类。眩晕与饮食等生活习惯也有较为密切的关系。

中国居民膳食指南——控油控烟控盐

【思政映射点】 三因制宜。

【案例】 生活习惯是引起慢性疾病的重要诱因，现代研究表明烟酒、盐、油脂摄入过多是引起心脑血管损伤的重要原因。在中医病因病机学中，饮食内伤是发病的重要病因。如《黄帝内经》记载"多食咸，则脉凝泣而变色"。中医学认为，心主血脉，因此"食咸过多"会导致心气损伤，导致血脉病变，即心脑血管疾病。因此，一般认为盐摄入过多是导致心脑血管疾病的重要诱因。

居民营养与慢性病状况是反映国家经济社会发展、卫生保健水平和人口健康素质的重要指标。在《中国居民营养与慢性病状况报告（2020年）》中的结果显示，居民健康意识逐步增强，部分慢性病行为危险因素流行水平呈现下降趋势。近年来，居民吸烟率、二手烟暴露率、经常饮酒率均有所下降。家庭减盐取得成效，人均每日烹调用盐9.3克，与2015年相比下降了1.2克。居民对自己健康的关注程度也在不断提高，定期测量体重、血压、血糖、血脂等健康指标的人群比例显著增加。

【解析】 随着我国经济社会发展和卫生健康服务水平的不断提高，居民人均预期寿命不断增长。值得注意的是慢性病死亡比例也会持续增加。作为医务工作者，应该加大科普宣教力度，全面普及膳食营养知识，对控烟、控油、控糖的必要性进行健康宣教，帮助居民合理改善膳食结构，为建设健康中国作出自己的贡献。

知识点3：诊断与鉴别诊断

眩晕的诊断要点为头晕目眩，视物旋转，严重者伴有头痛、项强、恶心呕吐等，一般有情志不遂或年老久病史。眩晕若失治、久治，可能会引发其他严重疾病，因此早期明确诊断十分必要。

家庭医生签约服务

【思政映射点】 全民健康；扎根基层。

【案例】 当前，我国医药卫生事业面临人口老龄化、城镇化和慢性病高发等诸多挑战，以医院和疾病为中心的医疗卫生服务模式难以满足群众对长期、连续健康照顾的需求。居民看病就医集中到大医院，也不利于改善就医环境、均衡医疗资源、合理控制医疗费用等。在这样的背景之下，我国于2016年5月启动家庭医生签约服务工作。

家庭医生签约服务是保障和维护群众健康的重要途径，是方便群众看病就医的重要举措，通过为群众提供长期签约式服务，有利于转变医疗卫生服务模式，不断提高群众的健康水平。

家庭医生签约服务优先覆盖的重点人群包括老年人、孕产妇、儿童、残疾人等需要照护的特殊人群，以及高血压、糖尿病、结核病等慢性疾病患者、严重精神障碍患者、农村贫困人口、计划生育特殊家庭等。签约医生可对社区签约居民落实基本公共卫生服务项目和其他公共卫生服务，从而加强对慢性病的预防指导，推进电子健康档案向签约居民个人开放进程。根据签约居民健康状况和服务需求，提供优质健康教育服务，优化健康管理服务。同时还可提供上门治疗、随访管理、康复、护理、安宁疗护、健康指导及家庭病床等服务，为行动不便、失能失智的老年人、残疾人等确有需求的人群提供了方便的就医渠道，确保了医疗安全。

家庭医生签约服务，在提升医疗服务能力、提高基本公共卫生和健康管理服务质量、保障合理用药、开展上门服务、优化转诊服务、加强中医药服务、形成有序就医秩序等方面有着积极的推动意义。

【解析】 家庭医生签约制度符合卫生工作由以治病为中心向以人民健康为中心的职能转变的要求。作为医务工作者，应该"以人为本"，谨记治病救人的崇高使命。当前我国基层卫生组织人才缺口较大，偏远地区的居民医疗保障还需进一步提升。医务工作者应树立服务意识，潜心提升技能、练就过硬本领，到基层去，到祖国需要的地方去建功立业。

知识点4：肝阳上亢证的辨证论治

肝阳上亢证表现为眩晕，耳鸣，头痛且涨，遇烦劳郁怒而加重，颜面潮红，急躁易怒，失眠多梦，甚则仆倒，肢麻震颤，口苦等。舌红，苔黄，脉弦数。方药：天麻钩藤饮加减。

名医胡光慈和天麻钩藤饮

【思政映射点】医者仁心；中西医结合。

【案例】天麻钩藤饮是治疗眩晕（高血压）肝阳上亢证的主方之一。其创始人是近代名医胡光慈，它于20世纪50年代成方。专门为高血压头痛而设，是近现代中西医结合的成功典范之一。

胡光慈认为在不违背中医学术辨证论治的基础上，逐步将基础医学和临床医学知识联系起来，能丰富中医学的内容，提高它的理论和技术水平，更好地发挥中医学的特点。于是他以中医理论为指导，认为高血压头痛多为肝火厥逆，上攻头脑所致。故在选药上，多将平肝息风药天麻、钩藤与清肝降火药黄芩、栀子相伍。他将方中所选的中药与现代药理作用相结合，如药理学实验表明黄芩、杜仲、益母草、桑寄生等均可发挥降压效果，与西医降低血压常用的利尿剂和扩血管药物功效类似。于是，胡光慈融合中、西医理论创制了天麻钩藤饮。

【解析】中西医并重是我国新时代卫生与健康工作方针之一，也是我国医疗卫生事业的显著特征和独特优势。《"十四五"中医药发展规划》强调坚持中西医并重，提升中西医结合能力，促进优势互补，共同维护人民健康。统筹谋划推进中医药服务、人才、传承创新、产业、文化、开放发展、深化改革等工作，形成促进中医药事业发展的合力。本案例中，胡光慈勇于突破传统，在中医辨证论治基础上提出中西医结合，取得了良好的效果。中西医结合契合医学发展的客观规律，因此胡光慈也被视为中西结合的代表医家之一。在当今的时代背景下，中医工作者在临床工作中，需要掌握中医的诊疗技能，也需要掌握西医理论知识，这样才能更好地提供临床服务。

知识点5：外治法

眩晕外治法包括针灸、刮痧、拔罐等。针灸治疗眩晕效果良好，是临床治疗眩晕的主要方式之一。

秦鸣鹤一针定眩

【思政映射点】大医精诚；非物质文化遗产。

【案例】2010年11月16日，联合国教科文组织审议并通过"中医针灸"入选人类非物质文化遗产代表作名录，中国针灸学会和中国中医科学院针灸研究所为保护单位。针灸疗法在我国有着悠久的历史，对于多种疾病的治疗都有着确切的疗效。

以针灸治疗眩晕为例，有经验的针灸师施针之后可迅速减轻患者眩晕的症状。《旧唐书》载，某日，唐高宗刚一起床便觉头晕目眩，头重不能忍受，于是连忙召太医前来诊治。太医张文仲与秦鸣鹤前去为高宗治疗。经过诊断，他们一致认为高宗患了"头风"之病。高宗不解道："我怎么会患头风？"秦鸣鹤解释说："此病是因日夜操劳，心烦意乱，内有郁火，火热之毒上炎而引起。需要用针在头顶点刺放血。"高宗嘱咐秦鸣鹤大胆施治。秦鸣鹤用微针在百会穴上点刺后，立刻有鲜血流出。放血之后，高宗当时就觉得头不眩晕了，眼睛看东西也变得更清楚了。

【解析】中医并非"慢郎中"。针灸治疗可在较短的时间内获得良效，即古人所谓"效如桴鼓""如汤泼雪"。针灸是中医的重要组成部分，当代医学生应当潜心学习中医，弘扬中华民族的国粹，感悟中医之美，继承发展中医，为人民健康作出自己的贡献。

知识点6：预防调护

预防眩晕的发生，应避免或消除各种致病因素，如饮食不当、起居失常、情志失调等。眩晕发生后应及时治疗。在治疗的过程中应饮食清淡，保持情绪稳定，作息规律。

心血管疾病年轻化形势突出

【思政映射点】高度自律；健康作息。

【案例】心源性猝死是指急性症状发作后以突发意识丧失为特征的，由心脏原因引起的死亡。近年来，心脑血管疾病发病趋于年轻化，由于过重的工作压力导致猝死的绝非个例。高血压这类的心脑血管疾病似乎是中老年人才会出现。相关研究显示，近几年来高血压的发病越来越趋向年轻化，不少年轻人在体检的时候，被检查出了血压偏高。除了高血压，高脂血症年轻化的问题也显得格外突出。有研究指出，目前我国有近三分之一的成年人血脂偏高，现有高血压患者约1.3亿。更值得注意的是，其中有近一半的人并不知晓自己患有高血压，高血压的治疗率和控制率分别为28.2%和2.9%。多种方式综合和控制以及采取健康生活方式，可降低高血压发病率，降低高血压病并发症的发病率。

【解析】良好的生活习惯可在一定程度减轻高血压或高脂血症的症状。高盐饮食会导致血压增高，因此高血压人群应减少盐的摄入。减少油脂摄入，控制体重，对于稳定血压也有着积极的意义。此外，长期保持运动习惯，会增加血管的弹性；增强有氧运动，可加速血液循环，血管收缩扩张的幅度会加大。香烟中含有尼古丁等有害物质，它们能对血管造成损伤。熬夜、紧张、暴躁等都能使体内的激素分泌增多，导致血管收缩，血压升高。所以，当代青年人应当保持规律起居、良好心态，养成良好的生活习惯，自觉抵制不良爱好，维护身心健康。

第六节　中　风

中风是以猝然昏仆，不省人事，半身不遂，口舌歪斜，语言不利为主症的疾病。中经络者可见肢体不利，口舌歪斜；中脏腑者可见意识昏迷，神识不清。

中风是什么

【思政映射点】中医学派争鸣；爱伤意识。

【案例】中风，西医称之为脑卒中。中风是中医学对急性脑血管疾病的统称。以猝然昏倒，不省人事，伴口舌歪斜、语言不利、半身不遂为主要症状的脑血液循环障碍疾病。由于中风有着发病率高、死亡率高、致残率高、复发率高以及并发症多等特点，所以医学界把它同冠心病、癌症并列为威胁人类健康的三大疾病之一。

中医对于中风的记载最早见于《灵枢》。中医学对于中风症状的认识与西医相比并无差异。但对于发病原因而言，中西医认识则不同。西医认为中风的原因是脑血液循环障碍，需要改善微循环，轻者药物治疗，重者需手术治疗。中医在不同阶段对于中风的认识不同，以宋代为界限，宋以前大多宗《灵枢》《素问》之论作外风治疗。而金元时期多以内风论治，如刘河间认为中风乃因将息失宜，心火暴甚，肾水虚衰，不能制之；朱丹溪谓中风大多主血虚有痰。中医根据中风的症状不同，将其分为中经络或中脏腑。中风会对人体健康造成极大威胁，其后遗症会极大影响患者的生活质量。因此，对中风的治疗越早越好，早期干预可有效缩短中风后遗症的病程。中风后遗症的治疗，多以针灸、中药为主。

【解析】2004年6月24日，在加拿大温哥华召开的第5届世界卒中大会上，来自世界各地的神经病学专家代表发表一份宣言，呼吁设立"世界卒中日"。宣言指出，卒中已成为世界人口的第二大死因，仅次于缺血性心脏病。中风是极度危险的疾病，患者在治疗上往往需花费大量的人力、物力、财力，且效果仍难以令人满意，给个人、家庭、社会带来沉重的负担。及早发现、及早治疗能在一定程度上为患者减少痛苦和伤害。患者长期不健康的生活习惯会导致中风。中医认为"正气存内，邪不可干"，因此，在生活中应该保护"正气"，远离不良生活习惯，按时体检，对自己负责，对家人负责。

知识点2：诊断与鉴别诊断

中风发病之前多有头晕、头痛、肢体一侧麻木等表现，发病者多为40岁以上人群。若有以上不适，宜尽早前往医院进行诊疗。在临证治疗时，中风需与口僻（面瘫）进行鉴别。

面瘫（面神经麻痹）的验方治疗——鳝血外敷

【思政映射点】重视验方；去芜存菁。

【案例】中医治疗疾病有许多验方，如鳝血治疗面瘫。

面神经麻痹主要症状是嘴歪面斜，患者面部往往连最基本的抬眉、闭眼、鼓嘴等动作都无法完成。中医认为面瘫是因为络虚而又受到风邪侵袭，发而为病，多采用通经活络的方法治疗。鳝血具有祛风通络、活血、壮阳、解毒等功效，主治口眼㖞斜、跌打损伤等。如危亦林所著《世医得效方》载"治口眼㖞斜，大鳝鱼一条，以针刺头上血，左斜涂右，右斜涂左，以平正即洗去"。中华本草巨著《本草纲目》载"鳝血疗口眼㖞斜，治耳痛，鼻衄"。

临床文献报道鳝血外敷可有效治疗面瘫的主要临床症状，即口眼歪斜。使用方法：使用针刺鳝鱼尾，挤出新鲜血液涂敷于面瘫一侧的面部，以地仓、颊车穴位为主，一次敷用时间是20~30分钟。如果有过敏或其他不适应当及时清洗干净。

【解析】中医史上验方众多，如宋朝科学家沈括及文学家苏轼都曾记载下大量验方，被后人合订为《苏沈良方》。清朝时期，赵学敏收集游医治疗内外科疾病的用药及外治法，编著成《串雅内篇》及《串雅外篇》，书中的方法大多有验于临床。由于验方简、效、便、廉，受到广大人民群众的欢迎。当代中医人在诊疗过程中，应留意收集各家验方，研究验方功效与机制。临床应用中应当始终将患者安全放在第一位，在保证患者安全的情况下使用。在收集、学习中应当取其精华、去其糟粕。

知识点3：脱证的辨证论治

脱证表现为突然昏仆，不省人事，目合口张，鼻鼾息微，手撒肢冷；汗多，大小便自遗，肢体软瘫等；舌痿，脉细弱或微细欲绝。治法：回阳救阴，益气固脱。方药：参附汤合生脉散加减。

王孟英以干姜巧治脱证

【思政映射点】医者仁心；勤求不倦。

【案例】王孟英，清代著名医家。他秉承家学，钻研医术，"披览医书，焚膏继晷，乐此不疲"学有所成。某日，有一位腹泻患者，病情发展极为迅速，已无法言语。医生断定患者所患病乃痧症，需要开窍治疗。正拟处方时，被王孟英制止了，王孟英认为不能用芳香开窍之法，此刻患者脉微欲绝，应该温补阳气，一刻不能缓。王孟英通过望诊已经对患者的病情了然于胸，又在众人慌乱之时认真切了患者的脉象，断定患者属阳气欲脱，应用温里药回阳救逆。王孟英从脖子上取下一块干姜（古人有佩戴干姜辟邪的习惯），将干姜捣碎和温水喂他，片刻后，患者症状缓解。

【解析】王孟英以随身佩戴的姜治愈了患者的脱证，变通得当，救人于危难之中。辨证论治是中医学的基本特点，只要辨证准确，即使寻常之物，也能发挥巨大的作用。在临床工作中，医者应该灵活地选取适当的方法为患者治疗。王孟英治病救人的本领并非一蹴而就。要想学好中医，我们应向他学习，孜孜不倦，使中医文化发扬光大。

知识点4：气虚血瘀证的辨证论治

气虚血瘀证表现为肢体偏枯不用，痿软无力；面色萎黄，气短乏力，口角流涎，自汗出；舌质淡紫或有瘀斑等，苔薄白，脉细涩或细弱。方药：补阳还五汤（《医林改错》）加减。

王清任与补阳还五汤

【思政映射点】中医传承与创新。

【案例】清代医家王清任的《医林改错》中载录了治疗中风恢复期的名方——补阳还五汤。王清任认为，人体阳气有十成，左右各五成。凡一侧偏废，则已丧失五成之阳。本方意在补还五成之阳，故取名补阳还五汤。补阳还五汤由黄芪、当归尾、赤芍、地龙、川芎、桃仁、红花组成，具有补气、活血、通络等作用，是王清任治疗中风后半身不遂的著名方剂。补阳还五汤中黄芪重用。黄芪用量数倍于其他诸药，而赤芍、川芎、当归尾、地龙、桃仁、红花为活血化瘀通络药，与黄芪相辅相成，共显补气、活血、通络之功。补阳还五汤多为后世医家所沿用，成为治疗中风后遗症之经典名方，至今仍是治疗中风恢复期的代表方剂。

在清代王清任之前，古人对中风半身不遂多以风、火、痰、湿论之，而王清任认为亏损元气是半身不遂的本源，要治半身不遂必须补气活血通络。他丰富了中医对中风理论的认识，确定了中风治疗的思路和方剂。

【解析】王清任师古不泥，创制了通窍活血汤、血府逐瘀汤、膈下逐瘀汤、补阳还五汤等名方。中医一直在传承与创新中发展，金元时期的百家争鸣，明清之后的中西医结合，无不彰显着中医强大的生命力。作为医学生，在学习中医的过程中，应勤于思考、敢于创新，以发扬中医为己任，认真学习专业课程，潜心研读中医经典，广泛阅读各家学说，敢于提出合理的质疑。

知识点5：中风后遗症的治疗

中医治疗中风方法众多，包括内治法或外治法。内治法为中药内服，外治法有针灸或熏洗、推拿等。其中针灸治疗中风后遗症效果良好，是目前临床治疗中风的常用方法之一。

小小银针显神威

【思政映射点】敢于创新；文化自信。

【案例】针灸疗法在我国已有数千年历史，是代表华夏文明的"活化石"之一。古人形容针灸"易学而难精"。随着近现代对于针灸的研究不断深入，逐渐揭开了神秘的面纱。国医大师石学敏致力于针灸的现代化研究。

20世纪80年代，石学敏有感于针灸手法无规范，补泻操作不易于推广，率先提出了"针刺手法量学"的学术概念，并开展相关研究，对捻转补泻手法确定了新定义，量化了操作标准，使传统针刺手法向规范化、量化发展，极大地推动了针灸现代化进程。在中风治疗方面，他先后研制了"脑血栓片""丹芪偏瘫胶囊"等药品，结合"醒脑开窍"针刺法，针药并用，创立"中风单元"疗法，为治疗脑血管病开创了新的思路。同时，他提出的针灸配合康复训练、饮食、心理、健康教育等疗法形成了一整套完整的、独特的、规范的中医治疗中风病综合治疗方案——石氏中风单元疗法。这一治疗方案被国家中医药管理局列为十大重点推广项目之一。石氏中风单元疗法是对国际"卒中单元"概念的完善。

【解析】石学敏院士的"针灸量化"研究，丰富了针灸学的内容，推动了针灸学科的发展，为针灸学的推广作出了巨大贡献。他始终如一地坚持继承发展和弘扬中国传统医学，坚持"中西结合、融西贯中"，在世界范围内推广针灸。当代中医人应该认真学习现代科学技术和实验方法，为中医药的现代化研究添光增彩。同时应树立文化自信，充分将个人的发展与祖国医学的发展融合在一起，做"中医药"的代言人，让"中医药"在世界医林中盛放。

知识点6：预防调护

中风首重预防，防重于治。既病之后，宜早期干预，给予适当治疗，后遗症期应调摄精神、合理饮食，并配合熏洗、推拿按摩、功能锻炼等，促进患者功能恢复。

许胤宗熏蒸疗法治中风

【思政映射点】中医智慧。

【案例】许胤宗是隋唐时期的名医，他治疗疾病不拘一格，用药方法颇有创新。据《旧唐书》记载，许氏早年在南朝陈国为官。陈国柳太后不幸患了中风之病，口不能言，无法进食。听闻许胤宗医术高超，便请他来诊治。

许胤宗到了宫中之后，详细地为柳太后诊察了脉象，诊断完毕后，开具了一个处方——黄芪防风汤。此方一出就引起了质疑："太后如今并不能服药，药方即使再对症，如何能起到作用呢？"许胤宗并未理会疑问，命人取药，并嘱咐一定要以十剂为数。很快，汤药就被取了回来。许胤宗命人找来大锅，将药物悉数倒入锅中后加水煮沸，煮沸之后将药汤放于柳太后就寝的床铺下边。随后将门窗紧闭，防止邪风侵袭，并嘱咐及时更换冷汤。就这样，柳太后躺于床上，床下滚烫的药雾之气翻涌。神奇的事情出现了，当天晚上，太后竟然可以开口说话了。许胤宗亦知患者口不能入药，因此用熏蒸之法，将药气通过肌肤腠理送入人体，从而发挥调和人体气血的效果。

【解析】熏蒸疗法至今依然被广泛应用于临床，对风湿类疾病、颈肩腰腿痛等慢性病效果尤为显著。许胤宗别出心裁的用药方法说明了不同用药方法都有其相应意义。中医史上不乏创新者，他们用自己的巧思，书写了一段又一段传奇。我们应当充分了解中医药文化，体悟中医智慧，善于思考，从传统文化中汲取营养。

第七节　痫　病

知识点1：概述

痫病是一种发作性神志异常的病证，临床以突然意识丧失，甚则仆倒，不省人事，强直抽搐，口吐涎沫，两目上视为主要特征，苏醒后一如常人。由于患者发病时喉中有声响，故民间又称痫病为"羊羔风"。

吐法巧治痫

【思政映射点】创新思维，标本兼治，文化自信。

【案例】张从正提倡痫病以痰立论，以吐立法。张从正云："夫小儿三五岁时，或七八岁至十余岁，发惊潮搐，涎如拽锯，不省人事，目瞪喘急，将欲死者，《内经》曰'此皆得于母胎中所授'悸惕怕怖，惊骇恐惧之气，故令小儿轻者为惊吊，重者为痫病风搐……以上证候，可用吐涎及吐之药，如吐讫，宜用朱、犀、脑、麝清凉坠涎之药。"

张从正记载：有一风痫病患者，最开始每年发一次病，逐渐两年发一次病，后来发展为每日一发，最后竟然一天发作数次，患者极其痛苦。当时正值饥荒，百姓无以果腹，于是便依靠野菜充饥。有一日患者在外采野菜时，发现有一种野草与葱形态相似，于是便采摘回家蒸熟后吃。刚吃完便觉身体不适，之后口中吐出大量似胶液一般的痰涎，几天过去，竟吐数斗之多。吐后，患者汗出如洗，觉得身体困乏异常，于是便睡觉以解乏，睡醒后通体安泰，几十年的痫病霍然而愈。后来得知原来其所食之物竟然是一味名为藜芦的中药。

【解析】藜芦有祛痰催吐之功，患者误食此药而致顽痰病根由吐而解，沉疴立愈。此病案说明只要治法得当，再复杂的疾病也有治愈的可能。张从正记载用吐法治疗痫病，为中医治疗痫病提供了珍贵的实证。几千年来正是有无数像张从正一样的医家不因循守旧，敢于创新，勤于思考，中医的理论才得以不断丰富。当代中医人，应当在生活、学习、工作中勤思、明辨、笃行，不断地在发现问题、解决问题的过程中提升自身硬实力，才能使岐黄之术薪火相传。

知识点2：历史沿革

《素问》曰："人生而有病癫疾者……病名为胎病，此得之在母腹中时，其母有所大惊，气上而不下，精气并居，故令子发为癫疾也。"指出本病属"胎病"，认为本病的发生与先天禀赋相关。

先天因素对于痫病的影响

【思政映射点】文化自信；重视孕妇的体检筛查。

【案例】中医将先天的癫痫病称之为"胎痫"。早在《黄帝内经》时期，古人已经认识到孕妇因起居不当或七情失常会导致新生儿出现癫痫。巢元方在《诸病源候论》中指出："其母怀娠，时时劳役，运动骨血则气强，胎养盛故也，若待御多，血气微，胎养弱，则儿软脆易伤，故多痫病。"他认为过度劳作会导致孕妇之血不养胎，最终导致胎儿产下后易患痫病。

元代名医曾世荣认为癫痫发病与先天因素有关。母亲在怀孕期间，受惊或调护失宜，会导致小儿先天亏损、元气不足、脏腑气血不和，故出生后患癫痫。孕妇肾虚也会致小儿秉赋不足，出生后易患癫痫；或过分劳累体虚导致小儿秉赋不足。《活幼心书》记载"胎痫者，因未产前，腹中被惊……致伤胎气""胎痫者，或母食酸咸过多，或为七情所泊，致伤胎气。"提示痫证还与孕妇饮食失常有关。可见，古代中医已认识到癫痫与遗传之间的关系。

【解析】中医五行学说中即有脏腑疾病传变的说法，在几千年前，人们就认识到某一脏腑的疾病，会转归为其他脏腑的疾病，如肝病日久，会引发心脏之病，先贤将这种疾病间的传变称为"母病及子"，这种理论是具有科学依据的。孕妇的生活习惯与胎儿的身体健康关系密切，现在医学认为遗传是疾病发作的重要原因，如高血压、高血糖、心脑血管疾病等都可能受遗传影响。中医在孕期保健及婴幼儿照护中应发挥其重要作用。除此之外，在生活中，我们应当领悟中医智慧，做到生活起居有常，不妄劳作，以保持健康。

知识点3：病因病机

痫病之病机不外脏腑失调、阴阳失衡、实邪阻滞，多与心、脑、肾、肝相关。其病理性质为本虚标实，本虚为脏腑受损，标实为风、火、痰、瘀。

是馈赠还是约束——困境里的天才

【思政映射点】 正确认识疾病；天生我材必有用。

【案例】 痫病是大脑神经元突发性异常放电，导致短暂的大脑功能障碍的一种慢性疾病。痫病的发病机制至今仍未明确，其症状表现各不相同。痫病患者经过正规的抗癫痫药物治疗，大部分预后良好，可以控制疾病发作。部分患者可以痊愈，甚则同正常人一样地工作和生活，但也有患者智力可能会受到部分程度的改变。

有研究指出，部分痫病患者可展现出某一方面的天分，在个别领域有着突出的才华。据报道，英国作家Daniel Tammet在4岁时患上了癫痫，经治疗后症状有所缓解，但一直不知道发病原因。但患病后，他展现了惊人的记忆力和联想天赋，并因拥有超常智力，有"脑人"（brain man）之称。他对数字异常敏感，可心算超过100位数的运算。他还从事数字方面的艺术创作，将脑海中的数字画成色彩鲜艳的作品。

【解析】 在生活中应该学会用辩证法思维看待问题，不应过分关注别人的短处和缺陷，应当多发现他人身上的闪光点，虚心向比自己优秀的人学习；若暂时身处困境，也不可妄自菲薄，更不能被一时的苦难所打败，正如泰戈尔曾说"生命以痛吻我，我却报之以歌"。要始终保持积极向上的心态，积极地度过每一天，活出自己的价值。

知识点4：诊断与鉴别诊断

脑电图在痫病发作期可有棘慢波的阳性表现，因此脑电图常作为诊断痫病的检查方法。

脑电图的发现与发展

【思政映射点】中西医结合；与时俱进。

【案例】初期痫病的诊断具有一定的滞后性，只有在患者出现症状时才能确诊为癫痫。随着科学技术的不断发展，使人体的脑电波通过图片的方式导出来成为现实。

脑电图是通过精密的电子仪器，从头皮上将脑部的自发性生物电位加以放大记录而获得的图形，是通过电极记录下来的脑细胞群的自发性、节律性电活动。1924年精神病学家Hans Berger首次对人的脑电图进行了测量和描述。他把2根白金针状电极从头外伤患者的颅骨缺损处插入大脑皮层，成功地记录出有规则的电活动。随后还确认了即使不把电极插入脑内，在头皮上放置电极也同样可以记录到这种电活动。把正常人在安静闭目时主要出现于枕、顶部的有特定频率与振幅的规整波命名为α波。若被试者睁眼注视物体时，则α波消失，取而代之的是β波。自此，这样的脑电活动被统称为脑电图。

随着神经医学及电生理学的不断发展，科学家发现脑电图可用于诊断脑部疾病，对于癫痫的诊断意义重大。癫痫在发作时，脑电图可以准确地记录出散在的慢波、棘波或不规则棘波。因此，脑电图的检查成为诊断癫痫的金标准，且脑电图对抗癫痫药的停药具有指导作用。

【解析】现代实验室检查被广泛应用于临床诊疗活动中，是诊断疾病的重要方法之一。在科技发展日新月异的今天，中医也应该与科技紧密结合，绽放更夺目的光彩。作为中医医生，除了深入学习传统的"望闻问切"诊法之外，也要学习先进的现代诊疗技术，取长补短，以便更好地服务患者。除此之外，还应当阅读最新文献、不断学习，关注学科动态，拓展知识面，努力提升学术水平及临床水平。

知识点5：预防调护

有痫病家族史的人群痫病的发病率明显高于其他人群。因此高危人群宜顾护身体之正气，固本培元，充分发扬中医治未病思想。

扁鹊三兄弟的故事

【思政映射点】大医精诚；治未病。

【案例】扁鹊家中三兄弟都精于医术。魏文王问扁鹊说："你们家兄弟三人，都精于医术，到底哪一位最好呢？"扁鹊答："长兄最好，中兄次之，我最差。"文王又问："那么为什么你最出名呢？"扁鹊答："长兄治病，是治病于病情发作之前，由于一般人不知道他的医术之超然，所以他的名声无法传出去，只有我的家人才知道他的医术高明；中兄治病，是治病于病情初起时，一般人以为他只能治轻微的小病，所以他的名声只在乡邻之间传播；而我是治病于病情严重之时，一般人只看我用各种方法治疗疾病，就以为我的医术高明，名声因此广为传播。"

风起于青萍之末，任何疾病的发展都是有一定的过程。如痫病的早期阶段不过是一些简单的症状，如果在初期及时给予干预治疗，那么就能在一定程度上会延缓疾病的发生。

【解析】上工不治已病治未病。中医的"治未病"思想在当今时代有着积极的社会意义，随着人们认识的不断深入，在疾病发生之前或者早期阶段进行干预治疗已经成为共识。例如痫病早发现，及时采取合理的方法治疗，可以取得良好的预后。痫病患者的预后防护非常关键，随着医学技术的不断发展，痫病的发病可被有效控制。在痫病休止期，应当注意患者的情志调护，提高患者的抗病能力，增加营养以提高免疫力，从而更大程度避免痫病的发作。

中医学生在校期间应当认真学习，广泛学习医学知识，为应对以后在临床中可能会遇到的问题打下坚实基础。同时，扁鹊三兄弟的例子也提示我们在处理矛盾的时候，应该在矛盾出现的早期阶段及时处理，以中医的哲学思想指导学习和工作。

第八节　痴　呆

知识点 1：概述

痴呆是以呆傻愚笨、智力低下、判断力和定向能力失调为临床表现的一种神经退行性病变。轻者可见神情淡漠，寡言少语，善忘。重者可表现为语言颠倒，神识不清，给患者家庭带来了较重的负担。

人脑的橡皮擦——阿尔茨海默病

【思政映射点】敬老爱老。

【案例】阿尔茨海默病是一种常见于老年人的中枢神经系统退行性病变，该病的主要表现是患者出现记忆障碍和行为改变等，极大影响了患者的生活质量。该病的主要表现是健忘、记忆缺失，因此有学者将阿尔茨海默病称为人脑的橡皮擦。

值得注意的是，阿尔茨海默病是老年期最常见的慢性疾病之一，其患病率与年龄有密切关系。有研究指出，年龄每增加6.1岁，患病率则升高1倍。据世界卫生组织统计，全球65岁以上老年人群中阿尔茨海默病的患病率为4%~7%；在85岁以上的老年人群中，该数值可高达20%~30%。

阿尔茨海默病在中医中可被归为"痴呆"范畴，其机制为年老肾精不足，髓减脑消，脑主神明的生理功能发生障碍。《景岳全书》云："痴呆证，凡平素无痰，而或以郁结，或以不遂，或以思虑，或以疑惑，或以惊恐，而渐至痴呆。言辞颠倒，举动不经，或多汗，或多愁，其证则千奇万怪，无所不至。"指出了痴呆一病，可能会出现半身不遂、情志郁结、言辞颠倒、行为失常等表现。

【解析】"孝文化"是中华民族的传统美德之一。随着社会的发展，我国正面临着人口老龄化压力，应大力弘扬传统孝文化，重新审视其现代价值，深入挖掘其伦理意蕴，使之成为人们的一种精神力量和道德准则。为解决现实的社会问题贡献力量，同时在实现文化自信和中华民族伟大复兴中发挥其重要作用。中华民族自古有尊老爱幼的传统。"老吾老及人之老"，作为当代中医人，我们应该时刻保持一颗仁爱之心，在生活中遇到失能老人或者需要帮助的老人时要及时伸以援手。同时，应该积极参与社会服务，深入社区或村镇等，对防治疾病的相关知识进行科普，尽自己所长帮助他人。

知识点2：病因病机

痴呆多因七情内伤、年老体虚、久病耗损所致。其发病的基本病机为髓海不足，神机失用。

中医的"形与神俱"养生思想

【思政映射点】文化自信。

【案例】"形神合一"是生命形成的基本。形指的是人体的脏腑、筋肉、骨骼、经络等，神指的是人的思维意识活动。《黄帝内经》曰："上古之人，其知道者，法于阴阳，和于术数，食饮有节，起居有常，不妄作劳，故能形与神俱，而尽终其天年，度百岁乃去。今时之人不然也，以酒为浆，以妄为常，醉以入房，以欲竭其精，以耗散其真，不知持满，不时御神，务快其心，逆于生乐，起居无节，故半百而衰也。"指出了"形与神俱"是长寿的先决条件，若形神分离，则百病由生。

《类经》中有言"人禀天地阴阳之气以生，借血肉以成其形，一气周流于其中以成其神，形神俱备，乃为全体"。人体的生理功能正常，依赖于形与神的统一。否则，可能会"五脏皆虚，神气皆去，形骸独居而终矣"。形体可通过导引、吐纳等养护，而"神"应该如何调养呢？老子在《道德经》中给出了答案"致虚极，守静笃，万物并作以观其复，夫物芸芸，各归其根，归其根曰静，静曰复命"。现代生活节奏快，人们压力普遍较大，多伴有焦虑、急躁、抑郁等不良情绪，这些都是与养"神"相悖而行的。

【解析】中医的养生思想非常丰富，外调形体，内调情志，这样才能达到阴平阳秘、形与神俱的状态。当下中医药事业发展面临历史性机遇，《国务院关于扶持和促进中医药事业发展的若干意见》的发布，是我国中医药事业发展的一个里程碑，是推进我国中医药事业发展的纲领性文件，是深化医药卫生体制改革的战略性决策。《意见》中提出要积极发展中医预防保健服务，充分发挥中医预防保健特色优势，将中医药服务纳入公共卫生服务项目，在疾病预防与控制中积极运用中医药方法和技术，推动中医医院和基层医疗卫生机构开展中医预防保健服务。作为医学生应当跟紧这一潮流，努力学习专业知识，学习中医"治未病"及养生保健的相关手段方法，尽力满足群众的多元化的健康需求。

知识点3：论治要点

> 治疗痴呆应首先辨别先天或后天，再辨脏腑之虚实，虚者多从肝肾治之，治宜补益肝肾、益精填髓。实者多从痰瘀论治，治宜醒脑开窍。

核桃可以补脑吗

【思政映射点】象思维；药食同源。

【案例】生活中有一些食物，在中医理论的指导下可以变为治病的药物。对于痴呆或其他用脑过度的问题，人们通常会选用补脑或补肾的食物，如核桃。核桃与人脑形态一致，人脑可分为左脑右脑，而核桃也有左右半区，因此认为核桃有补脑的作用。科学研究表明，核桃中的褪黑素可以通过直接清除活性氧及减少活性氧的产生，降低自由基对蛋白质和细胞膜的损害，对大脑中产生的氧化应激具有一定的保护作用，在饲料中添加核桃可以抑制小鼠大脑氧化损伤，增强胆碱能功能，预防小鼠记忆障碍，提高小鼠的学习记忆能力。这从现代科学方面证实了核桃确实具有补脑的作用。

《韩非子·解老》"人希见生象也，而得死象之骨，案其图以想其生也。故诸人之所以意想者，皆谓之象也。今道虽不可得闻见，圣人执其见功以处见其形，故曰：'无状之状，无物之象。'"象，通像，形象也，也有相似、如同义，引申指仿效，又指事物的外表形态。象思维是中医文化的重要思维。中医常采用援物比类的方法认识人体的生理和病理情况。

【解析】中医通过"近取诸身，远取诸物"，对人体进行有意识地取"象"达意。象思维是一种人类认知性的思维方式，有着"符号学"意蕴。在人类早期社会的认知活动中，象思维帮助古人更好地认识世界。在《黄帝内经》理论体系中，象思维占据了重要地位，"以形补形"便是象思维的具体表现形式。

《淮南子·修务训》"尝百草之滋味，水泉之甘苦，令民知所辟就"。食物与药物之间并无明确的分界，许多食物在中医理论下，可成为治疗疾病的药物，如山楂、大枣等。基于食品科学的研究，核桃的确具有一定的神经保护作用。交叉学科的研究已成为科学研究的趋势，我们应该多关注科研方面的最新动态，尽可能多扩展自己的知识面，在科学研究中，充分发挥主观能动性，推动中医学的发展和中医药的现代化研究。

知识点4：脾肾两虚证的辨证论治

脾肾两虚表现为表情呆滞，沉默寡言，记忆减退，失认失算，口齿含糊，词不达意，伴气短懒言，食少纳呆，口涎外溢，肌肉萎缩，腰膝酸软；或四肢不温，腹痛喜按，五更泄；舌质淡白，舌体胖大，苔白，或舌红，苔少或无苔，脉沉细弱。方药：还少丹（《杨氏家藏方》）加减。

还少丹的故事

【思政映射点】 中医传承；文化基因。

【案例】 相传在很久以前，在山明水秀的地方，有一个美丽的镇子。镇上的人们大多长寿，有一天一位年轻女子，手持一根木棍，在大街上追打着一位须发皆白的老人。过路的人见了，觉得女子欺负老人，于是纷纷谴责女子不懂孝道，追打年已花甲的老人。

女子一席话让众人面面相觑。原来，被追的老人是女子的儿子。眼前的女子看上去不过二十余岁，而老人须发皆白，看上去少说也有六十岁，如何是女子的儿子呢？原来，女子已年逾百岁，她只因长年服用家中秘传丹——还少丹，所以容颜不老。而被她追打的老人真是她的儿子，他只因屡屡不听劝告，不肯坚持服用还少丹，于是七十多岁就便变得须发皆白，老态龙钟。为此，他母亲十分气愤，想让他坚持服药，以延缓衰老。《杨氏家藏方》中记载了这个方子，命名为仙人还少丹。方中有熟地黄、山萸肉、巴戟天、牛膝、五味子等药。

【解析】 我国先人有着极为浪漫的情怀，从盘古开天地到女娲补天都彰显着古人天马行空的意象思维，这类具有神话色彩的故事，滋养了我们的精神世界。还少丹的故事充满了神话色彩，是后人杜撰的。但是《杨氏家藏方》中记载的"还少丹"确实具有"延缓衰老之功"。此方有补益肝肾、补阳气的药物，因此可以保全阳气、固护脏腑之经气。通过神话故事能让此方广为流传。

知识点5：预防调护

痴呆患者的照护尤为重要，由于患者多有认知功能障碍，因此可能面临饮食不洁或走失等诸多风险。家属需用心照护，在饮食和日常起居方面给予充分的照料。

从《养老奉亲书》看中华孝行

【思政映射点】尊老思想；传统美德。

【案例】百善孝为先，尊老是中华民族的传统美德。在宋朝时，有一名叫陈直的官员，著有《养老奉亲书》一卷，其内容源于《黄帝内经》《食疗本草》《太平圣惠方》等书。陈直对于老年人的照护奉养颇有体会。书中对于老年人摄生保健和食疗药治诸方面多有阐发。主要内容有老年病防治理论和方法、四时摄生及对老年疾病之食物疗法。

食疗方面，陈直认为老年人多脏腑精气虚衰，因此以食疗方调养，不容易对老年患者的机体造成损伤。与药疗相比，食疗优点在于"贵不伤其脏腑也"。子女在侍奉老人时，应当"频频与食，使脾胃易化，谷气长存"，还要懂得老年人的生理病理特点、养护的注意事项。

在情志方面，陈直认为做子女的要了解老人的性格嗜好，尽量满足老人的喜好。让老人可以心生喜悦。如果老人守家孤坐，容易形成滞闷之气，影响健康。在起居方面，陈直更是详细记载了侍奉老人的具体方法，如床榻不要过高，最好三面设屏，以防风邪；枕头要低长，以菊花充实；衣服不须宽长，以防绊倒与感受风寒。

【解析】"孝"是中国古代重要的伦理思想之一，元代郭居敬辑录古代孝子的故事，编成《二十四孝》，序而诗之，用训童蒙，成为宣传孝道的通俗读物，数百年间广为流传。陈直在《养老奉亲书》中记载了老年人的生理病理特点，四时养生的方法和照护老人的注意事项，可被视为养老指南。当代医学生应当发扬中华民族弘扬孝行的传统美德，将养生保健的方法进行推广，使子女可以更好地照护老人。对于痴呆患者的照护，更应该用中医药的方法进行干预照护，关注患者的心理动态、生理情况，为患者创设一个良好的康养环境。

（吴　巧　涂世伟）

第三章 脾胃系病证

第一节 胃 痛

知识点1：概述

胃痛又称胃脘痛，是以上腹胃脘部近心窝处疼痛为主症的病证。急慢性胃炎、消化性溃疡、胃痉挛及功能性消化不良等消化系统疾病，以上腹部疼痛为主要表现时，均可参考本节辨证论治。

胃溃疡不再是重症、难症

【思政映射点】科技力量；中医现代化。

【案例】胃溃疡是以胃痛为主要症状的常见消化性疾病，其疼痛的特点为上腹部的疼痛且多在餐后出现。严重者可出现胃出血、胃穿孔。该病在我国古代是高发疾病，预后不良。以明太医孙文垣医案为例，共记载389个病例，其中症状符合现代消化性溃疡的案例占总数的4.12%。若胃溃疡伴出血一般提示预后不良，《金匮要略》云："夫吐血咳逆上气，其脉数而有热，不得卧者，死。"《血证论》云："血尽而气亦尽，危脱之证也。"相传诸葛亮由于忧劳过度患上严重胃痛，继而因思虑过度、饮食不调导致，频频吐血，最终吐血而亡。

现代人因饮食不规律，导致胃溃疡发病率居高不下。胃溃疡成为我国的常见病与高发病。目前治疗多采用抗幽门螺杆菌、抑酸、手术治疗等。胃溃疡治愈率有极大提升。严重的胃溃疡导致胃穿孔后，大部分患者被直接送入医院进行手术治疗。通过在消化内镜下行胃大部切除术、穿孔修补术，能及时挽救患者的生命，让胃溃疡不再是重症、难症。

【解析】从案例中我们可以发现科技创新对疑难杂症诊疗的魅力。现代中医类医院，在传统辨病辨证的基础上，结合现代技术开展诊疗。对于脾胃病的诊疗需运用消化内镜、消化道钡餐等专科检查措施，先明确病因，再采用中西医结合的治疗手段。如危急重症先行手术治疗，术后以中药敷贴、封包等中医外治法善后。作为现代中医人，我们应强化中医药科技创新发展，促进中药新药研发和产业发展，在以科技为引领的创新发展道路上行稳致远。

金元时期"补土派"代表医家李东垣在《兰室秘藏》中首立"胃脘痛"一门，将胃痛作为独立的病证，体现出他重视"中土脾胃"的学术思想。

医者仁心：李东垣脾胃学说的传承

【思政映射点】孝文化；生命至上；学术传承。

【案例】李东垣，是我国医学史上著名的"金元四大家"之一。李东垣拜易水学派的创始人张元素为师，其后又经过数年的刻苦学习，李东垣"尽得其学，益加阐发"，名声超出老师，成为一方名医。

金元时期，李东垣的家乡流行瘟疫，因其发病后头面红肿，故时人称其为"大头瘟"。李东垣废寝忘食地研究本病，认为"夫身半以上，天之气也，身半以下，地之气也，此邪热客于心肺之间，上攻头而为肿盛"，从病因到用药反复研究，终于研制出"普济消毒饮"，并将其用于患者，屡验屡效。为救治更多患者，李东垣让人把药方刻于木板立在人多醒目的地方。凡照此方治疗的患者无不获效，当时百姓以为此方为仙人所传，把它刻于石碑之上，该方救人甚众。

李东垣暮年，收了一位叫罗天益的学生。罗天益家中拮据，李东垣不但不收学费，还资助他读书。有一次李东垣听闻罗天益家中变故，于是便取来金银赠予罗天益，罗天益敬辞不受。李东垣笑道："比黄金贵重的医术，我尚能传授于你，区区钱财又算得了什么呢？"罗天益大为感动，他潜心学习东垣之术，尽得其传。在李东垣去世之前，将医学资料遗赠给罗天益，并殷切嘱咐："这些东西我现在交给你，你要把它传下去，这些东西不是为了我李东垣，也不是为了你罗天益，是为了天下后世的人，你一定要把它们给整理好，让这些学问能传给天下后世人，让他们受益。"李东垣辞世后，罗天益将李东垣的书籍全部整理出版，流传后世。

【解析】宋金元时期是中医理论发展的一个重要时期，后称"新学肇兴"，是中医学百家争鸣时期。李东垣将"土者生万物"派系理论发扬光大，开创"补土派"。经过罗天益、王好古等人的传承，让重视脾胃的思想流传后世，使中医理论发生了"质"的改变。明代以后的名医如薛立斋、张景岳、李中梓、叶天士等人均受到了"补土思想"的影响。他的学术思想潜移默化地影响了中医学术格局。

知识点3：诊断

胃痛可以通过上消化道钡餐造影、电子胃镜检查、病理组织活检、胃液分析、幽门螺杆菌（HP）检查进一步明确诊断，以推敲病因。

幽门螺杆菌的发现

【思政映射点】 科研精神；敢为人先。

【案例】 幽门螺杆菌是一种螺旋状的杆菌，是导致胃炎、胃溃疡、胃癌发病的重要原因。研究表明，多数人胃内可检测出幽门螺杆菌，但是大约85%的人一生都不会出现任何症状。感染幽门螺杆菌的人，有10%~20%的机会发展成消化性溃疡，1%~2%的机会发展成胃癌。

认识幽门螺杆菌的历史曲折而漫长。早期，人们一直认为胃液为强酸环境，不可能有细菌生存。1875年，一位德国解剖学家发现胃黏膜有螺旋样细菌存在。在这之后的100年中，多位医生或学者先后发现并报道胃黏膜表面这种螺旋状细菌，但由于各种原因都与幽门螺杆菌的发现擦肩而过。直到1982年，罗宾·沃伦和医生巴里·马歇尔合作，屡败屡试，终于在实验室中成功分离、培养出了这种螺杆状细菌。但是两人的研究结果受到了质疑。投递的学术论文也被拒绝了。为了亲自证实幽门螺杆菌可存活于胃，马歇尔喝下了一杯含大量幽门螺杆菌的培养液。5天后，他开始出现胃痛的症状，10天后胃镜证实了胃炎和大量幽门螺杆菌的存在。这一发现有力证实了胃液强酸环境下，菌类仍可能存活。1985年，马歇尔将这一实验过程发表在医学杂志上。但仍然没有得到应得的重视。随着越来越多大规模临床试验结果的证实，马歇尔的研究逐渐受到关注。1989年，这种细菌被正式命名为幽门螺杆菌。1994年，幽门螺杆菌被承认是导致消化性溃疡的主要原因，并建议使用抗生素治疗。2005年，马歇尔和沃伦因为这一发现获得诺贝尔生理学或医学奖。

【解析】 失败是成功之母，任何科学研究都不是一帆风顺的，都需要经过成千上万次的失败，保持屡败屡战的良好心态才可能获得成功。与此同时，科学研究不仅需要专业知识、耐心、细心、坚持、严谨等优良品质，还需要拥有敢为人先的气魄。马歇尔的故事值得我们学习。他正是以高度的奉献精神和忘我的科研态度，才获得了经得起历史检验的科研成果。

知识点4：鉴别诊断

胃痛与真心痛二者均有胃痛的表现。真心痛常及心下，表现为当胸而痛，疼痛剧烈，常伴有心悸、气短等心系疾病症状，病情急；而胃痛部位在胃脘，多为隐痛、胀痛等，多伴有脘痞、恶心、纳呆等脾胃症状，病势缓。若老年人既往无胃痛病史而突发胃痛者，当注意与真心痛相鉴别。

胃痛与真心痛——现象与本质

【思政映射点】现象与本质；规范诊疗。

【案例】人体内许多器官毗邻，因此仅通过症状很难判断病变脏腑，如胃痛便极易与心痛相混淆。《黄帝内经》言"民病胃脘当心而痛"，后世医家因其胃脘当心而痛一语，便未将心痛和胃痛分开论述，《伤寒论》中称胃痛为"心中疼"，《备急千金要方》记载有九种心痛，其实均为胃痛。时至明代，随着中医学科的不断发展，有医家开始将心痛与胃痛分而论之。《证治准绳》中写道："或问丹溪言心痛即胃脘痛然乎？曰心与胃各一脏，其病形不同，因胃脘痛处在心下，故有当心而痛之名，岂胃脘痛即心痛哉？"《医学正传》更进一步指出前人以胃痛为心痛之非："古方九种心痛，……详其所由，皆在胃脘而实不在心也。"从而对两病进行了较为明确的区分。

胃痛与心痛在症状方面略有不同，如胃痛多表现于下腹部，有烧灼感、闷胀感，常有泛酸、呃逆等现象。发作一般不影响正常活动，疼痛感持续数天甚至数周。心痛的疼痛部位多变，部分表现为下腹部疼痛，疼痛发作时犹如刀割，有压迫或沉闷感，且可出现左上肢内侧或颈背部疼痛，持续数分钟。

【解析】大多疾病的临床症状、体征等现象和疾病的本质是一致的、统一的。但医生不能仅停留于症状的表面，必须透过现象把握本质，才能准确地诊断疾病。现象是本质的反映。在疾病发展过程中，病变的本质区别决定了临床症状和体征的差异。医生应仔细询问病史，以免错误诊断。如胃痛与真心痛当问清疼痛的性质及伴随症状，最后结合相应检查明确诊断。因此，在临床工作中，医生需规范诊疗，通过耐心问诊和辅助检查明确病位，给予精准治疗。

知识点5：寒邪客胃证的辨证论治

寒邪客胃证表现为胃脘部疼痛暴作，痛势剧烈，遇寒加重，得温痛减，口淡不渴，或喜热饮。舌淡，脉弦紧。治法：温胃散寒，理气止痛。方药：良附丸（《良方集腋》）加味。

苏东坡与高良姜的故事

【思政映射点】药食同源；豁达乐观。

【案例】苏东坡是北宋的文学家，既热爱生活也乐于享受各种美食。苏东坡曾经从京城被贬到惠阳。当时惠阳是岭南瘴疠之地，苏东坡很难适应这里的天气环境。他刚到惠阳时因水土不服，常出现胃脘疼痛、上吐下泻症状，一下子就消瘦了很多。因为苏东坡以前在京城为官的时候很清廉，关心百姓疾苦，所以名声非常好。住在附近的邻居们都非常仰慕苏东坡，经常帮忙送菜，但苏东坡的肠胃却总不见好，吃什么都没有胃口。

一天，有个邻居打听到苏东坡特别爱吃肘子，特意为他做了一道红烧肘子。这道菜看起来色泽红亮，闻起来香气四溢，立刻勾起了他的食欲。肘子吃起来肥而不腻，香辣可口。吃完后，苏东坡觉得意犹未尽，并且感觉肠胃也舒服多了。作为美食家的苏东坡，品尝过许多美味，觉得这道红烧肘子味道与众不同，便问邻居，这菜里加了什么特别的调料。邻居告诉他说，只比其他人做的肘子里加了本地特产的姜。当地人平常多用此姜来炒菜或泡水喝，对肠胃很有好处。自此以后，苏东坡让人炒菜的时候都要放入这种调料，他的肠胃很快就得到了恢复。苏东坡在惠阳生活得十分惬意，写下了"日啖荔枝三百颗，不辞长作岭南人"的诗句。因为这种姜出于古高凉郡（今广东惠州一带），外形又和生姜很相像，当地的百姓将其命名为"膏药凉姜"，后因谐音而称为"高良姜"。

【解析】中医自古以来就有"药食同源"理论。这一理论认为：许多食物既是食物也是药物，食物和药物同样能够防治疾病。在原始社会时期，人们在寻找食物的过程中发现了各种食物和药物的性味和功效，认识到许多食物可以药用，许多药物也可以食用，两者之间很难严格区分。这就是"药食同源"理论的基础，也是食物疗法的基础。该案例中，苏东坡虽被贬惠阳，但并不因此而消沉，反而就地取材、入乡随俗，发掘药食功效，以豁达超然、积极乐观的人生态度面对现实，成为了知行合一的智者。

知识点6：预防调护

西医认为胃病的发生与幽门螺杆菌感染密切相关。实行餐具的消毒，推行公筷制、分餐制是预防幽门螺杆菌感染的有效手段。

公筷制和分餐制的前世今生

【思政映射点】科学防控。

【案例】我国的公筷制和分餐制有悠久的传统。

我国使用公筷可追溯到一千多年前的南宋。明代田汝成所辑《西湖游览志馀》记载了一则南宋开国皇帝宋高宗的轶事"高宗在德寿宫，每进膳，必置匙箸两副。食前多品择，取欲食者，以别箸取置一器中，食之必尽，饭则以别匙减而后食，吴后尝问其故，对曰：'不欲以残食与宫人食也。'"。宋高宗每次用餐，都要求放上两副筷子和勺子，其中一副筷勺自用，另一副则相当于现在的公筷、公勺。吃饭前，先用公筷把自己要吃的饭菜夹到自己的碗里，再用自己的筷子吃，并且要吃完。吴皇后问他为什么要这样做？他说："朕不想让别人吃我剩下的饭。"宋高宗以其81岁的高寿排入史上长寿帝王的前五名，这可能也与其注重饮食卫生有关。

【解析】分餐制、公筷制是应对点多、面广、频发的消化系统相关传染病的一大策略，体现了科学防控、精准防控。分餐制是指把主食和菜肴分配到不同用餐者的餐盘或碗中，用餐者使用个人餐具进食的就餐方式。2020年6月国家市场监督管理总局、国家标准化管理委员会发布《餐饮分餐制服务指南》国家标准，从分餐方式、分餐制要素、分餐制实施，以及公共卫生突发事件应对等方面给出了总体指导。就按位分餐、公共餐具分餐、自取分餐等不同分餐方式及分餐制餐具管理、菜品设计、分餐流程等分餐制要素提出规范性指引。

公筷公勺是指将公用的筷子和勺子放在菜盘上，方便就餐者夹菜，但不可以用来进食，即"公筷夹菜，私筷进食"。使用公勺公筷对传染性疾病有重要的预防作用。有研究表明，幽门螺杆菌、甲肝病毒等消化道致病微生物可通过唾液污染筷子、勺子，从而污染食物，传染给其他共同就餐者。集体就餐时采用分餐制、使用公勺公筷，避免个人使用过的餐具污染公共食物。这种方式可以有效降低"病从口入"的风险，减少交叉感染。所以，推广分餐制、使用公勺公筷是最简单有效的卫生防病措施。

第二节　痞　满

知识点1：概述

痞满是以自觉心下痞塞、触之无形、按之柔软、压之不痛为主要症状的病证。这里主要讨论"心下痞"，又称胃痞。包括以上腹胀满不舒为主要临床表现的慢性胃炎、功能性消化不良、胃下垂等。

张仲景明辨痞证

【思政映射点】以平为期的中和协调。

【案例】痞证，始见于《黄帝内经》。张仲景在《伤寒论》中详细阐述了痞证的源流和治疗，其中记载的治疗痞证诸方，尤为后世医家所推崇，并被广泛运用于临床。关于痞的表述见于《伤寒论》149条"但满不痛者，此为痞"；151条"脉浮而紧，而复下之，紧反入里，则作痞，按之自濡，但气痞耳"。据条文可知，临床表现为心下痞塞、满闷不适、但胀无痛、按之柔软，或见心下硬满者，称为痞证。

仲景认为痞证的形成原因一是由于太阳病误下所致，如《伤寒论》151条，244条"太阳病，寸缓关浮尺弱，其人发热，汗出，复恶寒，不呕，但心下痞者，此以医下之也"。二是少阳误下致痞，149条"伤寒五六日，呕而发热者，柴胡证具，而以他药下之，……但满不痛者，此为痞，半夏泻心汤主之"。三是因脾胃虚弱、外邪内陷致痞证，157条"伤寒汗出，解之后，胃中不和，心下痞硬，干噫食臭，胁下有水气，腹中雷鸣，下利者，生姜泻心汤主之"。伤寒应汗而汗之，乃属正治之法，但因脾胃虚弱，以致汗出邪气不从外解而内陷，留结心下而成心下痞满。

仲景从热、寒、寒热三个方面论述了痞证之治。虽寒痞记述较少，但亦不可忽略。热陷胃中、邪热壅滞者为热痞，治以攻邪为主，常予大黄黄连泻心汤，兼表阳虚予附子泻心汤。胃虚热邪内陷、寒热中阻者为寒热错杂痞，治宜补泻兼施，常以半夏泻心汤降逆消痞、生姜泻心汤散饮消痞、甘草泻心汤补中消痞。

【解析】痞通于"否"，首见于《周易》，否卦为坤下乾上，阴阳相背而不相交，呈闭塞不通之象。阴阳平秘则泰，阴阳相背则否，这是自然的规律，也是人体的规律。可见，痞乃上下不通、阴阳不交、闭塞不通之状。中医认为中焦脾胃是人体气机升降的枢纽，当中焦之气不足或受邪气干扰时，就会导致中焦斡旋失司，枢机不利，气机壅滞，乃成痞塞不通之证。因此，对于痞证的治疗应谨察阴阳所在而调之，以平为期，以恢复人体阴阳协调平衡为目的。作为中医人，要提高医术就应学会以中和、平衡观为思想尺度，认识问题和解决问题时不偏不倚、执中适度。在治疗上，通过刚柔相济、动静结合、升降相因、标本兼顾、补泻并施让人体功能达到阴平阳秘的正常状态。

知识点2：病因病机

饮食失节是痞满的重要病因。过食肥甘，或嗜酒无度，或暴饮暴食，或恣食生冷，或喜饮碳酸饮料，均会损伤脾胃。导致脾胃运化失职，气机壅塞，而生痞满。

碳酸饮料的秘密

【思政映射点】健康饮食。

【案例】碳酸饮料是日常生活中的常见饮品，过量饮用有害身体健康。

碳酸饮料是充入二氧化碳气体的软饮料。在制造汽水时，对水加压以增大二氧化碳的量，让大量二氧化碳与水发生反应，形成碳酸饮料。饮用时，碳酸进入人体，受热分解成水与二氧化碳。但二氧化碳既不会被肠胃吸收，也不易溶解于水，所以很快会以打嗝的形式从口腔排出。

经常喝碳酸饮料可能会引起如下问题：①引起肥胖。碳酸饮料中含有大量的糖，比如一罐可乐大约含有35g糖，相当于140cal热量，长期大量饮用会导致体内糖分一直处于高水平状态，引起肥胖，甚至可能导致糖尿病。②诱发骨质疏松。碳酸饮料会使钙的吸收减少、流失加重，身体反复地将骨钙补充到血液内，从而导致骨质疏松。③高糖高酸对牙齿和胃的健康不利。为了增加口感，汽水一般为酸甜味，可能腐蚀牙釉质，引起牙周炎等口腔问题；碳酸饮料中的二氧化碳会刺激胃液分泌，胃酸过多容易感觉腹胀、反酸、烧心等，易造成胃炎、胃溃疡。④防腐剂影响人体。防腐剂苯甲酸钠能够对线粒体的DNA造成严重破坏，可能会导致如帕金森病等多种神经衰退疾病的发生，令人提早衰老。

【解析】健康饮食是保证居民身体健康的重要措施，《"健康中国2030"规划纲要》提出：加强对食品原产地指导监管，完善农产品市场准入制度。建立食用农产品全程追溯协作机制，完善统一权威的食品安全监管体制，加强检验检测能力建设，强化日常监督检查，扩大产品抽检覆盖面。加强互联网食品经营治理。推进食品安全信用体系建设，完善食品安全信息公开制度。

饮料作为饮食的重要组成部分，可以带给消费者愉悦的味觉感受。但过量饮用碳酸饮料会有诸多风险。健康、洁净的水可使人体免疫能力增强，有利于细胞新陈代谢。应对健康饮水知识进行科普教育和广泛传播，提高全民健康饮水意识，帮助人们走出饮水误区，让全社会关注饮水安全问题。实现安全饮水、健康饮水、科学饮水。只有科学、合理、安全的饮水理念在大众心中扎根，才能保障人们的健康。

知识点3：诊断与鉴别诊断

痞满主要与胃痛、鼓胀相鉴别。痞满与胃痛病位同在胃脘部，且常相兼出现。胃痛以疼痛为主，病势多急，压之可痛；而痞满起病较缓，压无痛感。痞满与鼓胀均可出现自觉腹部胀满。鼓胀以腹部胀大如鼓，皮色苍黄，脉络显露为主症；痞满则以自觉满闷不舒，外无胀形为特征；鼓胀发于大腹，痞满发在胃脘；鼓胀按之腹皮绷急，痞满却按之柔软。

半痴山人王士雄

【思政映射点】逆境中发奋图强；爱伤护伤。

【案例】王士雄，字孟英，是一位名医。他身处逆境却奋发图强，刻苦钻研医学，明辨沉疴之症结。王士雄14岁时，父重病不起，临终前曾嘱咐他："人生天地之间，必期有用于世，汝识斯言，吾无憾矣。"父亲死后，他遵家训钻研医学，但因家境贫困，厨无宿春，无法度日。王士雄虽身处逆境，但没有因此影响学业，反而激起了他发奋图强的精神，使他学医之志愈坚。王士雄苦心攻读，手不释卷，对上自《黄帝内经》《难经》，下迄明清诸先贤的著作，无不深究极研，并能博采众长，融会贯通，打下了坚实的中医理论基础。

当时的杭城，多见温热病证，而医生常从伤寒论治，用药不是辛燥温散，就是厚腻滋补。请王士雄诊治时，大多已是经误治后的复杂病证。1836年春，四川石符生经杭途中患病，开始由陈姓医生治疗，病情加重。待王士雄至，患者已是神志模糊、肢凉体冷、口吐痰涎、小便涩少、脉沉涩滞、难分至数了。王士雄说，这是由于旅途感受风湿，没有及时清散，邪从热化，加上误服温补药物，致使气机滞塞，邪热漫无出路，烁液成痰，逆行上攻，导致此危象。并让患者不必惊慌，服些疏利清化药，痰去热清，病就会好的。药用黄连、黄芩、枳实、橘皮、栀子、淡豆豉、桔梗、杏仁、贝母、郁金、通草、紫菀、竹茹、芦菔汁等。服三剂患者即脱离险境，能起床行走，后调理10来天，就痊愈了。

【解析】王士雄不畏艰难，逆境中发奋图强。《海宁州志》称王士雄"究心《灵》《素》，昼夜考察，直造精微"。勤奋好学是王士雄治学最可贵之处，也是他取得学术成就的关键。同时，他生活在西学东渐的时代，对当时传入的西方医学思想持开明态度，不抱门户之见，这体现了他善于吸取新知识的治学精神。更值得指出的是，王士雄十分重视临床，注意从实践中求得真知。他平时诊务繁忙，积累了丰富的临床经验。

王士雄以高超的医术，辨明阴阳寒热病机，救人无数。案例中患者误治后出现热壅气滞之实证，虽未明言，必有腹胀拒按之痞满，因此用疏利清化之品相投，药到病除。其爱伤护伤意识从明辨患者虚实寒热中可见一斑。王士雄还明辨时行的真霍乱与寻常的吐泻，从病因、症状、治法等方面作出了明确的区分，精心阐发前人有关理论，结合生平经验，议病情、论治法、附医案、创新方，对霍乱的病因、病机、辨证、防治作出了系统论述，写出《随息居重订霍乱论》。曹炳章评价其书"实为治霍乱最完备之书"。他深知民众的疾苦，"饮食失宜，或以害身命"，于是在1861年编著了《随息居饮食谱》一书，详述330多种药食的性能和治疗作用，如称西瓜为天生白虎汤，用以清热解暑；梨汁为天生甘露饮，用以清胃润肺；甘蔗为天生复脉汤，用以清热养胃等，并载述了许多民间食疗便方，是较为系统的食品营养和食疗专书，影响颇深。在大量临床实践的基础上，王士雄采取"以轩岐仲景之文为经，叶薛诸家之辨为纬"的编纂原则，辑集各家医论，阐发自己见解，于1852年著成《温热经纬》，使温病学说遂成系统，可称集温病学之大成者，后世称他为温病大家。

知识点4：辨证要点

痞满的辨证首辨虚实。痞满初期，多为实证。实痞日久，正气日渐消耗，损伤脾胃，或素体脾胃虚弱，而致中焦运化无力，可由实转虚。

虚实错杂证、寒热错杂证的论述

【思政映射点】对事物复杂性的认识。

【案例】凡虚证中夹有实证，实证中夹有虚证，以及虚实并见的，都属于虚实错杂证。虚实错杂包括实证夹虚、虚证夹实、虚实并重三种证型，例如表虚里实、表实里虚、上虚下实、上实下虚等。虚实错杂的证候，由于虚和实错杂互见，所以在治疗上便有攻补兼施法。但在攻补兼施中还要分别虚实的孰多孰少，用药亦有轻重主次之分。虚实错杂中根据虚实的多少有实证夹虚、虚证夹实、虚实并重三种情况。

寒热错杂证是指在同一患者身上同时出现寒证和热证，呈现寒热交错的现象，称为寒热错杂。寒热错杂有上下寒热错杂和表里寒热错杂的情况。病机多为阴阳不相顺接，即阴阳不相平衡，表里不相贯通，阳气不能外达四肢。发热则多系弛张热，呈寒热交作之状，当阴寒盛正气虚时则寒，正气来复、正邪相争而发热。主要包括上下寒热错杂和表里寒热错杂。患者身体上部与下部的寒热性质不同，称为上下寒热错杂。包括上寒下热和上热下寒两种情况。患者表里同病而寒热性质不同，称为表里寒热错杂。包括表寒里热和表热里寒两种情况。治疗时当分清寒热部位的不同，灵活选用药物。

【解析】对久病痞满虚实夹杂、寒热并见者，治宜温清并用、辛开苦降。胃痛日久，患者常出现胃脘痞满、疲倦纳呆、口苦而干、舌质淡而苔微黄腻等寒热错杂、虚实互见等证候。对此，应效法仲景诸泻心汤法，温清并用、辛开苦降、虚实兼顾。这就是我们要培养的辩证思维。辩证思维需要看到对立统一规律。承认矛盾、分析矛盾、解决矛盾，善于抓住关键、找准重点、洞察事物发展规律。坚持辩证思维，既要看到"两点"，更要看到"重点"。在医学上，我们在钻研问题时矛盾扑面而来，这就要求我们分清大小难易、明确轻重缓急、摸清内在规律，这样才能找到治病救人的精准良方。

知识点5：饮食内停证辨证论治

> 饮食内停证由饮食停滞、胃腑失和、气机郁滞导致的脘腹痞闷而胀，进食尤甚，拒按，嗳腐吞酸，厌食呕吐，或大便不调，矢气频作，味臭如败卵。当用保和丸（《丹溪心法》）以消食和胃、行气消痞。

保和丸的阴阳和合

【思政映射点】中庸调和，以和为贵。

【案例】保和丸出自《丹溪心法》卷三"保和丸，治一切食积"。它作为保胃气，和阴阳气血之道的基础方，影响了后世数百年，该方的组方思想包含着名医朱丹溪对于阴阳理论乃至整体观念的理解。

在朱丹溪的学术思想里，首要的是"阴阳"二字，人之阴气，不补则缺；人之阳气，不制则亢。阴平阳秘，最重要的就是协调脾胃，"人之阴气依胃为养，保养脾胃，化源不绝，阴精方有所本"。食伤脾胃，脾胃受损，导致脾胃运化失调，而人体的阴气不补则衰，滋阴之品又多滋腻，反而碍脾，因此必须以保和丸消导食滞，运脾健胃。其次，保和丸中还具备阴阳升降观，脾胃为气机升降之枢纽，通行阴阳之大道。补土派代表医家李东垣认为"若不达升降浮沉之理，而一概施治，其愈者幸也""天地阴阳生杀之理，即在于升降沉浮之间"。这些论述体现了脾胃的枢纽作用。丹溪创制的保和丸能打通中焦，方中连翘以升，莱菔子以降，使中焦气机升降得和，阴阳之道得畅，后续补阴敛阳可行。

【解析】在方剂的命名中蕴藏了中华优秀传统文化，是承载文化的重要载体。保和丸的命名体现了中国传统文化的中庸之道、以和为贵的思想。"和"是指人与自然、人与社会、人与人之间以及人体自身内部是和谐默契、相辅相成的关系。这种观念贯穿于先贤对宇宙万物认识的全过程，成为中华民族精神信念的烙印。

中医治病追求"致中和"。"一阴一阳之谓道，偏阴偏阳之谓疾"，人之所以患病，因为失和，也就是阴阳、脏腑、经络、气血、心神等的协调平衡状态被打破。治病的过程，其实就是从失和中恢复正常的过程。中医理论的核心即在于"和"，要想学好中医，只要抓住"和"，也就抓住了中医理论的关键。

知识点6：预防调护

痞满患者应注意节制饮食，勿暴饮暴食，饮食宜清淡，忌肥甘厚味、辛辣醇酒以及生冷之品。注意精神调摄，保持乐观开朗，心情舒畅。慎起居，适寒温，防六淫，注意腹部保暖。适当参加体育锻炼，增强体质。

一代大医喻昌

【思政映射点】为医精于术，诚于心；合理饮食。

【案例】清代著名的医学家喻昌，后人誉其"一生自儒而之禅，自禅而之医"。他强调辨证施治，倡导诊治规范、过午戒食。其"过午戒食"的观点丰富了病后调护的理论。他认为，除多食肥甘厚味易生痰湿外，进食时间也与痰的生成有关。在脾胃与饮食的关系中，只有脾胃强健，才能更好地化生精微物质，即"脾中之阳气旺，而饮食运化精微，复生不竭之阴血也"。饮食适宜可以滋养脾胃，促进其运化精微化生气血的功能，"人身之血脉，全赖饮食为充长"若饮食失宜，戕害后天之本，运化失司，气血失养，则脏腑功能失常。他在《尚论后篇》中还说："乃纵肆辈日饮食于天地之阳和，而不禁其暴戾恣睢之习，此其心先与凶恶为伍，凡八风之邪，四时之毒，咸得中之。"即饮食不节，为外邪侵袭埋下祸根。

【解析】俗话说"病从口入"许多疾病都与饮食习惯相关，如暴饮暴食导致胰腺炎；过食寒凉导致胃痛；过度饮酒导致溃疡；过食咸鲜，容易导致高血压或者痛风。因此在生活中，养成良好的饮食习惯十分必要。需要注意的是，喻昌提倡的饮食时间至今仍有研究价值。如他提出的"过午不食"并非中午之后绝对禁食，而是应该规律饮食，晚餐宜少。现代社会节奏快，许多人在白天忙碌之后，晚上暴饮暴食，这是与中医的养生之道背道而驰的。我们应该充分认识到过度饮食致病的危害，在生活中应养成规律饮食、健康饮食的习惯，调理好个人的身体。

第三节 呕 吐

知识点1：概述

呕吐是指胃气上逆，迫使胃中之物从口中吐出的病证。《灵枢》"哕，以草刺鼻，嚏而已"，《证治准绳》"呃逆，即《内经》所谓哕也"。

"哕"义衍变

【思政映射点】谨慎求知。

【案例】先秦及两汉时代，"哕"义为声徐有节，即呃逆。《黄帝内经》中有11处言及"哕"字，《灵枢》"人之哕者，何气使然？岐伯曰：谷入于胃，胃气上注于肺，今有故寒气与新谷气，俱还入于胃，新故相乱，真邪相攻，气并相逆，复出于胃，故为哕"此为呃逆。《伤寒杂病论》中涉及"哕"字言及"似呕不呕、似哕不哕""干呕哕"即知干呕与哕非是一义，"哕"当是呃逆之义。

到南北朝时，"哕"义逐渐转化为"干呕"。随着时代的发展，一个字所代表的词义太多，在交际时多有不便，于是魏晋时双音节复合词开始在交际中大量使用。由于"呕"与"哕"均属于气机上逆，且《金匮要略》中有"呕吐哕下利病脉证并治"，故此医书中开始出现"呕哕"写在一起的现象，如《小品方》"热病门"中有"疗伤寒呕哕方"，后人误以为"呕哕"为一个词。

到宋元时，宋金元时"哕"之"干呕"义上升为主要义；"哕"之义"呃逆"，为"咳逆、呃"二词所替代。朱肱《活人书》中认为"咳逆者，仲景所谓哕者是也"；朱震亨《丹溪心法》亦谓"咳逆为病，古谓之哕，近谓之呃"。可见咳逆当为宋金元时俗语，即呃逆也。

【解析】"哕"义的衍变即是词义发生转移。在漫长的历史进程中，很多字的词义或是扩大，或是缩小，或是感情色彩有转变，或是词义有转变。语言是发展的，在语言各方面（语音、语法、词汇）的变化中，词汇的变化最快。所以，在阅读古代典籍时，我们应以实事求是、谨慎求索的学习态度，去区分词的古今差异，领会词语的引申规律，对词义有更深刻、更全面的认识。

知识点2：辨证论治

外邪犯胃证是由于外邪犯胃，胃失和降，浊气夹食上逆，主要症状：突然呕吐、频频泛恶、胸脘满闷、伴发热恶寒、头身疼痛，或有外感病史。用藿香正气散以疏邪解表、化浊和中。

藿香正气的"前世"与"今生"

【思政映射点】科技创新，中医药走向世界。

【案例】藿香正气散最早出自《太平惠民和剂局方》，主治"伤寒头疼，憎寒壮热，上喘咳嗽，五劳七伤，八般风痰，五般膈气，心腹冷痛，反胃呕恶，气泻霍乱，脏腑虚鸣，山岚瘴疟，遍身虚肿"。该方在临床上被广泛应用，可用于治疗急性肠胃炎、肠易激综合征、功能性消化不良、小儿秋季腹泻、胃肠型感冒、夏季空调综合征等消化系统、呼吸系统疾病及儿科疾病。

为了让传统方剂焕发活力，追求药物的安全性、有效性和稳定性，我国制药企业运用制剂工艺将藿香正气类药品由最初的散剂发展出各种丰富剂型。据统计，在2002年到2017年之间藿香正气类制剂共进行了89批次的药品注册申请，其中在2005年到2007年之间申请频率到达高峰，之后几年随着药品逐渐成熟，申请慢慢减少，但是药企对其热度未有减少。研究人员也坚持对藿香正气进行再研究、再开发以充分发挥药效。现已有藿香正气液、藿香正气水、藿香正气软胶囊、藿香正气丸、藿香正气片等不同类型的中成药制剂。有学者对藿香正气类剂型使用频率做调查，结果显示：中医汤剂因能随证加减运用，使用率仍居第一；口服液因工艺先进，易吸收，疗效好，使用率居第二；软胶囊因在胃肠中崩解快，比丸剂和片剂吸收好、稳定性好，使用率居第三。

藿香正气类制剂在我国受到了医生、科研工作者的青睐和患者的喜爱。至2016年，藿香正气类中成药制剂已在东南亚14个国家注册，全球销售额达到200亿元。

【解析】藿香正气散是经历了大量临床实践而流传下来的效方，是中医药献给全世界人民的礼物。藿香正气类制剂采用了现代工艺研制，拥有不同的剂型，这是广大科研工作者的接续奋斗和协同攻关的成绩。藿香正气口服液完成了百万例临床研究，它用百万例真实数据验证了药品安全性、有效性、稳定性，证明了中医药的确切疗效，为民族品牌发展注入强大信心，有利于提高民族文化、技术自信，推动我国医药产业走向世界。

知识点3：痰饮中阻证辨证论治

痰饮中阻证是由于中阳不振、痰饮内停、胃气上逆。症状：呕吐清水痰涎，或胃中漉漉有声、脘闷不食、头眩、心悸，或见其人昔肥今瘦。舌苔白滑而腻，脉滑。可用小半夏汤合苓桂术甘汤温中化饮、和胃降逆。

张锡纯治顽固性呕吐

【思政映射点】中医药自信；中医国际化。

【案例】清朝末年，有一患者患呕吐"屡屡呕吐，绝食者久矣"，请西医治疗，"呕吐卒不止"。后求治于名医张锡纯。经过详细诊视后，张锡纯说："余有一策，姑试行之。"遂辞归检查汉法医书，"制小半夏加茯苓汤……一二服后奇效忽显"。仅数日，顽固性呕吐痊愈了。

张锡纯仅用了半夏、生姜、茯苓三味药而显奇效。张锡纯认为："从来呕吐之证，多因胃气冲气并而上逆。"故《金匮要略》治呕吐，有小半夏加茯苓汤。方中半夏作为一味主药"味辛，性温，有毒，凡味辛之至者，皆禀秋金收降之性，故能下达，为降胃安冲之主药。为其能降胃安冲，所以能止呕吐"。而主药的应用必须符合中药加工炮制增效减毒的双重要求。古人炮制半夏的方法是"汤洗去滑"，如《金匮玉函经》记载半夏的炮制法"以汤洗十数度，令水清滑尽，洗不熟有毒也"。而白矾制半夏源于宋代，清代医家张寿颐认为"于此物之制造，则百出不穷，于是浸之又浸，捣之又捣，药物本真，久已消失，甚至重用白矾，辗辗悠悠……"张锡纯认为"相制太过，毫无辛味，转多矾味，令人呕吐"。虽然矾制半夏可消除毒性，但亦消除了半夏止呕的功效。针对这种情况，张锡纯采取了两种方法炮制半夏"用生半夏数斤，浸以热汤，日换一次，至旬日，将半夏剖为二瓣，再入锅中，多添凉水煮一沸，速连汤取出，盛盆中，候水凉，净晒干备用"。临用时取矾制半夏用微温之水淘洗数次，然后用之，只不过"屡次淘之则力减，故须将分量加重"。辨证准确、选方精当、中药炮制符合辨证用药意图，张锡纯做到了这三点，所以能立起沉疴。

【解析】清朝末年，西学东渐。张锡纯以中医理论为基础，认真学习和研究西医新说，融会中西医，汇集十余年经验，著成《医学衷中参西录》。从其著作命名足以看出作者的用心良苦：衷中者，根本也，同道无异议，是立业之基；参西者，辅助也，借鉴有益的，师门无厚非，为发展之翼。针对当时中西医情况，他主张"西医用药在局部，是重在病之标也；中医用药求原因，是重在病之本也。然治病必当标本兼顾，由斯知中药与西药相助为理，诚能相得益彰"。张锡纯可谓学贯中西第一人。现在我们亦当勤加钻研中医的哲学智慧和中华民族的健康养生理念，在实践中发现中医之美、中国文化之美，增强自我认同感；同时积极探索西医，取之所长，使医术日益精进，为传播中医思想、中国传统文化，加快中国文化国际化进程而努力。

知识点4：脾胃气虚证辨证论治

脾胃气虚证是由于脾胃气虚，纳运无力，胃虚气逆。症状：食少纳差、食入难化、恶心呕吐、胃脘痞闷，大便不畅，舌苔白滑，脉象虚弦。治宜健脾益气、和胃降逆。

朱震亨"倒仓"之法治顽疾

【思政映射点】 取类比象。

【案例】 朱震亨在《格致余论》中记载着这样一个案例。朱震亨的老师许谦患以半身不遂为主症之病。医生多用燥热香辛之药，如丁、附、桂、姜辈，经多年治疗足挛痛更厉害了，且恶寒而多呕。甚至有的医生使用灵砂、黑锡、黄芽岁丹，继之以艾火，又杂治数年，导致疼痛更厉害。又过了几年，因其烦渴、恶食一月，医者以通圣散治疗，导致其师开始泻下积滞或如五彩烂锦，或如油凝，泻时里急后重，肛门灼热如烧，如此近半月而病似退；又半月略思饮食，而两足难移，医生都没有办法。此时朱震亨学有所成，就开始治疗他的老师的顽疾。经过诊断，他认为老师的病源在肠胃，瘀血痰浊停于中焦，脾胃不和。至次年三月，遂作倒仓法疗愈。

倒仓法：首先，以黄牛肉择肥者一二十斤，切碎洗净、煮烂，滤去滓，取净汁。再入锅中，文武火熬至琥珀色，则成矣。其次，择一静室，不通风，让患者一夜不食，坐其中，每饮一盅，少时又饮，如此者积数十盅。寒月则重汤温而饮之。朱震亨认为，病在上者必吐，病在下者必利，病在中者吐而且利，视所出物可尽，病根乃止。吐利后必渴，不得与汤。其小便必长，取以饮之，名轮回酒，非惟止渴，兼涤余垢。行后倦卧觉饥，先与米饮，次与稀粥。三日后，方与厚粥、软饭、菜羹。最后，调养月余，则精神焕发，疾病痊愈。愈后须戒色一年，戒牛肉数年。

【解析】 在此案中，朱震亨的老师患半身不遂之疾。出现足痉挛作痛、恶寒呕吐症状，反复治疗不愈，朱震亨用倒仓法治疗不月而愈。"仓"是粮食仓库的仓，人的粮食仓库就是胃肠；"倒"就是倾倒，指是催吐、泻下法。《黄帝内经》说"胃为水谷之海"。胃在人体居于中部，在五行属土，善于容纳食物但不能自行运化。倒仓法用牛肉，以顺土性，此为取类比象法。

"取类"是抓住了矛盾的共性，"比象"则是一般指导下研究矛盾的特殊性。二者结合，正是中医的核心思维模式。中医治病，很多时候是比"象"用方。症有象，方有象，药有象，穴有象。能够"取类比象"，并且融会贯通，把治病与时间和空间结合起来，才能算是学会了中医。比如：叶天士用梧桐叶催生，即以落叶禀金气而下降，类比孕妇产子之不下，这个例子即是"近取诸身，远取诸象"的体现。物从其类，同形相趋，同气相求。故"皮以治皮，节以治骨，核以治丸""子能明目""蔓藤舒筋脉，枝条达四肢"。我们学习中医，要领会这个"象"。这是学习中医，进而深悟中医的方法和必然过程。

知识点5：预防调护

呕吐的预防包括起居有常，生活有节，避免外邪侵袭，调畅情志。治疗呕吐的药物应选择气味平和、刺激性小的，服药以少量频服为佳。呕吐病后调护：勿暴饮暴食、勿恣食醇酒肥甘、勿食生冷瓜果、禁服寒凉或者温燥药物。

呕吐的服药方法——少量频服

【思政映射点】具体问题具体分析。

【案例】中药的给药途径包括口服、皮肤给药、舌下给药、鼻腔给药、直肠给药、阴道给药和吸入给药，现在又增添了皮下注射、肌内注射、穴位注射和静脉注射等。口服给药简便、安全、有效，占据主要地位。呕吐患者的服药特点在于少量频服，不拘时间。

经方大师江尔逊有一则医案：患者，女，52岁，1988年4月6日初诊。患者5年来患胃痛伴呕吐反复发作，曾多次住院治疗。胃镜示：慢性浅表性胃炎。2个月前因受凉，胃痛甚剧，且放射至背部，伴恶心呕吐，自服藿香正气水、胃复安等未能缓解，乃收住病房。经解痉止痛、补液并配服中药后，胃痛渐止，恶心呕吐亦减轻。唯害怕进食，因不食则不吐，而进食后约半小时则呕吐频频。曾迭用化肝煎、小半夏加茯苓汤、温胆汤、旋覆代赭汤等，服后少顷，往往呕出药液，开始害怕服药。刻诊：身形瘦削，面色无华，两颧凹陷，神疲乏力，气短声微；每次进食后约半小时，必呕出黏涎及少许食物；口干苦，大便少而不畅，小便黄，舌淡紫，苔微黄薄腻，脉弦细稍数。病机：寒格热扰，土败木乘。方用干姜黄芩黄连人参汤加生姜汁：干姜3g，黄芩3g，黄连3g，党参5g。制法：冷水浸泡30分钟，煮沸30分钟，滤取药液200ml；另取生姜30g，去皮捣烂，加入冷开水30ml，浸泡30分钟，滤取生姜汁。服法：取温热药液50ml，兑入生姜汁5ml，呷服，2小时服1次。并使用白蔻仁5g、红参2~3片，嘱频服汤剂前嚼服2粒（吐出渣滓）。服药1剂，呕吐停止。转用柴芍六君子汤加味以善后，连服1个月。1年后追访，胃痛、呕吐未复发，身体比较健康。

【解析】从案例我们可以看到，呕吐服药时间比较特殊。呕吐本身就因于胃气上逆，加之中药味苦，大剂量服用中药可能导致患者吐药，不但不能起到止呕的效果，反而会加重呕吐。呕吐的服药应遵从具体问题具体分析的处理原则。要求人们在做事、想问题时，应根据事情的不同情况采取不同措施。

作为现代中医人，治病要把握疾病的客观规律性。学习中医辨证论治手段要"师其法而不拘泥其方"，若不问具体情况，不做调查研究，以一方治百病，必然会失败。

第四节　噎　膈

知识点1：概述

噎膈发生的主要原因是饮食不节。或嗜酒无度、过食肥甘、恣食辛辣，助湿生热，酿成痰浊，阻塞食道；或津伤血燥，失于濡润，食道干涩，引起吞咽梗塞。饮食过热、食物粗糙或发霉既可损伤食道脉络，又可损伤胃气，导致气血阻于食道而成噎膈。

吃进去的癌症——食管癌

【思政映射点】健康中国战略。

【案例】不良的饮食习惯是引发食管癌的元凶。20世纪50年代、60年代，某县有"三不通"，分别是水不通、路不通、食道不通。其中食道不通指的就是食管癌。数据显示，当时该县及周边地区的食管癌患病率非常高。这一现象引起了医学界的关注。更可怕的是，食管癌在家族中呈现高聚集现象，严重者竟有祖孙三代同患食管癌的情况。于是政府组织了专家进行调查。为了进一步确定致癌因素到底是在人体内还是在环境中，专家将该地所有的井逐一编号、提取水样，收集了几百人的唾液、胃液、尿液以及各种粮食、酸菜等样品进行检测。经过专家的不懈努力、深入研究，最终找到了答案。原来，在提取的酸菜样本和人体的胃液样本中，发现了甲基苄基亚硝胺。这是一种能引起人和动物食管癌的有害物质。为进一步证实，进行了动物实验。经实验分析证明，实验动物的体内同样出现了致癌物亚硝胺。这一具有开创性的科研发现，不仅首次证明了亚硝胺是食管癌主要的化学病因，同时也揭示了该地食管癌高发与当地饮食习惯有高相关性。

流行病学调查发现，食管癌的分布有明显的地区差异，在河南、河北以及山西三省靠近太行山的位置，存在着一个"食管癌高发带"。广东地区同样食管癌高发，这都与当地的饮食习惯有很大的关系：爱吃烫食。长期吃过烫的食物会刺激消化道黏膜，导致黏膜受损，反复修复，提高癌变风险。2018年，世界卫生组织下属机构对"热饮是否致癌"进行了评估，结果表明经常饮用65℃以上的热饮有致癌风险。"超过65℃的热饮（食）"被正式列为2A类致癌物。

【解析】作为当代青年，要积极响应号召，合理调整膳食，健康自我，民健则国强。食管癌的预防措施包括：不长期食用过烫的食物刺激消化道黏膜；少吃腌制食品，避免大量摄入亚硝酸盐；不吃霉变食品，避免摄入强致癌物质黄曲霉毒素；戒烟限酒；定期体检，排除疾病隐患。同时还要注意，若出现食管癌典型症状，如吞咽困难、胸闷、消化不良、体重突然减轻等，要及时到医院就诊和检查，切勿轻视或忽视。早期食管癌可通过手术治疗达到治愈目的。

知识点2：鉴别诊断

噎膈的诊断要点为患者吞咽困难，甚至食不得入或食入即吐，结合饮食习惯和辅助检查不难诊断，但早期症状或以声音嘶哑为主，诊断需要结合超声、胃镜、胸部CT等，诊断时当与呕吐、反胃、梅核气、癥瘕、瘿瘤等相鉴别。

声音嘶哑与食管癌

【思政映射点】司外揣内的哲学。

【案例】声音嘶哑是临床常见的症状，可见于急慢性喉炎、声带小结、声带息肉等喉部疾病和颈部肿块等；不良的生活饮食习惯也可以出现不同程度的声音嘶哑。同时它还会见于食管癌，是食管癌晚期的常见症状。在食管癌早期肿瘤局限在食管腔内时，不会引起声音嘶哑。声门是通过喉返神经进行支配，而喉返神经是迷走神经发出的分支。食管旁左右两侧都有迷走神经，当食管癌较晚期的时候，肿瘤突破食管壁层，就有可能侵犯到相关神经引起声音嘶哑、进食呛咳等。另外，食管癌淋巴结转移压迫喉返神经，也会引起声音嘶哑。

有临床案例记载了以声音嘶哑为首发症状的食管癌病例，案例中患者并未表现出咽部异物感、吞咽困难及胸骨后疼痛等典型症状，查电子喉镜：右侧声带麻痹，咽喉部黏膜光滑，未见异常新生物。完善胸CT发现胸廓入口水平气管右后方软组织密度影，提示占位病变。之后取活检病理发现为鳞状细胞癌。考虑为食管癌伴颈部转移，转移灶浸润右侧喉返神经导致右侧声带麻痹。

【解析】《灵枢》"视其外应，以其内脏，则知所病矣"说明脏腑与体表是内外相应的，观察外部的表现，可以测知内脏的变化，从而了解疾病发生的部位、性质，认清内在的病理本质。作为当代医学生，在诊断时应务必做到严谨求真。采用中医望闻问切结合辅助检查方法，辨病、辨证、辨症状、辨体质，"四辨"结合，能有效提高疾病的治疗效果。

知识点3：治则治法

噎膈初起以标实为主，重在治标，以理气、化痰、消瘀为法，并可少佐滋阴养血润燥之品。后期以正虚为主，重在扶正，以滋阴养血、益气温阳为法，也可少佐理气、化痰、消瘀之药。在临床上还应注意治标当顾护津液，不可过用辛散香燥之品；治本应保护胃气，不宜多用滋腻之品。

噎膈的扶正与祛邪治疗

【思政映射点】中庸之道。

【案例】噎膈的治疗方法多样。噎膈大多数对应西医的食管癌，该病主要治疗手段有手术治疗及放化疗、中医治疗、生物治疗。①手术治疗及放化疗。外科手术是治疗早期食管癌的首选方法。食管癌患者一经确诊，身体条件允许即应采取手术治疗。中晚期食管癌主张同步放化疗。②中医治疗。中医认为，食管癌病机之根本为阳气虚弱，机体功能下降，主张温阳益气、扶助正气，以提高机体功能。中医药在调整放化疗后出现的恶心等副反应以及术后的促进恢复方面卓有成效，中医针灸缓解癌性疼痛亦效果突出。③免疫疗法。食管癌生物治疗的基本原理是通过调动机体固有能力去抵御肿瘤，就是给予患者一定的生物免疫因子或生物免疫刺激因子，以激活或增强机体免疫细胞对肿瘤细胞的杀伤力，从而达到治疗肿瘤或防止肿瘤转移的目的。

【解析】手术及放化疗治疗癌症，是临床上首选的治疗方法，但治疗过程患者痛苦非常，同时给患者的家庭带来沉重的经济负担。中医辨证施治讲究扶正与祛邪并举，重视"和"。《中庸》说"中也者，天下之大本也；和也者，天下之达道也。致中和，天地位焉，万物育焉"。古人认为"中"是天下万物运行的根本；"和"是天下人达到"中"这一境界的途径。达到"中和"的境界，天地间运行的秩序就建立起来了，万物就能够在这种自然秩序中生生不息。这提示让万物和谐共生，才是中庸之道。这是一种让所有事物都能达到和谐共生的一种秩序。

中医治疗食管癌的中庸之道，就是通过扶正与祛邪并举，不足则补、有余则泻，调整身体状态，使之与天地秩序相适应。中医治疗并不是一味地提高抵抗力去抵抗邪气，而是调整正气使之与邪气保持相对平衡的微妙状态。

知识点4：瘀血内结证辨证论治

噎膈瘀血内结证属于该疾病的中期或中后期，表现为吞咽梗阻，胸膈疼痛，食不得下，甚则滴水难进，食入即吐，面色黧黑，肌肤枯燥，形体消瘦，大便坚如羊屎，或吐下物如赤豆汁，或便血。舌质紫黯，或舌质暗红少津，脉细涩。可用通幽汤破血行瘀、滋阴养血。

虞抟用四物汤合活血通便药并羊乳治噎膈案

【思政映射点】简便廉验的中医疗法。

【案例】中医药治疗噎膈疗效显著。虞抟曾治一年近五十岁的女性。身材略瘦小，擅长刺绣。半年前被诊断为噎膈，吞咽梗阻，大便十余日行，燥结难行，小腹隐痛，六脉皆沉伏。令患者嚼碎生桃仁，杵生韭汁吞下。过了一会儿，患者自感胸中稍微舒服一点。于是投以四物汤，瓜蒌仁、桃仁泥、酒蒸大黄、酒红花，同煎取汁饮用。半天后排下很多宿粪，第二日腹痛已无，逐渐可以进食稀粥。再以后以四物汤加减合羊乳汁，服五六十剂而愈。

【解析】从案例可以看出虞抟把简便廉验的中医精髓发挥得恰到好处。《周易》"观乎天文，以察时变；观乎人文，以化成天下"。对人类生、老、病、死、苦的自觉关注、关爱，即人文关爱，是传统中医学的根本特质，医易相通的根源即在于此。在此之上，才彰显出简、便、廉、验诸种特色。

简是面对患者的复杂症状，病机了然于胸，遣方用药有条不紊。便是方便，是能围绕人的身心，从容运用中医的理、法、方、药，为人类生命品质提供帮助。廉指因人制宜，不浪费人力和物力。对于中医而言，是依据生命个体的承受度采取适度治疗。《黄帝内经》"不治已病治未病"的理念，表现了中医"廉"的思想。验指临床疗效。扁鹊治尸厥，华佗配制"麻沸散"，张仲景治伤寒，孙思邈治麻风病，吴又可、叶天士、吴鞠通治温病，唐宗海治血症都是中医"验"的体现。以上是对中医"简、便、廉、验"的基本内涵的阐释。

第五节 呃 逆

知识点1：概述

呃逆是以喉间呃呃连声，声短而频，不能自制为主症的疾病。单纯性膈肌痉挛、功能性胃肠病、胸腹腔肿瘤、肝硬化晚期，以及胸腹手术后引起的打嗝均可按呃逆论治。

中医对膈的认识

【思政映射点】勇于探索；格物致知。

【案例】从中医对膈肌的认识了解呃逆发生的机制。膈为横膈膜，《素问》中多次出现了"鬲"一字。如"鬲肠不便，上为口糜""食饮不下，鬲塞不同"。《说文解字》载"鬲，鼎属"。"鬲"是一个象形字，是一种器皿，内部空间由三足而分，因而可引申为"阻隔"之意。"鬲"作"隔"讲。古人认为人体的胸肺部像"鬲"形，所以"鬲"又可引申为"胸膈"之意。如"病在鬲中""鬲中热"。"鬲"作"膈"讲。张介宾注"鬲膜，前齐鸠尾，后齐十一椎，心肺居于鬲上，肝肾居于鬲下，脾居在下近于鬲间。鬲者，所以鬲清浊，分上下而限五藏也"。由上可知，中医学认为，"膈"（"鬲"）是分隔脏腑的组织，其上为心肺，下为脾胃。中医所描述的"膈"可能为西医解剖学中的横膈膜。横膈膜位于胸腹之间，是分割胸腔与腹腔的膜，有阻隔胸腹之义。横膈膜位于心脏和双侧肺脏的下面，肝脏、脾脏、胃的上方。目前公认呃逆的病位在横膈膜，这与古人所认识的"膈"相同。

【解析】呃逆作为常见的生理现象，目前学术界主要认为其发生由膈肌痉挛引起。中医四大经典里面，睿智的古人通过"哕""鬲""隔""膈""膜原"等早已表述清楚何为呃逆及其病位。"欲诚其意者，先致其知。致知在格物，物格而后知至"。欲疗君亲之疾，当先知其所以然，而后才能治矣。格物致知，是指穷究事物原理，从而获得知识。这是一种实践精神、科学精神，只有深入实践、认真研究客观事物，才是寻求真理的唯一途径。

格物致知的思想贯穿于中医学的始终。如"治疗必求于本""邪气盛则实，精气夺则虚""实则泻之，虚则补之"。中医学常将"薄物征知""格物致知"思想融入"治病求本""四诊合参""审证求因""审因论治"思想中，进行临床施治。

知识点2：病因病机

"虚脱之呃，则诚危之证"，单纯性呃逆，偶尔发作，大都轻浅，预后良好；若出现在急、慢性疾病过程中，则病情较重；重病后期，正气大亏，呃声低微，呃逆不止，气不得续，饮食不进，脉细沉伏者，多属胃气将绝，元气欲脱之危候。

闻呃逆以断虚实

【思政映射点】四诊合参；明察秋毫。

【案例】闻诊是通过听和闻的手段，对患者发出的声音和体内排泄物发出的气味进行诊察，从而推断疾病的诊法。在临床上，闻诊同望诊、问诊、切诊相结合，能更全面系统地了解病情，对疾病作出判断。早在《黄帝内经》中就有根据患者发出的声音来测知内在病变的记载，如"善诊者，察色按脉，先别阴阳，审清浊而知部分，视喘息，听声音，而知所苦"。

通过闻诊呃声音的高低强弱，可以诊断疾病的寒热虚实。呃声频繁，声音高亢而短，多属实证；呃声低沉，声弱无力，多属虚证。新病呃逆，其声有力，多属寒邪或者热邪伤胃；久病、重病出现呃逆不止，声音低沉，属危象，是胃气衰败的表现。这就是中医讲的"新病闻呃，非火即寒，久病闻呃，胃气欲绝也"。

【解析】闻诊是重要的诊察疾病的方法，古人谓之"闻而知之谓之圣"。作为现代中医人，首先应扎实学习理论知识，虚心聆听教诲，不要"读方三年，便谓天下无病可治"，不可轻视患者的病情。其次，应早临床、多临床以积累经验。

知识点3：诊断与鉴别诊断

> 单纯性呃逆多预后较好，顽固性呃逆需要警惕胃癌。结合肝功能、肾功能、胸腹部X线、胸腹部CT、胃镜检查进行诊断与鉴别诊断。

顽固性呃逆要警惕胃癌

【思政映射点】 未病先防。

【案例】 胃肠神经官能症、胃炎、胃扩张、胃癌、肝硬化晚期、脑血管病、尿毒症，以及胃食管术后等疾病均可见呃逆。以胃癌为例，早期胃癌多数患者无明显症状，少数患者有恶心、呕吐或是上消化道症状，难以引起足够的重视。随着肿瘤的生长，影响胃功能时才出现较为明显的症状，但缺乏特异性。疼痛与体重减轻是进展期胃癌最常见的临床症状。患者常有较为明确的上消化道症状，如上腹不适、进食后饱胀，随着病情进展上腹疼痛加重，伴食欲下降、乏力。根据肿瘤的部位不同，也有其特殊表现。贲门胃底癌可有胸骨后疼痛和进行性吞咽困难；幽门附近的胃癌有幽门梗阻表现。当肿瘤破坏血管后，可有呕血、黑便等消化道出血症状；如肿瘤侵犯胰腺被膜，可出现向腰背部放射的持续性疼痛；如肿瘤溃疡穿孔则可引起剧烈疼痛甚至腹膜刺激征；肿瘤出现肝门淋巴结转移或压迫胆总管时，可出现黄疸；远处淋巴结转移时，可在左锁骨上触及肿大的淋巴结。晚期胃癌患者常可出现贫血、消瘦、营养不良甚至恶病质等。

【解析】 中医治未病思想指通过提前干预来预防疾病的发生和发展，主要有"三防"，即"未病先防、既病防变、瘥后防复"。古人所说的"未病"和现在所说的"亚健康状态"大致相同。身体在健康或亚健康状态时，我们应选择健康的饮食、作息来防止疾病的发生。对于胃癌等消化道疾病来讲，未病先防的手段包括：改变饮食结构，多食蔬菜、水果、豆类食物、牛奶、鲜鱼、肉、蛋；避免暴饮暴食，三餐不定时；进食不宜过快、过烫、过硬；少食熏腌食品，避免高盐饮食；少饮烈性酒，不吸烟；做好粮食的防霉去霉工作，保护食用水的卫生。

知识点4：论治要点

> 呃逆的治疗以理气和胃、降逆止呃为基本原则，用药多具有沉降性质。具体根据寒热虚实，分别施以散寒、清热、补虚、泻实之法，和胃降逆。对于重危病中出现的呃逆，治当大补元气、急救胃气。

旋覆代赭汤治顽固性呃逆

【思政映射点】中药理论与朴素唯物主义哲学。

【案例】刘渡舟医案记载了一则使用旋覆代赭汤治疗顽固性呃逆的案例。患者，女，12岁。曾患脑膜炎，经治疗后已愈，遗有呃逆一证，伴不欲饮食。前医以为温病伤阴，用五汁饮及叶氏益胃汤等，反添胃中发凉之症。舌苔白略腻，脉弦无力。此为胃脘阳虚，津聚为饮，内挟肝气上逆所致。处方：旋覆花9克，代赭石6克，生姜15克，党参6克，半夏9克，大枣7枚，炙甘草6克。服药三剂后，呃逆止，胃冷除而饮食增。方中又加茯苓15克，陈皮9克调治，四剂而安。

脑膜炎治愈之后，遗有呃逆证者，此是胃气不降也。首先小儿脑膜炎者，多因外感表闭，经阳内厥，所以出现高热昏迷。外感表闭，加经阳内厥，必胃气不降也。外解表寒，内清瘀热，表解热泄之后，则脑膜炎自愈，而胃气不降者，即病呃逆。旋覆花为菊科植物旋覆花或欧亚旋覆花的干燥头状花序，具有降气、消痰、行水、止呕的功效。本例灵活运用旋覆代赭汤加味，降胃气之逆，则呃逆自止。

【解析】中药药性理论与我国古人朴素的自然哲学观关系密切，表现了我国古人天人相应的世界观、取类比象的认识论等。中药药性理论被广泛地应用于自然哲学的思辨方法中以认识中药、解释药理、指导用药。中药学早期对药性的论述较少。直到金元时期，医家对经验用药进行整理，开始在理论指导下用药。

作为当代中医人，我们需大量阅读先贤书籍，明确药物的升降沉浮属性。病位在上在表宜用升浮，在下在里宜用沉降，病势上逆者，宜降不宜升，病势下陷者，宜升而不宜降，掌握药物升降浮沉的理论。该理论在治疗上具有重要意义，若不审病位和病势，不明药物的升降浮沉，则不可以为医。

知识点5：预防调护

呃逆应保持情志舒畅，避免暴怒等不良情志刺激。注意寒温适宜，避免外邪侵袭。饮食宜清淡，忌吃生冷、辛辣、肥腻之食，避免饥饱无常，发作时应进食易消化食物。

呃逆的防护

【思政映射点】顺应自然。

【案例】健康人可发生一过性呃逆，多与饮食有关，饮食过快、过饱，摄入过热或冷的饮食等均可引起呃逆。一过性呃逆持续时间短。如果长时间连续呃逆、呃逆频繁，需到医院进行进一步诊疗。一过性呃逆的预防调护：①分散注意力，消除紧张情绪及不良刺激。②先深吸一口气，然后憋住，尽量憋长一些时间，然后呼出，反复进行几次。③喝开水，特别是喝稍热的开水，喝一大口，分次咽下。④洗干净手，用食指轻轻刺激咽部。⑤将混合气体装入塑料袋中吸入，混合气体中含90%氧气和10%的二氧化碳。⑥嚼服生姜片。⑦将生韭菜洗净，榨出菜汁后口服。⑧柿蒂（指新鲜柿子或柿饼的蒂）适量，煎水至100毫升，分两次口服，一次50毫升。也可酌情加韭菜籽同煎。

【解析】"饮食有节，起居有常，不妄作劳，故能形与神俱，而尽终其天年，度百岁乃去"由此可知，预防疾病需节制饮食，起居有常。古时没有现代先进的科学技术和琳琅满目的食品，在饮食上非常贴近自然。现代社会由于膳食结构改变、工作压力大、生活节奏快等因素的影响，使得呃逆的发生频率变高，为了减少呃逆的频率，需要我们在生活中顺应自然，调畅情志，合理饮食。

第六节 腹 痛

知识点1：概述

腹痛是指胃脘以下、耻骨毛际以上部位发生的疼痛。西医中的肠易激综合征、消化不良、胃肠痉挛、不完全性肠梗阻、肠黏连、肠系膜和腹膜病变、腹型过敏性紫癜、泌尿系结石、急慢性胰腺炎、肠道寄生虫等以腹痛为主要表现的疾病均属本病范畴，可参照本节辨证论治。

李可三畏汤治疗腹痛

【思政映射点】打破思维局限，敢于创新。

【案例】李可，从赤脚医生做起，致力于传承汉代以前的中医学，成为我国运用纯中医的理法方药从事急症救治的专家，尤其擅长抢救急腹症、心力衰竭、呼吸衰竭等濒危患者，创造了许多起死回生的奇迹，彻底改变了外界对中医"慢郎中"的看法。他的医术高超，有"现代张仲景"之美誉。

《李可老中医急危重症疑难病经验专辑》中记载了李可自创治疗腹痛的三畏汤，该方由红参、五灵脂，公丁香、郁金，肉桂、赤石脂三对相畏药组成，属于十九畏的范畴。"十九畏"最早见于明朝刘纯《医经小学》，是中医人熟知的配伍禁忌。但部分医家不拘于此，如《医学必读》中记载，人参五灵脂同二陈加归尾、桃仁、郁金等治疗噎，食下辄噎，胸中隐痛，十剂而噎止，认为"两者同用，功乃宜显"。李可也提出了不一样的看法，他认为红参配五灵脂入煎剂，"一补一通，用于虚中夹瘀之证，益气活血，启脾进食，化积消癥，化瘀定痛，化腐生肌，治疗胃肠溃疡、结核性腹膜炎、肠结核、冠心病等，常有覆杯之效"。公丁香与郁金相配，对脘腹、少腹冷痛胀满，或寒热错杂之胃脘胀痛效果好，煎剂入胃不及一刻，即可气行、胀消、痛止；肉桂与赤石脂相伍，对脾肾虚寒之久痢、久泻、五更泻、脱肛等，疗效显著。现临床应用该方辨证加减治疗腹痛，取得了很好的疗效。

【解析】李可在临证过程中，注重对中医经典理论的应用，同时又不拘泥于此，敢于打破思维的局限性，创造性地应用三畏汤治疗腹痛。在李可中医药学术流派传承基地办公室墙上挂着一幅李可手写的书法"立大志，受大苦，成大业，中医复兴，舍我其谁；人民儿女，菩萨心肠，英雄肝胆，霹雳手段"。作为医务工作者，也应该学习李可老前辈那种敢于钻研、敢于创新、胆大心细、仁心济世的精神，稳扎稳打学好理论知识，在临床多看、多思。

知识点2：病因病机

> 腹痛的病因多为感受外邪、饮食所伤、情志失调，或素体虚弱、劳倦内伤等。腹痛病机为脏腑气机不利，气血阻滞，不通则痛；或气血不足，经脉失养，脏腑失煦，不荣则痛。

蛔虫的前世今生

【思政映射点】国家富强，医疗卫生条件进步。

【案例】蛔虫病是造成腹痛的重要原因。《诸病源候论》中把蛔虫又称长虫。蛔虫寄生于人体中，称蛔虫病，其发病多因脾胃虚弱、杂食生冷及不洁瓜果蔬菜。中医治疗蛔虫病以驱虫为主，脾胃虚弱或挟积滞者，兼用健脾、消导等法。由于蛔虫得酸则静，得辛则伏，得苦则下，古人创立了乌梅丸、化虫丸、万应丸等驱蛔良方。

蛔虫发病率与社会经济条件和居民生活水平关系密切。20世纪末，我国各地均有蛔虫病流行的报道。彼时我国大多数地区都比较贫穷，卫生条件较差，饮用水卫生尚缺少有力的保障。被蛔虫感染的患者粪便中含有蛔虫卵，这种带虫卵的粪便在得不到合适的处理情况下，会再次通过粪–口途径感染新的宿主，这也是蛔虫病大流行的重要原因。

【解析】我国历来重视居民生活健康，也为保障居民健康作出了诸多努力。如严格饮食监管、提高居民饮水质量、推进环境治理、增强公民卫生意识。随着诊疗水平的提高及驱虫药物不断改进，目前治疗蛔虫的药物如甲苯咪唑、阿苯达唑等可将蛔虫在体内杀灭并分解，不会再排出体外。因此蛔虫的传播被阻断，发病率也明显下降。近年来，为了提高人民的生活质量，我国出台了一系列的政策措施，比如从农民实际需求出发推进农村改厕，加快推进农村黑臭水体治理，推进生活垃圾源头分类进程，加强村庄有机废弃物综合处置利用设施建设等。这些措施有效遏制了传染病、寄生虫病的传播。

知识点3：鉴别诊断

许多疾病都可有腹痛的表现，以妇科妊娠相关的腹痛最为隐蔽，常被患者误认为是痛经或者被医生误诊，失治误治的可能非常大，在临证过程中当遇到女性患者腹痛，一定要仔细询问病史，排除异位妊娠腹痛的可能。

当归芍药散治疗妊娠腹痛：警惕异位妊娠

【思政映射点】审慎细致。

【案例】当归芍药散出自《金匮要略》卷下"妇人怀妊，腹中疠痛，当归芍药散主之。妇人腹中诸疾痛，当归芍药散主之"。前者是指女性妊娠腹痛，后者是指女子腹部各种疼痛。这些都能用它治疗。《岳美中医案集》认为"此方之证，腹中挛急而痛，或上迫心下及胸，或小便有不利，痛时或不能俯仰。腹诊：脐旁拘挛疼痛，有的推右则移于左，推左则移于右，腹中如有物而非块，属血与水停滞"。方中川芎、当归、芍药和血舒肝，益血之虚；茯苓、白术、泽泻运脾胜湿，除水之气。方中重用芍药，芍药专主拘挛，能缓解腹中急痛。诸药合用，既疏瘀滞之血，又散郁蓄之水。临床上许多疾病都有腹痛的表现，以妇科妊娠相关腹痛最为隐蔽，许多患者以"痛经""胃痛"为主诉就诊于内科门诊，若仅以妊娠腹痛或痛经辨治会存在误诊可能。因此，对于育龄期女性腹痛，应该当仔细询问婚育史，明确是否妊娠，必要时以结合辅助诊断，排除异位妊娠可能。

【解析】异位妊娠是指孕卵在子宫腔外着床，是妇产科急危重症，如不及时治疗可能造成生命危险。异位妊娠在早期妊娠妇女中的发生率为2%~3%，常见腹痛、阴道流血等症状。经过诊查排除异位妊娠后，才可进行辨证施治。在临床中，我们应当审慎细致，诊断疾病时要明晰相似疾病之间的区别与联系，避免失治误治，保护患者的生命健康。

知识点4：辨证要点

腹痛辨证首要分虚实，次要分寒热，腹痛治疗以"通"字立法。

张景岳治疗蘑菇中毒

【思政映射点】理清证机，打破常规，敢于创新。

【案例】在明代医家张景岳的医案里，记载了一则治蘑菇中毒的病例。患者因吃了蘑菇而出现腹痛、腹泻、恶心、呕吐、呼吸困难等症状。患者家人先后请来三位当地名医，用的都是黄连、黑豆、桔梗、甘草、枳实之类的中草药。但患者愈发严重，甚至水米不进，严重消瘦，卧床不起，时而昏睡。危难之际，请张景岳出诊。张景岳仔细查看了参军的脉象及症状，于是立即提笔开了处方：人参、白术、茯苓、干姜、附子、甘草各15克，水煎服。患者家人不敢妄投补药，所以不敢照方抓药。张景岳解释说"蘑菇中毒分为阴毒、阳毒，根据患者的症状，患者没有中毒热象，应该属于阴寒之毒，因此只能用温性中药解毒"。在张景岳的坚持下，患者便遵医嘱服用汤药。果然，喝完两副药后，吐泻大减，继进三副，诸症消失。张景岳为扶患者已伤之正气，又以重剂熟地黄善后，最终患者康健胜昔。张景岳巧用补气温阳药治疗毒蘑中毒，一时被传为美谈。

【解析】《医学真传》云："夫通则不痛，理也，但通之之法，各有不同。调气以和血，调血以和气，通也；下逆者使之上行，中结者使之旁达，亦通也。虚者，助之使通，寒者，温之使通，无非通之之法也。若必以下泄为通，则妄矣。"张景岳认为过于通达而伤脾，采用补益的药物补土温脾。并且能紧扣"邪毒阴寒"之性创造性地采用温热的中药解毒，拥有打破常规、敢于创新的勇气。因此，作为中医人，在掌握好书本知识之余一定要善于思考，不要拘泥于常规，在临证过程当中要善于打破固定思维，选方用药从临床出发。

知识点5：论治要点

腹痛中医辨证分为寒邪内阻证、湿热壅滞证、饮食停滞证、气机郁滞证、瘀血阻滞证、中脏虚寒证，各个证型之间需仔细辨别。急腹症是以腹痛为主要临床表现的一类急性疾病，其基本治疗思路与以上六种证型有区别。

吴咸中治疗急腹症的成就

【思政映射点】博采众长，守正创新。

【案例】吴咸中是我国中西医结合领域开拓者之一，他科学地运用中西医两法之长，确立了中西医结合治疗急腹症的临床地位。在中西医结合治疗急腹症的理论体系方面进行了系统的探索，取得了显著的成绩。他主编的《新急腹症学》，《腹部外科实践》等专著，是该学科领域的权威著作。

吴咸中率先提出，在中医传统的"理、法、方、药"中，"法"是一个重要环节，抓住"法"，既可上溯求"理"，又可下达寻"方"，从而能有理论研究的突破，实现治疗效果。在这一思想指导下，他带领研究人员系统地研究了"急腹症治疗八法"中各法的代表方剂、药组及单味药物，并用实验阐明其作用机制。通里攻下法可以增加肠蠕动；增加肠血流量，改善肠管血运；降低毛细血管通透性，减少炎性渗出，限制炎性病灶扩散；促进腹腔内血液吸收，预防肠黏连；促进胆汁分泌，并有利尿作用，还可抑制细菌生长。活血化瘀法能增加肠血流量，改善微循环，改善血液黏滞度，促进腹腔渗液吸收，减少毛细血管通透性等。这类系统研究不仅从理论上说明了各法的作用机制，也扩大了各法的临床适用范围。他研制出"大承气颗粒""阑尾三片""胆系三片""复方大承气汤""清胰汤""活血清解灵"等。这些药制法严谨，工艺科学，疗效显著。

【解析】"明于道、究于理、博于学、精于业、通于变"是吴咸中治学思想的体现。他的研究思路，为中西医结合治疗急腹症的理论研究打开了一个突破口，在临床诊疗中发挥指导作用。作为现代中医人，我们应该学习这种敢于创新、勤求博采的学术精神，时刻记住我们身上所肩负的使命，为了人民的健康和中医药的伟大复兴而奋斗。戒骄戒躁，勤读中医书籍，在实践中学习中医知识，多学多思多问，敢于创新，打破中西医之偏见，凡是有利于减轻患者痛苦的方法，我们都应结合实际进行创新运用。

知识点6：预防调护

腹痛多与饮食失调有关，平素宜饮食有节，忌暴饮暴食，忌食生冷、不洁的食物，少食辛辣、油腻之品。

李时珍医案：不良生活习惯导致腹痛

【思政映射点】预防为先。

【案例】李时珍在《本草纲目》中记载了这样一则医案：有一患者嗜酒，一日三餐都要吃很多姜、蒜，盛夏时节很爱喝水，心中常郁闷，情绪不佳。某日，患者因右上腹一处胀痛来就诊，疼痛牵引右胁肋、上至胸口，只有平躺才会觉得舒服。病情发作时里急后重，频频腹泻，伴随小便清长、吞酸吐水、阳痿、厥逆的临床症状。患者自述喝酒或得热症状会稍微缓解，一旦受寒、过度劳累、行房、过饥、过怒便会立马发病，甚至一天发病数次。患者不发病时与常人无异。曾服温脾、胜湿、滋补、消导之类的药治疗，服用后只能稍微缓解症状，但疗效不佳，反复发作。李时珍认为，此病是由于平时生活习惯不佳，过饥过饱，内伤元气，导致清阳下陷不能上升，于是用升麻葛根汤合四君子汤，加柴胡、苍术、黄芪煎服，服后嘱患者饮酒一两杯以助药力。患者喝完药，顿时觉得清气上行，胸膈爽快，手足和暖，头目清明，诸症皆愈。每当发作时喝一副药，所有症状都可消失。

【解析】患者平素喜爱喝酒，酒能使人体腠理大开，津液易泄，久之易伤人正气。患者平素又喜食辛辣升散之品，徒增邪火。《黄帝内经》记载"少火生气，壮火食气"，久之必耗伤正气，正气不足则机体温煦防御功能受损，致使机体容易被寒邪所伤。因不良生活习惯日积月累，导致疾病反复发作，不易根除。生活中许多疾病都跟不良生活习惯有关，慢性病的产生是长年累月积蓄的结果。在临床中我们要学会详细询问病史，从病史中抓住疾病的诱因，适时对患者进行预防保健教育，传递"治未病"的中医养生观。

第七节　泄　泻

知识点1：概述

泄泻是以排便次数增多、粪便稀溏，甚至泻出如水样为主要表现的疾病。功能性疾病如肠易激综合征、功能性腹泻等以泄泻为主症的疾病，可以参照本节辨证论治。

心理因素是造成泄泻的原因之一

【思政映射点】学会管理情绪，关注心理健康。

【案例】肠易激综合征是常见的胃肠道疾病之一，具有时间持续性和症状发作间歇性双重特性。有研究表明，世界范围内有10%~15%的人口深受此病困扰。该病以腹痛、腹胀、排便习惯和（或）大便性状改变为临床表现。肠易激综合征的病因和发病机制尚不十分清楚，目前对肠易激综合征原因和机制的共同观点：多因素同时作用，引起大脑和肠道的互动异常，从而诱发一系列胃肠道症状。现代研究表明，心理因素失常，如心理压力过大、过度焦虑、抑郁等均可引起肠易激综合征。

中医学认为肝属木而脾属土，在五行上的关系是相克的。当人体长期处于焦虑、抑郁等情绪时就会影响肝气疏泄，久而久之肝木之气过于旺盛就会过度克伐脾土，影响脾的运化功能，表现为腹胀、泄泻、便溏。因此中医治疗由心理因素引起的腹泻，多采用疏肝理气、健脾止泻的方法，代表方为痛泻要方。

【解析】身心健康是指身体和心理都处于健康状态。我国在"健康中国行动"中专门设立了"心理健康行动"专项行动。心理健康促进行动的行动措施包括加强心理健康知识普及、构建心理服务网络等9个方面内容。我们应该关注自己的心理健康，及时排泄不良情绪。当无法走出不良情绪时，要及时寻求帮助，多与人沟通，给情绪一个宣泄口。

知识点2：诊断与鉴别诊断

泄泻的主要临床表现为大便次数增多，粪质稀薄，甚至泻出如水样。常因外感寒热湿邪，内伤饮食，脏腑功能失调等诱发或加重。四季均可发生，尤以夏秋两季为多。泄泻可见于急性肠炎、肠易激综合征、肠结核等多种疾病，临床上应警惕传染性腹泻。

警惕小儿传染性腹泻

【思政映射点】健康宣教，预防流行病。

【案例】在我国，腹泻的发病率仅次于呼吸道感染疾病的发病率，6个月至2岁婴幼儿发病率高，其中1岁内发病率约占半数。引起小儿腹泻的病因有很多，比较常见的是轮状病毒感染和诸如病毒感染。轮状病毒感染常发生在秋季，起病急，常伴发热和上呼吸道感染症状，多数无明显感染中毒症状。病初1~2天常发生呕吐，随后出现腹泻。大便次数及水分多，呈黄色水样或蛋花样便，带少量黏液，无腥臭味常并发脱水、酸中毒及电解质紊乱。本病为自限性疾病，数日后呕吐渐停，腹泻减轻，一般3~8天缓解，少数可能时间更长。诸如病毒感染在寒冷季节高发，常在餐馆、托儿机构、学校等地点暴发流行。首发症状多为阵发性腹痛、恶心、呕吐和腹泻，全身症状有畏寒、发热、头痛、乏力和肌肉痛等，可有呼吸道症状。吐泻频繁者可发生脱水及酸中毒、低钾。本病为自限性疾病，症状持续12~72小时，粪便及血常规检查一般无特殊发现。

【解析】秋冬季节是传染病高发季节，虽然轮状病毒和诸如病毒感染具有自限性，但起病急，病势猛烈，吐泻频繁者可发生脱水及酸中毒、低钾甚至导致死亡。此类病毒通过粪–口途径传播，常高发于餐馆、托儿机构、学校等人群密集之处，常造成儿童的大规模感染。该病的发生与不良的卫生习惯关系密切，学龄前儿童普遍缺乏卫生意识，便后、饭前洗手消毒的好习惯尚未养成。作为当代中医人，我们应在临床中做好卫生健康宣教工作，从源头遏制疾病的流行。在秋冬季节到来前，应提前进行疾病的预警，深入社区宣教，尽己所能地减轻疾病流行程度，缩小流行范围。

知识点3：论治要点

泄泻基本病机为脾虚湿盛。脾失健运，水湿不化，肠道清浊不分，传化失司。同时也与肝、肾有关。明·李中梓《医宗必读》有"无湿不成泻"之说。临床可用"利小便以实大便"的思路治疗泄泻。

利小便实大便：五苓散治疗泄泻

【思政映射点】临证用方从法出，法随证立。

【案例】"利小便实大便"是中医治疗泄泻的重要治疗方法。"饮入于胃，游溢精气，上输于脾，脾气散精，上归于肺，通调水道，下输膀胱。水精四布，五经并行"脾主升清，胃主降浊，水谷精微等营养物质的吸收和输布，有赖于脾胃的升清降浊功能正常；小肠为受盛之官，泌别清浊，脾胃与小肠功能正常，则二便正常。若脾失健运，则水湿生成输布异常，津液不能被正常吸收，加之小肠泌别清浊功能异常，导致清气在下可引起便溏。"利小便以实大便"二便分消，水从小便而去，则大便实，泄泻自止。利小便实大便的治法在治疗便溏的同时也治疗了大便黏腻不爽。临床上通过使用利水渗湿的中药，使水走膀胱，小便量增加，则腹泻自止。泄泻多以湿盛为主，重在化湿，佐以分利，根据寒湿和湿热的不同，分别采用温化寒湿与清化湿热之法。其中五苓散是"利小便实大便"的代表方剂，渗水利湿，温阳化气。五苓散的治疗作用并非单纯西医意义上的利尿，如中医名家赵锡武指出"五苓散为中焦淡渗健脾之剂，能恢复脾的功能，使脾阳振而吐泻止，而小便始利，非小便利而吐泻方止"。

【解析】"利小便实大便"是中医治疗泄泻的重要治疗方法之一，根据这个治法我们可以选择五苓散来治疗泄泻。中医治疗疾病分为三个步骤：因证立法，随法选方，据方施治。其中"法"和"方"是最重要的，我们首先通过望闻问切辨证，然后根据所辨之证选择治法，最后选择方剂，并根据患者的实际情况对方剂进行加减以治疗疾病。我们一定要掌握好专业知识，学习名家经验。很多治法都是前人经验的总结，具有很高的借鉴意义。比如"逆流挽舟法"治疗痢疾；"增水行舟法"治疗便秘；"透热转气法"治疗温病热入营分等，这些治法具有很好的代表性，非常值得青年中医深入学习。

知识点4：肝气乘脾证的辨证论治

肝气乘脾证的表现为腹痛则泻，每逢精神刺激或情绪紧张时即发生腹泻，泻后痛减，胸胁痞满，嗳气少食。舌淡红，苔薄白，脉弦。方药：痛泻要方（《丹溪心法》）加减。常用药：白术、白芍、防风、陈皮。

"风药"在泄泻治疗中的作用

【思政映射点】抓住病机，药到病除。

【案例】治疗肝气乘脾的泄泻要用痛泄要方，该方组成只有四味药，即陈皮、白术、白芍、防风，其中防风一药在方中用量少却不可或缺。清代徐大椿提出"凡药之质轻而气盛者，皆属风药"，防风属于风药的范畴。风药的命名起源于张元素的《医学启源》。此后，李杲继承他的观点，明确提出"风药"这一名称，并用以治疗内伤和脾胃疾病。风药在泄泻治疗中的作用主要表现在一下几个方面：第一，可以调畅人体气机，升清以止泻。中医认为，气的升降出入遵循固有规律。脾胃处于人体中焦，是气机升降的枢纽，临床上风药具有升、散等特性，不仅能够宣畅气机，还能够调节气血运行，助中焦脾胃健运，从而升清止泻。第二，升发体内阳气，胜湿以止泻。风药辛香，风属木，湿属土，根据五行相克理论，木能克土，即风能胜湿、化湿。风药升浮，可以升提下陷的清气；辛又能行气，香能醒脾化湿，可以调节中焦气机，恢复脾胃升清降浊的功能，从而止泻。第三，疏肝解郁，调肝止泻。风药入肝属木，升发调达，肝之疏泄功能正常，也能帮助中焦的运化，这也是痛泄要方中加入防风的重要原因。

【解析】风药并不是常规意义上治疗泄泻的药物，但是在治疗泄泻时加入风药，往往能取得较好的效果。历代医家认为泄泻的病机是"土湿木郁"。风药属木，能疏通肝气；风药具备升散之性，能助脾气上升，调节气机升降，升清举陷，有利于醒脾运脾。风药能胜湿止泻，健脾燥湿，调节中焦气机运行，升发肝胆阳气，帮助脾阳升清，从而达到治疗泄泻的目的。在临床中，我们要善于抓住疾病的主要病机，从事物的主要矛盾入手，把中医基本理论和临床相结合，从而达到事半功倍的效果。

知识点5：肾阳虚衰证的辨证论治

肾阳虚衰型泄泻又称五更泄，主要临床表现为黎明前腹部作痛，肠鸣即泻，泻后痛减，完谷不化，腹部喜暖喜按，形寒肢冷，腰膝酸软，舌淡苔白，脉沉细。代表方剂为四神丸。

五更泻与四神丸

【思政映射点】中医魅力，文化自信。

【案例】五更泻是泄泻中的一种。以黎明即泻，其余时间症状轻微为主要辨证要点，所以叫作五更泻。中医认为，肝主疏泄，疏泄就是疏通、发泄；肾主闭藏，闭藏就是关闭、收藏。正常人可控制排便，得益于肝之疏泄、肾之闭藏。肝肾协调，互相制约，疏泄和闭藏统一，大便就会正常。反之，如果肝气太强，疏泄太过，肾气太弱，不能闭藏，则大便频数。另一方面，如果肾闭藏太过，肝疏泄不及，又会大便闭而不行。这都是病态。五更泻的关键在于肾阳不足，命门火衰，因此以温补之法治疗多获捷效。

四神丸由补骨脂、吴茱萸、肉豆蔻、五味子组成，五味子、补骨脂、吴茱萸以温肾为主。因泄泻大都与脾有关，所以四神丸中加入肉豆蔻以温脾健脾。需要注意的是，无论泄泻是否在五更，出现手足不温、大便溏、食少、畏寒、舌淡、脉迟等命门火衰症状时，才算肾泻，属四神丸证。如果大便酸臭、腹满膨胀、舌苔黄腻、脉象弦数，虽泻在五更亦不属肾泻，非四神丸证。

【解析】四神丸治疗五更泻，体现了祖国医学"天人相应"的整体观。中医把五脏六腑与季节、十二时辰相对应，指导着临床医生诊疗疾病，效果良好。作为新时代中医人应该树立中医文化自信，感受中医文化的魅力，做好中医传承工作。文化自信是凝聚中华民族力量的向心力和实现中国梦的原动力。中医药学是中国古代科学的瑰宝，也是打开中华文明宝库的钥匙。坚定文化自信，弘扬中医药优秀文化，有利于促进健康中国建设。中医药作为中华优秀文化的重要载体，在坚定文化自信中发挥推动作用。

知识点6：脾胃虚弱证的辨证论治

脾胃虚弱型泄泻主要临床表现为大便时溏时泻，迁延反复，稍进油腻食物，则大便溏稀，次数增加，或完谷不化，伴食少纳呆，脘闷不舒，面色萎黄，倦怠乏力；舌质淡，苔白，脉细弱。治疗代表方剂为参苓白术散，该方出自《太平惠民和剂局方》。

《太平惠民和剂局方》：成方之巨著

【思政映射点】善于归纳总结，做好中医传承工作。

【案例】《太平惠民和剂局方》（简称《局方》）是宋代著名方书之一，是我国历史上第一部成药典，也是世界第一部由官方主持编撰的成药标准。本书从始创到定型，前后经历三个阶段，五次增补校订，经历了一个漫长的历史过程。

宋神宗时期，为便于管理置太医局，下设熟药所（亦名卖药所），专门修合良药出售。为统一制药标准，太医局编撰《太医局方》，此为《局方》之雏形。由于熟药所出售成药适合实际需要，并有可观的经济效益，故其发展极为迅速。随着规模扩充和业务兴旺，《太医局方》亟待重新修订，后经陈师文等整理校订形成《和剂局方》。《和剂局方》成书后不久，宋高宗南迁临安（今杭州），重新建立药局，改熟药所为太平惠民局，后经再次增删修订，《太平惠民和剂局方》最终定型，成为目前流传的版本。

书中许多方剂仍被广泛用于临床。本书是从事中医临床、教学、科研，以及从事中药炮制、制剂、调剂研究工作的必读书籍之一，也是中医药院校学生学习中药学、方剂学的重要参考书籍之一。治疗脾虚泄泻的常用方剂参苓白术散便出自此书，书中记载：治脾胃虚弱，饮食不进，多困少力，中满痞噎，心忪气喘，呕吐泄泻及伤中和不热，久服养气育神，醒脾悦色，顺正辟邪。

【解析】《太平惠民和剂局方》是我国第一部官修成药标准、方剂集成之作。我们常用的许多方剂都收录于本书，本书为中医药事业的传承做出了巨大的贡献。《局方》前后经历三个阶段，五次增补校订才最终定型，这是一个漫长的过程，同时也是知识不断积累、实践、勘误的过程，这也是《局方》中记载的方剂目前仍行之有效的重要原因。中华文明源远流长，五千年历史长河中佚失的文化如恒河之沙，唯有被归纳总结的知识才能更加完整的流传，且利于学习。我们应认真细致归纳总结书本知识，这样不仅能提高学习效率还能使大家站在前人的肩膀上去思考问题，让大家对中医有更深的理解。

知识点7：预防调护

　　泄泻的调养：平素养成良好卫生习惯，起居有常，调畅情志，保持乐观情绪，谨防风寒湿邪袭。饮食有节，以清淡、富营养、易消化食物为主。山药又称为薯蓣，具有益气养阴，补脾肺肾，涩精止带的作用，是一味药食同源的调理脾胃要药。

一味薯蓣饮调治泄泻

　　【思政映射点】药食同源；精研医术。

　　【案例】一味薯蓣饮出自张锡纯《医学衷中参西录》上册，取生薯蓣120克，煮水代茶频服。具有补肺肾，补脾胃，滋阴利湿，涩肠止泻之功效。主治劳瘵发热，或喘或嗽，或自汗，或心中怔忡，肠癌脾虚大便溏泻者，或因小便不利致大便滑泻，及一切阴分亏损之证。薯蓣是山药的别称，具有益气养阴、补脾肺肾、涩精止带的作用，是一味药食同源的上品中药。张锡纯记载了这样一则医案：一妇人，大概30多岁，泄泻数月，吃了很多药也没有好转，只能是慢慢拖着，时间久了，这个妇人竟到了生命垂危的地步了。妇人差人送信给她的父母。她父亲看到信后就来咨询张锡纯，问有没有什么方子可以救其女一命。张锡纯一听，嘱其用生山药磨成粉，煮粥的时候放进去熬好，每天服用三次。结果吃了两天病就好了，后面又吃了几天巩固，身体从此一直很健康。

　　【解析】张锡纯在《医学衷中参西录》写道"山药色白入肺，味甘归脾，液浓益肾，能滋润血脉，固摄气化，宁嗽定喘，强志育神，性平可以常服多服，宜用生者煮汁饮之，不可炒用，以其含蛋白质甚多，炒之则其蛋白质焦枯，服之无效"。作为中西医汇通学派的代表人物，张锡纯对药物功效的掌握可谓炉火纯青，取山药健脾、补益、生津、固摄之功效，独创一味薯蓣饮，不仅能治疗久泄，还能治疗慢性喘嗽、产后虚劳等病证。山药是我们日常生活中常见的食物，本方独用山药一味却能取得大效果，可见临床用药在精、专，而不在多、贵，在诊疗同时我们应对患者就饮食调护予以宣教，给予患者康养指导。

第八节　痢　疾

知识点1：概述

　　痢疾是以腹痛、里急后重、下痢赤白脓血为主症的疾病。本病具有传染性，多发于夏秋季节。《黄帝内经》中称为"赤沃""肠澼"，认为发病与饮食不节及湿热下注有关。

朱丹溪先补后泻治疗痢疾

【思政映射点】实践求真。

【案例】叶仪先生乃朱丹溪同窗。某年八月，叶患痢疾，腹痛、腹泻、里急后重，大便呈红白冻状，并伴随厌食、乏力，服药众多，均无疗效。恰闻丹溪至此，遂请丹溪来家诊治，但服用丹溪之方后病情愈重。叶对丹溪之医术深信不疑，坚持服药十余天，此时见絮状的痰牵丝不断，时时从口中吐出，呼吸亦有堵塞感，腹痛腹泻丝毫不减。叶仪见状已是心灰意冷，外界传叶仪已然病故。丹溪听此传言，并不理会，只按照原计划诊疗，后为叶仪诊脉，见时机已到，开小承气汤两副。叶仪服药后，顿时觉得上下通畅，前日里所有不舒服之感都减轻了，好似病邪均从上走到下，从大便而出。至第二日，病情松缓大半，已经能吃小半碗粥了。后经丹溪药方调养，身体逐渐恢复。

有人问朱丹溪诊疗此病的思路，朱丹溪说叶之脉象呈虚损之象，虽其形不瘦但面色萎黄，这与他平日教书说话过多伤及中气有关。叶仪做学问常废寝忘食，饮食饥饱不规律，有时太饿就容易吃多，中气不足不能推动所积之食下行，久之便使中焦清浊不分，发为此病。欲治此病，需用泻药泻掉体内的积滞，然其身体不能承受泻药之峻猛。余遂特意用了人参、白术、陈皮、芍药等补药10多副，补药在培补身体的同时也助长了邪气，病情自然会加重。但如果没有这10多天的补药，他的身体就受不住后来泻下的小承气汤。因此应先用药补养受伤的胃气，然后用泻下药泻去他的积滞，这个病就好了。

【解析】实践是检验真理的唯一标准。对于医学生而言，走上工作岗位之后需快速提高个人的诊疗水平。否则面对纷繁复杂的疾病，往往无从下手，因此需要大量的理论知识作为根基，并在实践中不断检验。纸上得来终觉浅，绝知此事要躬行。若只苦学理论，在面对患者时就很难变通。此先补后泻之例，便是朱丹溪圆机变动，不拘理论之法，是他在临床中经过反复实践验证出来的。在临证中，我们要能够把书本知识与患者实际情况相结合，临床诊疗时多加思考，不可拘泥于理论。通过实践，才能检验我们所学的知识，才能从根本上提高临床诊疗水平。

知识点2：病因病机

痢疾的病理性质有寒、热、虚、实之分。病位在肠，与脾、胃相关，久则累及于肾。初期多为实证，久痢多虚实夹杂证。痢久则可伤脾及肾，耗伤精血。若痢久正虚邪恋伤及阴血，或伤及阳气，则可转化为阴虚痢或虚寒痢。若因痢疾补涩过早，或痢久迁延正虚邪恋，或痢疾失于调养，也可转化为时作时止之休息痢。

续断治疗痢疾之妙用

【思政映射点】重视经验、传承，敢于实践。

【案例】续断为川续断科植物川续断的干燥根，因能"续折接骨"而得名，具有补肝肾、强筋骨、续折伤、止崩漏的功效。

李时珍在《本草纲目》中记载了续断治痢的故事：在宋朝，有个官吏叫张叔潜，在任剑州知州时曾患血痢，请当地医生治疗，医生给他开了一个很奇怪的药方，即用平胃散一两，加川续断末二钱半，每次用二钱，水煎，服后即愈。南宋绍兴年间，张叔潜的儿子在浙江会稽为官，此地流行传染性痢疾，张叔潜就把这个药方传授给了患者，大部分患者服后觉得很有效。李时珍很重视前人的经验，他在临床中也常用这个药方，发现续断确实具有治疗痢疾的功效，故他在《本草纲目》中介绍续断时，除了强调续折接骨的作用外，还指明"小儿痢服之效"。后世医家在研究续断治痢的作用中加以释义：续断为补阳药，治疗阳虚久痢效果佳，而小儿阳气尚未成熟，小儿之阳相对于成人乃不足之阳，故续断对小儿痢亦有效。

【解析】中医学来源于古代劳动人民的实践，最初在理论还没完善的时期多以经验口授的方式传承，后来随着社会的进步，中医学也迎来了发展，逐渐形成了以阴阳五行为基础，以整体观念、辨证论治为特点的理论体系。经验、传承、实践、创新是中医学发展不可回避的问题。中医前辈的经验来源于实践，我们作为年轻中医人应传承前辈们的诊疗经验，将理论知识应用于实践，体悟中医的深刻内涵。

知识点3：诊断

痢疾在中医理论上对应西医的细菌性痢疾、阿米巴痢疾、溃疡性结肠炎还有结直肠恶性肿瘤等，范围比西医痢疾要更广。

痢疾和泄泻中西医概念的区别

【思政映射点】中西医差异；严谨求真。

【案例】痢疾在中西医概念上是有所差异的，所以中西医病名我们不可以混淆，以免带来误解。西医的痢疾单纯指细菌性痢疾，有急、慢性之分，特点是腹痛、腹泻、黏液脓血便，腹泻主要以大便稀溏、次数增多，黄色水样便等为主要表现。中医认为临床上以腹痛、腹泻、黏液脓血便等为特点的疾病均可称为痢疾，常具有传染性，多发于夏秋季节。痢疾在中医理论上对应西医的细菌性痢疾、阿米巴痢疾、溃疡性结肠炎、结直肠恶性肿瘤等，范围比西医痢疾要更广。泄泻对应西医急性胃肠炎，如大肠埃希菌超标、轮状病毒感染的急性胃肠炎，还可以是受凉感冒、胃肠型感冒等伴湿热型泄泻或者脾胃虚寒型泄泻。

【解析】部分西医学的病名与中医学的病名意义不同，常令初学中医者无所适从。当代医学生，应树立基本的中医观，对于中医、西医有歧义之处，应该充分发挥学科特长，并基于学科属性提高个人理论知识。

知识点 4：鉴别诊断

痢疾与伤寒传播方式比较类似，都是通过粪-口途径传播。伤寒患者会出现持续性的发热、玫瑰疹、相对缓脉、肝脾肿大。痢疾的患者会出现腹泻、腹痛、下痢赤白脓血等症状。二者可通过病原学检查来区别。

伤寒玛丽：无症状感染者

【思政映射点】防疫意识。

【案例】无症状感染者，指的是那些虽然被感染，但却没有因此发病，身体状况良好的人。可怕的是，这类携带者，会作为传染源感染其他人。在人类历史上，就有一位超级无症状感染者，尽管病菌在她体内集聚，但她却从未发病，甚至成为超级传播者，她就是"伤寒玛丽"。

"伤寒玛丽"，本名叫玛丽·梅伦，生于爱尔兰，15岁时移民美国。玛丽虽然身体一直健康，却携带伤寒杆菌。玛丽相继传染多人，最终被隔离。医生对隔离中的玛丽使用了可以治疗伤寒病的所有药物，但伤寒杆菌却一直顽强地存在于她的体内。最终玛丽于1938年11月11日死于肺炎，而非伤寒，享年69岁。

【解析】无症状感染者在疾病早期大多无明显临床症状，但却具有一定的传染性。因此在临床上应给予重视，发现之后应及时上报，同时应给予患者适当处理。作为医学生，应时刻秉承爱伤爱患意识，在接诊患者时小心对待，同时也应做好个人防护，尤其在进行侵入性治疗时，务必在接触患者前后做好无菌处理，注意不要直接碰触患者的体液，如血液、汗液、痰液等。

知识点 5：疫毒痢的辨证论治

疫毒痢证候表现为腹痛，里急后重，痢下赤白黏冻便、白多赤少，或纯为白冻，脘闷，头身困重，口淡，饮食乏味，舌质淡，苔白腻，脉濡缓。

孙思邈巧用大蒜治疗痢疾

【思政映射点】辨证论治，用药不分贵贱。

【案例】孙思邈是隋唐时期的名医，他医术高超，医德高尚，被后人称为"药王"。孙思邈在十八岁时便立志学医，二十岁就开始为乡邻治病。青年时期的孙思邈就对古典医学有深刻的研究，对民间验方十分重视，一生致力于医学临床研究，对内、外、妇、儿、五官、针灸都很擅长。孙思邈创造性地提出许多理论，填补了中医学史的空白，如其对于"阿是穴"的精论，至今仍指导着中医针灸医师取穴。

一年夏天，一位二十多岁的青年得了痢疾，诸医诊治无效，原本健硕的青年如今却命在旦夕，青年家人心急如焚。听闻孙思邈医术精妙，于是远赴请诊。孙思邈慨而应诊，详细询问了患者发病以来的症状、他医用药情况等。询毕，孙思邈暗忖，患者泄利，久治无效，应责之于邪盛正虚。宜先泻后补。孙思邈就抓了一副泻药让患者喝下，等到他泻过三次后，孙思邈给患者端了碗热面条，嘱患者趁热食用，面条里放了许多的蒜，患者一吃就辣得头上直出汗。孙思邈看邪气已去，又开了两副补药善后，患者两天就好了。原来，孙思邈发现大蒜治疗暴痢效果很好，于是便让患者食用以助药力。以蒜治病并非个例，他还曾将大蒜捣碎贴于患者的脐中，或敷两足心，来除痢止泻。一小儿腹泻，孙思邈将带皮大蒜在火上烧烤了二三个，待蒜皮焦黑，肉软熟时让患儿吃，因已没有多大辛辣味，易被患儿接受，服后即可止泻。

【解析】大蒜是厨房常用食材，鲜有医家以其治病。但孙思邈通过自己的实践和对疾病、药性的充分了解，创造性地运用大蒜治疗痢疾，并取得了非常好的疗效。其实药物和食物最大的区别就是药物有较大的偏性，而食物多性质温和。药食同源的药物，比如山药、生姜、桑椹等，多性平质和，常被用作药膳食疗。我们在临证用药的时候，应该仔细辨证论治，通过辨证论治的结果选方用药，不要拘泥于药、食之差。药若对证，虽方小药廉亦能收获良效。

知识点6：休息痢的辨证论治

休息痢的表现为痢下时发时止，迁延不愈，常因饮食、气候、劳累而诱发，发作时大便次数增多，夹有赤白黏冻，腹胀食少，倦怠嗜卧。舌淡，苔腻，脉濡软或虚数。方药：连理汤加减。

清末名医张乃修巧施补泻治疗休息痢

【思政映射点】灵活应变，圆机活法。

【案例】休息痢的特点是痢疾迁延不愈，反复发作，相当于西医的慢性肠炎。疾病日久不愈，机体处于正虚邪恋的状态，正气亏损无力抗邪。其主要病机为正虚，在治疗的过程中尤其要注意培补正气，在扶正的同时兼顾祛邪。

清末名医，张乃修，字聿青，代表作《张聿青医案》。该医案中记录了一则治疗休息痢的医案：患者，女，患休息痢日久，呈现气虚夹湿热之象，这种证候往往补泻两难，于是张乃修选择七补三泻的治法，根据患者服药后的反应调整药方。一诊遣方为炙绵芪二钱、茯苓四钱、广木香五分、升麻醋炒四分、炒于术一钱五分、诃黎勒三钱、广陈皮一钱、柴胡醋炒五分、党参二钱、生熟草各一分。患者服后痢下次数稍减。复诊运用补法，去木香、升麻、陈皮加炮姜、炒川连、归身炭、真阿胶（蛤粉炒），服后脉症相安，再守效方合驻车丸加菟丝子治之。四诊查下痢虽减，仍有黏腻，考虑肠胃湿热留恋，脾阳不能升举，再予炙绵芪、阿胶珠、党参、炮姜、煨诃子肉、炒川连、白术炭、茯苓、炙草、当归炭治之，四诊而愈。

【解析】案例中张乃修采用七补三泻的治法治疗休息痢，可看出中医病机多变。中医临床思维核心在于对病机的辨识，正确辨识病机离不开医家对医理的推敲和理解。只有在辨证推导过程中灵活应变，才会拨开迷雾看到本质。因此，我们在治疗时要根据患者的病情、体质、病因等进行综合判断和个性化调整。

第九节　便　秘

知识点 1：概述

便秘是指排便周期延长；或周期不长，但粪质干结，排便艰难；或粪质不硬，虽有便意，但便出不畅的病证。历代医家对便秘有不同的见解。

古代医家对便秘的认识

【思政映射点】辩证唯物主义世界观。

【案例】"便秘"病名首见于《黄帝内经》，指出便秘与脾胃、小肠、肾有关，"太阴之厥，则腹满䐜胀，后不利"。东汉时期，张仲景则称便秘为"脾约""闭""阴结""阳结"，认为其病与寒、热、气滞有关，提出了便秘寒、热、虚、实不同的发病机制，设立了苦寒泻下的承气汤，养阴润下的麻子仁丸，理气通下的厚朴三物汤诸方，以及蜜制药"内谷道中"、猪胆汁和醋"灌谷道内"诸法，为后世医家认识和治疗本病确立了基本原则，有的方药至今仍广泛应用于临床。《诸病源候论》指出引起便秘的原因很多，与五脏、阴阳虚实寒热均有关系。金元时期，《丹溪心法》认为便秘是由于血少，或肠胃受风，涸燥秘涩所致。直至明清，张介宾按仲景之法把便秘分为阴结、阳结两类，认为有火为阳结，无火是阴结。《石室秘录》记载"大便秘结者，人以为大肠燥甚，谁知是肺气燥乎？肺燥则清肃之气不能下行于大肠"。《杂病源流犀烛》记载"大便秘结，肾病也"。以上指出大便秘结与肺、肾均有密切关系。

【解析】从历代医家对便秘的认识我们可以发现，对疾病的认识是一个缓慢的发展过程，前人对便秘的认识不一定全面、准确，但是随着时间的推移，后人站在前人的肩膀上，通过实践去检验认识，对便秘的认识逐渐清晰。世界是可以被认识的，认识是一个辩证发展的过程，这是一个实践到认识再到实践的过程。唯物主义认识论要求我们要从实践中来到实践中去，用实践去检验认识的正确性；正确的认识能够指导实践取得成功，错误的认识会把人们的实践活动引向歧途。因此，我们在认识疾病的过程中要以实践为中心，不断去实践、去创新，提升自己对于疾病的认识，为中医的发展注入新的活力，推动中医学的发展。

知识点2：病因病机

便秘可能与热盛、气滞、寒凝、气虚、血虚、阴虚相关，主要病机为大肠传导失司。大肠与肺相表里，肺的肃降与大肠传导功能息息相关，治疗便秘可辅之以降肺气之法。

史载用紫菀治便秘

【思政映射点】辨证论治，稳抓病机；若遇难症，巧妙变通。

【案例】宋代施彦执编著的杂录《北窗炙輠录》中记载了这样一则小故事。宰相蔡京患便秘，苦不堪言。但是由于宰相喜补恶泻，不愿意服用大黄之类的泻下药，导致群医束手无策。有一医者史载之听说后，前往诊治。彼时史载之尚不出名，经过望、闻、问、切诊疗后，史载之道："请求二十文钱。"蔡京好奇地问史载之要干什么，史载之答："欲购买中草药紫菀！"史载之买到紫菀后，将紫菀研磨成粉末让蔡京服下，不一会宰相就有了便意。旁人问这是何缘故，史载之回答："大肠，肺之传道。今之秘结无它，以肺气浊耳。紫菀能清肺气，是以通也。"

【解析】肺与大肠相表里，肺气不降，大便不畅，肺的肃降与大肠传导功能息息相关，紫菀"辛而不燥，润而不寒，补而不滞"，能降肺气，肺气一降，大肠气下，壅滞得开；再加上其体润，能润大便燥结，故自然有效。医书多载大黄、芒硝通便；史载之先生用紫菀肃肺降气以通大肠，是从脏腑气化辨治入手的。郑钦安在《医法圆通》中言："病之当服，附子砒霜皆是至宝；病之不当服，参芪鹿茸枸杞皆是砒霜。"蔡京不肯服用大黄等泻下药，实则是偏见，若非遇到史载之这种巧妙变通的名医，则性命堪忧。"智欲圆而行欲方"，中医之学，讲的是因人、因地、因时制宜，在临床中我们应当稳抓病机，结合患者诉求，融通四方所学，深谋远虑，为患者的健康保驾护航。

━━ **知识点3：鉴别诊断** ━━

便秘日久可能会出现腹部包块，其他诸如积聚在内的疾病也会有此特征，临床如扪及腹部包块则需要仔细鉴别。便秘者所致包块常出现在左下腹，可扪及条索状物，与肠形一致，压之变形，排便后消失或减少。

宋代名医许叔微治阳明便秘

【**思政映射点**】共情患者，坚守自我。

【**案例**】许叔微（1079-1154年），字知可，南宋医学家，曾为翰林学士，钻研医学，活人甚众。《普济本事方》是许氏数十年医疗经验的结晶，采方简要，理论清晰，有较高的实用价值。

书中记载了一则医案：一患者，得了伤寒五六日，镇上没有医生，于是派人来到郡上请许叔微，许叔微诊视后说："脉洪大而长，大便不通，身热无汗，属于阳明证，必须用泻下法，把大便排出来。"患者家属说："病者七十岁了，恐怕承受不了泻下法吧。"许叔微说："热邪毒气蓄积在阳明肠胃，不管老年壮年都应当用下法。"家属说："全听您的，放手治吧。"于是许叔微用了大承气汤，但半日过去了没有反应，诊其病，症状丝毫没变，于是问："药喝完了吗？"家属说："怕患者气虚禁不起猛药，只是服了一半。"于是许叔微说："再喝一服药！"并亲眼看着患者喝下去，不到一个小时，患者便索要便盆，先下燥屎十几枚，然后又泄了一通，秽臭不可近，遍身出汗，两个小时后，汗止身凉，疾病痊愈。

【**解析**】外感风寒，邪气入里，正邪相争，内传阳明，化热入里，燥屎内结，不能排出，从而形成阳明证。患者脉大、身热、便闭乃一派阳明实热证之候，脉洪大说明有热在里，脉长提示气血未虚，虽患者年纪较大但里热炽盛、气血不虚，故大承气汤是十分对症的。家属忧心患者体弱不堪泻下，质疑医者用药，险些贻误病情。我们在临床中应该树立爱伤意识，在理解共情患者家属的忧患之心的同时，也要坚持自己的专业判断，不可因患者或家属的质疑而放弃正确的选择。

━━ **知识点4：辨证要点** ━━

便秘的病性可概括为虚、实两个方面。热秘、气秘、冷秘属实，气血阴阳亏虚所致者属虚。虚实之间常相互兼夹或相互转化。临床应注意鉴别，不要盲目使用泻药。

泻药的危害

【思政映射点】抓住事物的主要矛盾。

【案例】泻药是能增加肠内水分，促进蠕动，软化粪便或润滑肠道以促进排便的药物。常用的泻药分为润滑性泻药、容积性泻药、刺激性泻药（接触性泻药）、渗透性泻药、大便软化剂等几种，而其中刺激性泻药（接触性泻药）在便秘群体中的使用范围较广。该药的组成主要包括中药番泻叶、大黄、芦荟和西药比沙可啶等，这类药可以刺激肠壁，通过增加肠道蠕动促进排便，可用于暂时性通便。若便秘患者依赖该药物通便，会导致肠道分泌功能不足，大便更难解下，长期服用泻药则会导致肠道产生依赖，肠道蠕动脱离泻药无法实现自主蠕动，甚至由功能性病变发展为难以治疗的器质性便秘。并且，刺激性泻药几乎都含有"蒽醌类化合物"，摄入过多则会对肠壁产生刺激，经过一系列化学反应及细胞坏死、吞噬的过程，形成色素沉着，使肠表面变成黑色而导致黑变病，增加患结肠癌的危险。

【解析】泻药对于肠道功能损害大，长期使用不可取。正确使用中药综合调理肠道功能能直击病灶。中医治病讲究天人合一、三因制宜，因人、因时、因地治疗疾病，其实这也是在强调差异化治疗疾病。做到差异化治疗疾病，最重要的点就是辨证务必准确。唯物主义辩证法认为在复杂事物自身包含的多种矛盾中，有主次、重要与非重要之分。主要矛盾是指处于支配的地位，对事物发展起决定作用的矛盾，正确辨证要优先抓实主要矛盾。便秘在不同人身上的表现各有不同，我们要学会分清矛盾主次，抓住其中的主要矛盾，准确辨证，正确施治。

知识点5：热秘证的辨证论治

热秘见大便干结，腹中胀满，口干口臭，面红身热，心烦不安，多汗，时欲饮冷，小便短赤。舌质红干，苔黄燥，或焦黄起芒刺，脉滑数或弦数。可用麻子仁丸加大黄、芒硝等。

大黄的功用

【思政映射点】事物具有多样性，要全面地看问题。

【案例】大黄是我们常用的治疗便秘的中药，可以治疗阳明腑实证导致的便秘，比如大承气汤中便使用到了大黄。大黄性寒，具有清热泻火、泻下攻积的功效，可以用于治疗热邪聚结于胃肠引起的大便干燥、排便困难、腹胀、腹痛等症状。大黄味苦，具有凉血止血的功效，有助于缓解血热引起的吐血、衄血、咯血、咽喉肿痛、牙龈肿痛、目赤肿痛等症状。现代药理学研究发现，大黄化学成分有蒽醌及其苷类、蒽酮及其苷类、多糖类、鞣质类等。研究表明大黄主要功能是调节胃肠功能，比如泻下作用、治疗胃动力不足、保护消化道黏膜的作用等；还有抗炎和抗病原微生物、保护心脑血管、抗肿瘤、保肝利胆、抗衰老及调节雌激素水平等药理作用。

【解析】唯物主义世界观决定了事物具有多面性，要求我们全面地看待事物。全面地看待事物引导我们了解世界的真理。狭隘地、片面地看待问题和事物，是不可取的行为，这会禁锢我们的思维，阻碍认识的发展。我们在学习中医的过程中也要全面地看问题，正确看待药物的偏性、全面理解药物的功效主治和配伍差异，深刻理解中医学理论体系中的"整体"观念，增加知识的广阔性。事物都具有多样性，无论是在治疗疾病、选方用药上，还是在为人处世方面都应该树立全面看问题的观念。只有全面地看待问题，才能学好中医，推动中医的进步。

知识点6：便秘的外治法

对于年老体虚、服药不应的便秘患者，目前临床多采用中药灌肠的方法进行治疗。将相应的口服方剂煎成150~200ml，去渣，温度控制在37℃左右，把导管放入肛门内约15cm，缓慢推注或滴注药液，保留20分钟后，排出大便。

张仲景"蜜煎导法"治疗便秘

【思政映射点】开拓创新，推动认知的发展。

【案例】张仲景年少时从师于张伯祖学医，由于他聪颖博达，杂学旁收，进步很快。一天，来了一位唇焦口燥、高热不退、精神萎靡的患者。老师张伯祖诊断后认为这是"热邪伤津，体虚便秘"所致，需用泻药帮助患者解出干结的大便，但患者体质极虚，用强烈的泻药患者身体受不了。张伯祖沉思半晌，一时竟没了主张。张仲景站在一旁，见老师束手无策，便认真思考。张仲景取来蜂蜜，放进一只铜碗，就着微火煎熬，并不断地用竹筷搅动，渐渐地把蜂蜜熬成黏稠的团块。待其稍冷，张仲景便将其捏成一头稍尖的细条形状，然后将尖头朝前轻轻地放进患者的肛门。一会儿，患者便排出大量粪便，病情顿时好了一大半。由于热邪随粪便而出，患者没几天便康复了。张伯祖对这种治法大加赞赏，逢人便夸。后来，张仲景在总结自己治疗经验，著述《伤寒杂病论》时，将这个治法收入书中，取名叫"蜜煎导法"，该法用来治疗伤寒病津液亏耗过甚，大便硬结难解的病证，备受后世推崇。"蜜煎导法"是早期治疗便秘的栓剂。

【解析】人们对事物的认知来源于生活实践，正确的认识又反过来指导实践。张仲景立足于生活实践，结合所学习的中医理论，结合实际勇于创新，开创了"蜜煎导法"，用来治疗伤寒津液亏耗过甚、大便硬结难解的病证。"蜜煎导法"沿用至今，推动了中医外治法的发展。创新是客观规律和主观能动性的统一，要求我们从实际出发。客观实际是不断发展变化的，我们也要发扬创新精神。我们的认知具有反复性、无限性和上升性，这就要求我们与时俱进，开拓创新，在实践中认识真理，在实践中检验真理。在学习中医的过程中，我们要注重实践，从实践中获得灵感，站在前人的基础上，开拓创新，为中医注入新的活力，推动中医药文化的发展。

知识点7：预防调护

便秘的预防调护应注意饮食调理，膳食以清淡为主，避免过食辛辣厚味或饮酒无度，勿过食寒凉生冷，多吃粗粮果蔬，多饮水。避免久坐少动，宜多活动，以疏通气血。养成定时排便习惯。避免过度的精神刺激，保持心情舒畅。便秘不可滥用泻药。泻药使用不当，反而加重便秘。

便秘的预防调护：三分治七分养

【思政映射点】树立正确疾病观，科学调护。

【案例】便秘患者需要注意以下内容。热病之后，由于进食甚少而不大便者，不必急以通便，只需扶养胃气，待饮食渐增，大便自然正常。对于年老体弱及便秘日久的患者，为防止过度用力努挣，而诱发痔疮、便血，甚至真心痛等疾病，可配合灌肠等外治法治疗。饮食方面，可采用食饵疗法，如黑芝麻、胡桃肉、松子仁等分，研细，稍加白蜜冲服，这对阴血不足之便秘，颇有功效。日常生活中，可以适当补充膳食纤维，多吃芹菜、青菜以促进肠道蠕动从而缓解便秘；还可以吃西梅、火龙果、柚子、香蕉、猕猴桃等有助于排便的水果。适度的运动也有助于肠道蠕动，促进排便。

【解析】中医认为，疾病的发生发展是一个正邪交争的过程，正气不足或者邪气过盛都会导致身体功能受到损害，从而表现为各种疾病。因此，在治疗疾病的过程中不仅要驱邪外出，还需要恢复人体的正气。在疾病的恢复期，此时邪去正衰，想要身体恢复如常，便需要我们避风寒、调饮食，注重从生活方式和饮食方式上调节机体功能，使正气逐渐恢复。作为中医工作者，我们应该树立正确的疾病观，明白大多数疾病的发生都与不良生活习惯有关，在治病的过程中我们不仅要选择合适的药物，还要帮助患者改变不良的生活习惯，更要向患者宣讲疾病的预防及调护，提高治疗效果。

（孙中莉　熊　倩　李哲武）

第四章　肝胆系病证

第一节　胁　痛

知识点1：概述

胁痛是以一侧或两侧胁肋部疼痛为主症的疾病。因情志不遂、饮食不节、跌扑损伤、久病体虚等因素导致肝络失和，或肝络不通，或络脉失养从而出现胁痛症状。

医界传奇——中国肝胆外科之父吴孟超

【思政映射点】爱党为民；勇于创新。

【案例】我国肝胆外科的开拓者吴孟超，从医70余年来，始终把为党分忧、为国解难作为己任。吴孟超和他的团队在肝胆外科领域从零起步、坚持不懈、攻坚克难，十余年的刀耕不辍让我国肝癌临床确诊率达到98%以上，小肝癌手术成功率达100%，居世界领先水平。他创造性地提出"五叶四段"的解剖学理论，建立"常温下间歇肝门阻断"的肝脏止血技术，成功施行了以中肝叶切除为代表的一系列标志性手术。他带领同伴完成了我国第一例肝脏外科手术，为我国开创肝胆外科奠定了基础，使我国肝癌手术成功率从不到50%提高到90%以上，被誉为"中国肝胆外科之父"。官方统计数据显示，在长达75年的从医生涯里，他拯救了超过16000名患者的生命。

【解析】"一个人生命有限，你不抓紧一下就过去了，所以我们要抓紧时间，分秒必争，为人民，为国家多干点事"这是吴孟超的缩影，也是他一辈子的追求。"勇闯禁区，勇于创新，永远争先，永不满足"是吴孟超毕生的信念。在他身上，充分体现了新时代人民军医忠诚使命的坚定信仰、创新超越的过硬本领和建功战位的价值追求。我们要学习他追求光明、爱党报国的坚定信念，勇攀高峰、不断创新的进取精神，奉献社会、倾心为民的高尚品格，忘我工作、不懈奋斗的人生境界，用"知不足""不知足"的劲头投身于新时代社会主义的建设洪流中去。

饮食积滞是胁痛的重要病因。过食肥甘厚味，脾失健运，湿热内生，蕴于肝胆，肝胆失于疏泄，则发为胁痛。

胆之病，从"肠"计议

【思政映射点】健康饮食。

【案例】中医所说之"胆"包括整个胆道系统，即包括胆管和胆囊。"胆者，中清之府"以通降为顺，胆病多为有形之邪，最为常见的就是胆石，在《灵枢》中记载"胆足少阳之脉……是动则病口苦，善太息，心胁痛，不能转侧"。

中医认为，胆病的原因包括情志不畅、饮食不节。《难经》中"胆"有"青肠"之谓，其与大肠、小肠同名同类同气，吴鞠通的《医医病书》中说"胆无出路，借小肠以为出路"，胆直接降泄入小肠，发挥其辅助消化作用。腑气不通，胆汁不能循正常途径排泄，从而瘀滞而发为胆石症，导致右侧胸胁疼痛。

临床上因胆胃、胆肠生理功能失常而引起的内科疾病繁多，如胆囊炎、胆石症患者，常出现脘腹胀满、恶心、呕吐等胃失和降的症状。经过历代医家的总结，将治法大致归纳为以下几种。若见少阳胆热偏重，兼有湿热内阻肠腑证，宜清胆和胃，选用蒿芩清胆汤；若因胆虚气逆，痰热上扰，宜清胆降胃，选用温胆汤治疗；若因肝气郁结，胆气不疏，胃气郁滞，宜利胆和胃，选用四逆散和茵陈蒿汤；若见胆虚气怯，脾胃虚寒证，选用安神定志丸合黄芪建中汤等。

【解析】《嘉业堂丛书》中说："养生之道，莫先于饮食。"食物，不仅提供能量，更与身体健康密切相关，饮食不慎则可能会导致五脏受伤，诱发如胆囊炎、胆石症等疾病。健康的饮食方式有助于抵抗疾病，保持身体健康。

胁痛以疏肝和络止痛为基本治则。实证之胁痛，宜用理气、活血、清利湿热之法；虚证之胁痛，宜用滋阴、养血、柔肝之法。若久病已入血络，治宜辛润通络法。

温病学家叶天士论胁痛

【思政映射点】学术创新。

【案例】温病学家叶天士对肝系疾病有独特的认识。他提出"肝体阴而用阳"，并依据肝脏这一特点采用柔药治疗，即"肝脏，非柔润不能调和""肝为刚脏，宜柔宜和"。对于伤及肝脾之络者，叶氏提出用辛润通络法治之，即辛味药与润燥通络药配伍使用。叶氏认为"络主血，药不宜刚""大凡络虚，通补最宜"。《临证指南医案》载："肝络凝瘀，胁痛。须防动怒失血。旋覆花汤加归须、桃仁、柏仁。"旋覆花汤能行气活血、通阳散结，再佐以当归、桃仁、柏仁辛润通络。全方虽辛但润，无刚燥升散之弊，故可治疗络脉凝瘀且络中营血不足之证。

【解析】叶天士在前人医学理论上继承创新，独创"辛润通络法"，为治疗胁痛提供了独特的治疗思路。"创新是科学房屋的生命力"中医之所以是我国古代科学的瑰宝，离不开历代医家遵循中医药发展规律，传承精华，守正创新。传承精华，中医发展才能源远流长；守正创新，中医发展才会清流激荡。我们应敏于观察，勤于思考，善于综合，勇于创新，推动中医文化行稳致远。

知识点4：肝郁气滞证的辨证论治

肝郁气滞证胁痛为临床常见的胁痛证型，该证型的主要表现为胁肋胀痛、走窜不定，甚则引及胸背肩臂疼痛，每因情志变化而增减，可伴胸闷腹胀、嗳气频作，得嗳气则胀痛稍舒，舌苔薄白，脉弦。治以疏肝理气，代表方柴胡疏肝散。

路志正胁痛之经验方——木土和合汤

【思政映射点】以和为贵。

【案例】国医大师、"首都国医名师"路志正崇尚脾胃学说，认为脾胃为后天之本，气血生化之源，气机升降的枢纽，认为人以胃气为本，治病注重调理脾胃。路老认为若邪陷少阴，阳郁不达，会出现肝脾失和之胁痛，创立经验方木土和合汤。该方来源于小柴胡汤和四逆散。该方有疏肝解郁、调脾和中功效。小柴胡汤中柴、芩并用，疏利枢机；柴、芩与姜、夏又可辛开苦降，宣畅三焦；再配参、枣、草，则是扶正祛邪，攻补兼施之剂。四逆散用柴胡疏肝利胆，透达阳郁；枳实降胃导滞，行气散结。二者一升一降，运转枢机，透达阳气。芍药平肝养营，甘草补中益气。二者一柔一缓，调和肝脾。加佛手、郁金疏肝解郁，药性平和，不伤正气。

【解析】中医药文化始终贯穿着协调和平衡的"中和"思想。中医认为对不同事物或矛盾的另一方应采取包容和协调的态度，注重纠正一方的偏胜或偏衰，使不同事物或矛盾双方维持相对平衡稳定、协调发展的状态。该方疏肝解郁同时调脾和中，平衡脏腑，以改善和恢复人体"和谐"为目的，以协调人体平衡为宗旨，充分体现中医药文化和谐、平衡的理念。在临证时，我们要以"和"思想认识和治疗疾病。在生活中，我们也应以"共生、互惠、合作、共赢"的理念，以多样共存、和谐共生、交融共享、繁荣共进的原则促进文化交融，打造和谐的社会环境。

> **知识点5：瘀血阻络证的辨证论治**
>
> 瘀血阻络证胁痛的主要表现为胁肋刺痛、痛有定处、痛处拒按、入夜痛甚、舌质紫暗、脉沉涩。治以祛瘀通络，代表方血府逐瘀汤或复元活血汤加减。

朱良春虫类药治疗疑难杂症的经验体会

【思政映射点】 精研医术，注重实践。

【案例】 中药的虫类药指血肉有情之品，并非单指昆虫类药物。虫类药在治疗疑难杂症时有独特的作用，但医生常因畏惧其毒性而不敢用之。国医大师朱良春，临证70余载，喜用虫类药，被誉为虫类药物学家。对慢性肝炎之胁痛，他认为其多由肝郁血滞引起，较为顽固，创立行气除瘀的宁通丸，方剂组成为九香虫150g、参三七200g、炙全蝎100g，共研极细末，水泛为丸如绿豆大，每服1.5g，早晚各服1次。一般1~2日后，疼痛即见减轻，痛减后，可改为每晨服1次，痛定即可停服。如病情复杂者，即以九香虫4g加于辨证论治的处方中，亦有较好之疗效。

【解析】 中医药学作为一项复杂的系统工程，其创新发展离不开传承。《伤寒杂病论》有许多含虫类药的方剂如大黄䗪虫丸、鳖甲煎丸等，《神农本草经》列载虫类药28种，可见中医一直重视虫类药的应用。中医学是一座文化宝库，要通过不断实践探索，去发掘新药；要注重剂型改革，做到既能方便运用，又能提高疗效。因此，新时代的中医人要在汗牛充栋的医学典籍中，汲取知识，将所得、所思、所想运用于临床实践中，在临床实践中不断积累诊疗经验。

> **知识点6：肝胆湿热证的辨证论治**
>
> 肝胆湿热证胁痛临床主要表现有胁肋胀痛或灼热疼痛、剧痛，口苦口黏，胸闷纳呆，恶心呕吐，小便黄赤，大便不爽，或兼有身热恶寒，身目发黄，舌红苔黄腻，脉弦滑数。治疗以清热利湿，方用龙胆泻肝汤加减。

李东垣与龙胆泻肝汤

【思政映射点】 文化自信。

【案例】 龙胆泻肝汤出处不一，据现有的文献推测，该方最早出自李东垣之手，在其所著《兰室秘藏》《东垣试效方》两书中都有记载。《兰室秘藏》中载有该案"一富者前阴臊臭，又因连日饮酒，腹中不和，求先师治之。曰：夫前阴者，足厥阴肝经之脉络循阴器，出其挺末。凡臭者，心之所主，散入五方为五臭，入肝为臊，此其一也……"提示酒气味俱阳，能生里之湿热，是风湿热合于下焦为邪。《黄帝内经》云"下焦如渎……在下者引而竭之"。酒属湿热之水，亦宜决前阴以去之。龙胆泻肝汤善清肝胆，利湿热，引湿热酒毒从小便而去。用于治疗肝胆湿热、头晕目赤、耳鸣耳聋、耳肿疼痛、胁痛口苦、尿赤涩痛、湿热带下。

【解析】李东垣是"金元四大家"之一，"脾胃学说"的创始人。他博览群书，根据经典理论创立了如补中益气汤、龙胆泻肝汤、普济消毒饮等名方，是一代医家大宗。中医人应有献身于中医事业的赤诚之心，以"悬壶济世"为自己理想和追求，以提高临床疗效为动机，以发展中医事业为自己终身努力奋斗的目标。在从医路上，克服艰难险阻，潜心研究，发展中医事业，成就自我，为健康中国作出贡献。

知识点7：预防调护

胁痛的预防，应当注意保持情绪稳定，避免过怒、过悲及过度紧张，同时注意饮食清淡，切忌过度饮酒或过食辛辣肥甘之品，防湿热内生。

伟大的乙肝战士——陶其敏

【思政映射点】攻坚克难、精益求精的科研精神。

【案例】陶其敏是中国第一支血源性乙肝疫苗的研制者，被誉为"乙肝疫苗之母"。她在上学时候，就立志学医要把群众的健康放在首位。1975年7月1日，中国第一支乙肝疫苗诞生，根据国际惯例，研制出的乙肝疫苗先要在大猩猩身上进行检验，在当时的条件下，为尽快将疫苗应用于人体，她让同事给自己注射了乙肝疫苗。她为了疫苗的安全，就像神农氏一样，不惜以身试验。陶其敏说："我一辈子就在做防治肝炎的事。现在乙肝检测预防的问题解决了，治疗的事情还要继续做下去。治好病人是我一生的职责，病人在最困难的时候来找我，一定要帮助他们，不能懈怠。"

【解析】一辈子只做一件事，专注于一件事，看似简单，其实是对毅力与恒心的考量。誓言无声，行动有力，"成绩单"的背后是无数科技工作者辛勤的汗水和无私的奉献。"行之以躬，不言而信"，我们应以他们为榜样，将无畏无惧、自强自信的精神凝聚成共同奋斗的力量。以"不破楼兰终不还"的决心攻坚克难，培养"不待扬鞭自奋蹄"的学习自觉，激发"三更灯火五更鸡"的学习热情，把理论学习与工作实际相结合，全面系统地学、融会贯通地用，在学用结合中精益求精，不断提升个人的能力，肩负起历史和新时代赋予的重任。

第二节　黄　疸

知识点1：概述

　　黄疸是以目黄、身黄、小便黄为主症的疾病，其中以目精黄染为主要特征。该病与西医所述黄疸意义相同，涉及西医学中肝细胞性黄疸、阻塞性黄疸和溶血性黄疸。

中国外科之父裘法祖

【思政映射点】 爱国主义；创新精神。

【案例】 "中国外科之父"裘法祖，是肝胆外科和器官移植外科的主要创始人和奠基人，被公认为中国外科界的一把宝刀。他放弃国外丰厚待遇，以一腔热血回报祖国。他积极响应号召，带头报名参加了第一批抗美援朝医疗队和下乡巡回防治血吸虫病医疗活动，用毕生精力致力于我国医疗卫生事业。

　　裘法祖在腹部外科、神经外科、泌尿外科、骨科等领域均有很深造诣，被称为外科全才。其操作稳、准、快、细，独具"绝招"。"划破两张纸，下面的第三张一定完好"体现了其手术之精准。他主持创建了中国第一个器官移植机构，率先开展器官移植研究。他开创了很多被称作"裘派"的新的手术方法，改进了20多种普通外科手术。

【解析】 "新时代更需要继承发扬以国家民族命运为己任的爱国主义精神，更需要继续发扬以爱国主义为底色的科学家精神"。裘法祖不仅有着高超的医术，更有着大医的大爱之心，一心跟党走，成为医学史上的一段传奇。我们应学习他忠诚于党、报国爱民的坚定信念，大力弘扬胸怀祖国、服务人民的爱国精神；学习他追求卓越、勇攀高峰的创新精神。甘坐"冷板凳"，肯下"十年磨一剑"的功夫，敢于提出新理论、开辟新领域、探寻新路径，在独创独有上下功夫，在解决重大瓶颈问题上勇于担当。

知识点2：病因病机

　　黄疸的病因可分为外感、内伤两个方面，外感多因湿热疫毒所致，内伤常与饮食、劳倦、病后体虚有关。其病理因素有湿邪、热邪、寒邪、疫毒、气滞、瘀血六种，以湿邪为主。湿邪困遏脾胃，壅塞肝胆，导致肝胆疏泄失常，胆汁泛溢，而发生黄疸。

黄疸的中西医认知差异

【思政映射点】思辨精神；文化自信。

【案例】黄疸一词，在中医和西医里都有论述。中医西医对黄疸的认知有差异，中医认为黄疸是一个独立病证，而西医学则视其为体征之一。西医学中的病毒性肝炎、肝硬化、胆道疾患、钩端螺旋体病等，凡见巩膜黄染者，都可以按照中医学中黄疸病来进行辨证论治。

中医认为黄疸以"黄家所得，从湿得之"为病因，即以感触湿邪为因。西医认为黄疸是由胆红素代谢障碍而引起血清内胆红素浓度升高引起，部分病理性黄疸原因不明。因此中医西医在对黄疸的治疗手段上也各有千秋。目前西医治疗肝炎还缺乏可靠的特效治疗方法，通常用抗病毒类药物以及护肝类药物进行治疗，具有肝腹水等较为严重的肝病患者，则需通过手术方法来治疗。在黄疸的治疗上中医具有很大的优势，除确需手术的黄疸外，其他黄疸用中药处理效果好，如急性肝炎可在谷丙转氨酶高峰时在清热利湿的处方上予以赤芍、牡丹皮、葛根、生地黄等能缓解急性期；对于胆道系统疾病引起的黄疸可使用大柴胡汤、四逆散合五金（金钱草、海金沙、鸡内金、郁金、金铃子）利胆退黄。

【解析】"中西医是两种不同的医学体系，二者看待人体和疾病的角度不同，治病方法也不相同，虽然中药方剂没有经过随机双盲对照实验，但这并不影响中医的价值"。医学是复杂的，即使在当今高度发达的生命科学体系之下，许多疾病的治愈机制仍不明确。中医部分诊疗思维和防病理念具有先进性。作为现代医务工作者应清楚地认识到中医药是中华优秀传统文化的重要组成部分，几千年来为中华民族的繁衍昌盛作出了不可磨灭的贡献，并且对世界的文明进步产生了积极影响。因此，我们要坚定中医文化自信，这对中华文化传播、中医专业自信、提升健康素养及中医事业发展等均有重要的意义。

知识点3：热重于湿证的辨证论治

热重于湿证的主要表现为身目俱黄，黄色鲜明，发热口渴，或见腹部胀闷，口干口苦，小便短少黄赤，大便秘结等，舌苔黄腻，脉弦数。治以清热利湿，凉血泄热，代表方茵陈蒿汤。

华佗与茵陈蒿

【思政映射点】生命至上；药食两用。

【案例】东汉末年著名医家华佗，一生行医各地。相传，有个人得了病，身体和眼睛都变成了暗黄色，全身没有力气，人也是一副皮包骨头的样子，他便来找华佗看病，华佗看后，摇了摇头说："现在还没有找到治疗这种病的方法，我也无能为力。"那人大失所望，回到家中，默默等死。半年之后，华佗再次遇到这个人，没想到这人非但没有死，反倒身体健康，红光满面。问其原因，说："因为春荒没有粮食吃，就在野外挖了野菜充饥。也没有吃过任何药。"华佗让那个人，带他去看吃的野菜，并将这种野菜拿回去试用。可是，华佗试了好多次都没有效果，就去又找那个人，那人说："是三月里的蒿。"华佗又经过多次试用，发现幼嫩的根茎叶，可以入药治疗黄疸病，而成熟的就没有那个药效了，只能当作烧柴使用。为此，华佗还特地留下四句话给后人"三月茵陈四月蒿，传与后人要记牢。三月茵陈能治病，四月青蒿当柴烧"。

【解析】"三月茵陈四月蒿，五月六月当柴烧"，不仅是茵陈，各种中草药的采收都必须在合适的时间，采用合适的方法，这样采收的药材才能具有好的药效。因此，在临床用药上应当遵循"安全性、有效性、经济性、适当性"四大用药原则，以达到最佳治疗效果，维护人民群众健康。

中医自古以来就有"药食同源"（又称为"医食同源"）理论。许多食物既是食物也是药物，能防治疾病。药食本同源，因其具备不同的特性而应用于不同方向，从而形成不同学科，但最终目标都是为了人类健康，这也是人类在生产实践中总结的宝贵经验。

知识点 4：湿重于热证的辨证论治

湿重于热证的主要表现为身目俱黄，头重身困，胸脘痞满，食欲减退，恶心呕吐，腹胀或便溏，舌苔厚腻微黄，脉濡数或濡缓。治以化湿利小便，佐以清热，代表方茵陈五苓散合甘露消毒丹加减。

险遭散佚的甘露消毒丹

【思政映射点】历久弥新；经久不衰。

【案例】温病学家叶天士不仅对温热病有独特见解，对湿热证治亦有精辟立论。他认为内外湿相合在湿热类温病的发病中起决定作用，独创甘露消毒丹治疗湿温，该方由飞滑石、绵茵陈、淡黄芩、石菖蒲、川贝母、木通、藿香、射干、连翘、薄荷、白豆蔻等药物组成。据《医效秘传》记载，雍正年间，江浙一带发生疫情，叶氏认为是由"时毒疠气""太阴湿土气化运行"所致，"凡人之脾胃虚者，乃应其疠气……病从湿化者，发热目黄……用甘露消毒丹治之"。该方几经散佚，在吴金寿校对的《医效秘传》中才出现记载，后被同为温病四大家的王孟英在临证诊疗时发掘出来，推崇其为"治湿温时疫之主方"，并称其主治"暑湿热疫之邪尚在气分"，继之流传于后世成为临床常用治疗效方。

【解析】从该案例我们可以看出，甘露消毒丹疗效确切。这只是中医药文化中的沧海一粟，中医药文明之所以源远流长、历久弥新，是因为其疗效确切，备受各代医家推崇，被人民喜爱。我们应加强中医药的挖掘整理、甄别验证工作。相信历久弥新的中医药，一定能书写出更加出彩的新篇章。

知识点5：疫毒炽盛证的辨证论治

急黄疫毒炽盛证的主要表现为发病急骤，黄疸迅速加深，其色如金，皮肤瘙痒，高热口渴，胁痛腹满，神昏谵语，烦躁抽搐，舌质红绛，苔黄燥，脉弦滑或数。治法清热解毒，凉血开窍，代表方犀角地黄汤。

熊继柏辨治黄疸经验

【思政映射点】审证求因；思辨精神。

【案例】国医大师熊继柏对于急黄的治疗，有独到见解。他认为急黄临床症状表现多样，治疗应有所侧重。若黄疸深重、高热不休，用茵陈蒿汤合栀子柏皮汤，清湿热解毒；若舌绛，热入营分，用千金犀角散；若吐衄、斑疹，热入血分，用犀角地黄汤；若高热烦渴、昏迷，属热蒙心包，用清宫汤送服安宫牛黄丸；若出现腹胀、昏迷，属湿浊蒙蔽清窍，则用宣清导浊汤。但有个前提，必须都用茵陈蒿汤清湿热、退黄。

其诊治过一急黄患者。该患者1个月前突发黄疸，发热，持续高热半月，每天在39℃以上。黄疸逐步加深，医院诊断为重症黄疸性肝炎。近半个月来患者终日沉睡，时而谵语、呕吐、不能食，腹胀。来院诊治时症见目黄，身黄，黄如金色，发热，呕逆频作，腹中微胀，大便秘，小便黄赤，时而谵语，时而烦躁，时而沉睡，舌红，苔黄腻，脉数而急。国医大师熊继柏认为该患者热毒、湿热都很重。治疗要清热毒、止呕。用茵陈蒿汤合千金犀角散去升麻，并重加竹茹以止呕。数剂之后，患者热退呕止，经治月余病愈。

【解析】中医对事物的辨识理念，是基于对事物整体的、宏观的、功能的、动态的认识，而不是静止的、局部的、微观的、结构的认识，即"辨证施治、审证求因"。国医大师熊继柏治病，法无定法，方无定方，标本兼治，缓急相应，在临证时找到疾病的矛盾点进行调节。我们在临证过程中要去粗存精、去伪存真、辨明其内在联系，这样才能解决临床实际问题。

知识点6：预防调护

乙肝疫苗是用于预防乙肝的特殊药物。对传染性强的患者，应及时治疗，注意必要的隔离，并注意餐具消毒，防止传染他人。注射用具及手术器械应严格消毒，避免血液制品的污染，阻止血液途径传染。

我国有效控制病毒性肝炎流行趋势

【思政映射点】健康中国。

【案例】病毒性肝炎的流行是全球的重要公共卫生问题，是我国法定报告最多的乙类传染病。我国于1992年开展全国乙肝血清流行病学调查，结果显示乙肝病毒表面抗原携带率高达9.75%。由于我国人口基数大，我国乙肝病毒感染者高达1.2亿。

近30年来，我国持续推进肝炎防治，在乙肝免疫接种、阻断乙肝病毒传播方面成效明显，让乙肝病毒在我国的流行状况大为改观。经过多年努力，我国5岁以下人群乙肝病毒表面抗原阳性率已降至0.32%。我国乙肝防治工作得到了认可。

【解析】我国坚持"预防为主、防治结合"的方针，在我国肝炎防治方面取得了突出成就。2022年全国卫生健康工作会议强调：推进疾控体系改革，加强基层疾控机构能力建设，筑牢公共卫生安全防护网。这要求医务工作者遵守规范诊疗流程，执行规范操作步骤，确保生物环境安全，履行好防控传染性疾病、守护人民健康的重要职责，以不马虎、不敷衍的工作态度对待每位患者，为人民群众的健康构建堡垒。

第三节　积　聚

知识点1：概述

积聚是以腹内结块，或胀或痛为主症的疾病。积，触之有形，结块固定不移，痛有定处，病在血分，多为脏病；聚，触之无形，结块聚散无常，痛无定处，病在气分，多为腑病。

张景岳之治积四法

【思政映射点】中医传承；文化自信。

【案例】《黄帝内经》首先提出积聚的病名，《难经》明确了积与聚在病机及临床表现上的区别，指出"积者五脏所生，聚者六腑所成"。《金匮要略》进一步说明"积者，脏病也，终不移；聚者，腑病也，发作有时"。明代医家张景岳广阅经典及各家之说，尊古而不泥古，提出治疗积聚的要点在于正确选择攻法或补法，诊断需分清疾病的缓急及正气的盛衰"治积之要，在知攻补之宜，而攻补之宜，当于孰缓孰急中辨之"。他认为对于积新正实者，宜速攻；对于积久正虚者，宜缓补，即"凡积聚未久而元气未损者，治不宜缓……若积聚渐久，元气日虚，此而攻之，则积气本远，攻不易及，胃气切近，先受其伤，愈攻愈虚则不死于积而死于攻矣……故凡治虚邪者，当从缓治，只宜专培脾胃以固其本……则积痞自消"。张景岳以《黄帝内经》中论述的"坚者削之，留者攻之，结者散之，客者除之，上之下之，摩之浴之，薄之劫之，开之发之"作为积聚的治疗原则，并且在《景岳全书》总结出积聚的治疗"凡积聚之治，如经之云者，亦既尽矣。然欲总其要，不过四法，曰攻，曰消，曰散，曰补，四者而已"。

【解析】张景岳以《黄帝内经》中论述的治则作为积聚的治疗原则总结出治积四法，为肿瘤的治疗开辟了"攻、消、散、补"四法。中医药学是中国古代科学的瑰宝，也是打开中华文明宝库的钥匙。几千年来，一代代中医药人为我们留下了极为宝贵的经验和方法，中医典籍汗牛充栋。传承中医药，不能囫囵吞枣，必须去粗取精。我们应该准确把握中医药核心理论和辨证方法，继承发扬中医药特色优势和传统技术。

知识点2：病因病机

他病转归是积聚的重要病因。感染虫毒，如血吸虫，虫阻脉道，肝脾不和，营血运行涩滞，可演变为积证。积聚的基本病机为气机阻滞，瘀血内结。

血吸虫病的精准防治

【思政映射点】血防精神。

【案例】血吸虫病是由寄生在钉螺中的血吸虫尾蚴的叮咬引起的一种疾病。在20世纪中叶，血吸虫病曾给我国长江流域及其以南的12个省（直辖市、自治区）的民众造成了深重的灾难，被称为"瘟神"。人感染血吸虫后轻则危害肠道、肝脏以及尿路功能，出现腹痛、腹泻、血尿症状；重则出现肝损伤、肾衰竭、膀胱癌。大多数患者骨瘦如柴，腹大如鼓，丧失劳动能力。严重的地区家破人亡，田地荒芜。

广大血吸虫病防治（简称血防）医师响应号召深入农村一线，在没有手套胶鞋等护具的情况下，冒着被感染的风险，奋不顾身，冲锋陷阵。他们奔走在田间地头查螺灭螺，穿梭在樵村渔户间查病治病。卫生防疫人员通过各种方式，下乡进村，向群众传授防病知识。经过70余年努力，血防工作取得了显著成效，全国血吸虫病流行省（直辖市、自治区）已于2015年达到了血吸虫病传播控制标准，血吸虫病疫情降至历史最低水平。

【解析】从案例中我们能体会到"战天斗地，敢为人先，不达目的，决不罢休"的血防精神。我们要深刻理解新时期血防精神的内涵，即群策群力、科学防治，这既是对血防工作历史经验的总结概括，也是新时期血防工作应遵循的基本原则，更是引领新时期血防工作的方向和关键。甘于奉献、誓送"瘟神"是新时期血防精神的精髓，是新时期赋予血防工作者的神圣使命与责任担当。我们不但要宣传好新时期血防精神，更要努力按照新时期血防精神来行动，坚定消除血吸虫病的信念，通过积极落实地方病攻坚行动，加速推进我国消除血吸虫病进程，为实现"健康中国"作出应有的贡献。

腹内结块或胀或痛是本病的主要症状。聚证以腹中气聚、聚散无常、聚时结块、散则无形、攻窜胀痛、以胀为主、痛无定处、时作时止为临床特征。积证以腹内结块、触之有形、固定不移、以痛为主、痛有定处为临床特征。

积聚气血之辨

【思政映射点】 中医文化自信。

【案例】 明代医家徐春甫在《古今医统大全》中论述"病在气分，游行不定；病在血分，沉著不移"。这是病在血分还是在气分的一个重要鉴别点。原话虽是针对针灸而言，但对其他专科也有指导意义。若腹中的痞块，时有时无，时上时下，攻窜胀痛、时作时止，游行不定，一般不能扪及包块；缓解时则气聚胀满的现象消失，属于气分，是谓聚证，属于功能性障碍。而部位固定，沉着不移，逐渐长大，能扪及或大或小、质地或软或硬的包块，属于血分，是谓积证，属于脏器发生结构的改变，类似于西医所述的各种内脏肿瘤及结核包块等。病在血分与病在气分的治疗方法截然不同，故必须分清。

【解析】 西医认为，理化刺激、环境因素、遗传及精神因素都有可能是导致人体内部生长包块的原因，其治疗方式主要以手术、放疗、化疗为主。中医从整体观念出发认为积证属虚实夹杂的疾病，在治疗上以扶正祛邪的思想为引导，采用一攻、二消、三补、四散的治疗原则。中医诊疗疾病体现的是医学和人文的结合，是人与自然的和谐统一。作为当代中医人，应坚定文化自信，让中医瑰宝在新时代焕发新的光彩。

聚证病在气分，重在行气，以疏肝理气、行气消聚为基本治则；积证病在血分，重在活血，以活血化瘀、软坚散结为基本治则。在治疗时应依据病情发展、病机演变，区分不同阶段，适当调整攻补措施。

国医大师颜德馨诊疗积聚的经验

【思政映射点】 以医案为师的中医智慧。

【案例】 首届国医大师颜德馨，12岁就开始学习中医学著作。通过学习古今医案和积累临床经验，他认为癥瘕积聚的病机为气滞血瘀，痰浊内蕴，气血不畅，日久凝滞。瘕聚无形，而癥积固定不移。若日久不愈，势必郁而化火，出现瘀热蕴结之象，治疗可取白花蛇舌草配山楂，以解毒散结、利尿除湿、健脾消滞、活血化瘀。辨证施治，多能收功。白花蛇舌草性味甘、淡、凉，入胃、大肠、小肠经，功能清热散瘀、消痈解毒，主治痈疽疮疡等。山楂性味酸、甘、微温，入脾、胃、肝经，善于化饮食、消肉积、散癥瘕，除痰饮痞满吞酸等。国医大师颜德馨取二药配伍，以奏清热解毒、化瘀消积之功，常用于治疗瘀热蕴结之证。

【解析】历代医案文献对中医学的发展起到了重要的作用。撰写医案是中医的优良传统，也是中医特色。中医医案是中医临床经验的记录，是中医传承与发展的载体。名医医案相当于临床医学之教材。我们要以患者为师，以医案为师，借医案深入思考，凝练出理论，再将理论用于临床，这样才能不断提升自身能力。因此，认真诊治每一位患者，学习临床医案，这是新一代中医师需要践行的事情。

知识点5：辨证论治

　　积聚的辨证应一辨初、中、末期，初期正气尚盛，邪气虽实而不盛，表现为积块形小，按之不坚；中期正气已虚，邪气渐甚，表现为积块增大，按之较硬；末期正气大伤，邪盛已极，表现为积块明显，按之坚硬。二辨部位，三辨标本缓急。

朱丹溪辨治积聚经验

【思政映射点】毅力顽强、不懈奋斗。

【案例】朱丹溪是金元四大家之一，其对于积聚有独特的见解。他医术高明，治疗积聚效如桴鼓，有许多服药即愈不必复诊之案例。丹溪主张积聚的治疗应"寒者热之，结者散之，客者除之，留者行之，坚者削之，消者摩之，咸以软之，苦以泻之，全真气而补之，随所制而行之"（《丹溪手镜》），采用活血、行气、解郁、化痰之法，注重滋阴养津，力避香燥劫液之品。丹溪认为积聚的治疗应以丸药为主，如越鞠丸、滚痰丸等，同时还善于配合运用其他治法以加强疗效。如三圣膏、琥珀膏外贴，韭饼热熨，蜜导大便等。或用单味药物，取量大力宏、单刀直入之效，如治腹部积聚取蜀葵根煎汤等，强调长期服用。这些方法在临床上均取得了较好的疗效。丹溪还注重有病早治、无病先防，注重精神因素对疾病预后的影响。

【解析】朱丹溪治疗积聚强调缓缓图之、固护正气、长期服药。朱丹溪从医的时候，已40岁了。他的非凡毅力和魄力，以及百折不挠、不懈奋斗的精神仍有现实价值。

第四节　鼓　胀

　　鼓胀又称"单腹胀""膨""蜘蛛蛊"，是指以腹部胀大如鼓为主症的疾病。临床以腹大胀满、绷急如鼓、皮色苍黄、脉络暴露为特征，是中医四大难证之一。

中医四大难证之一"鼓胀"

【思政映射点】 救死扶伤的职业精神。

【案例】 中医的四大难证是中风、肺痨、鼓胀、噎膈。谚云："风痨鼓膈，实病难医。"实病，乃邪实正虚之谓。四大难证是医学界的难题。随着历代名医在长期的临床实践中不断探索，总结了四证的病因病理及防治措施，为现代诊疗四证留下了宝贵的财富。

　　于鼓胀而言。《素问》认为鼓胀是由"浊气在上"所致，《金匮要略》中论述的肝水、脾水、肾水，亦与鼓胀类似。《诸病源候论》认为本病发病与感受"水毒"有关，称其为"水蛊"，提出其病机是"经络否涩，水气停聚，在于腹内"。《医宗必读》中论述道："鼓胀者，中空无物，腹皮绷急，多属于气也。蛊胀者，中实有物，腹形充大，非虫即血也。"戴思恭称本病为"蛊胀""膨脖""蜘蛛蛊"。张景岳将鼓胀又称为"单腹胀"，他认为鼓胀的形成与情志、劳欲、饮食等有关，并提出"治胀当辨虚实"。李梴提出本病的治疗法则。"凡胀初起是气，久则成水……治胀必补中行湿，兼以消积，更断盐酱"，这是针对鼓胀预后调理认识的一大进步。

　　【解析】 鼓胀为"风、痨、鼓、膈"四大难证之一，其缠绵难愈，严重影响患者的身心健康及生活质量。但古代医家不在困难面前止步，通过自己的实践活动，在前人的认识上补充缺陷、改正错误，对我国医学的发展作出了贡献。他们敢于突破前人的定论，创造新的见解，不畏艰苦，甘于奉献，救死扶伤，体现出高尚的医者情怀。作为新时代的中医人，我们应取长补短。勇挑重担，踏实肯干，结合现代药理研究，在浩瀚医海中出奇制胜。集各种疗法之长，协同作战，努力攻克四大难证。

　　鼓胀病因复杂，主要是由酒食不节、虫毒感染、他病继发转化、情志刺激等因素引发，致肝脾肾俱损，功能失调，气血搏结，水湿内停。

喻嘉言论鼓胀

【思政映射点】继承创新。

【案例】喻昌，字嘉言，是清代著名的医家，其博览群书，荟萃众家之长而成一家之言。其擅长治疗临床疑难杂症，在鼓胀治疗方面积累了很多心得体会，经验丰富。其在《医门法律》中概括了鼓胀的病因病机"胀病亦不外水裹、气结、血凝"，并言"凡有癥瘕、积块、痞块，即是胀病之根"。在治疗方面，喻嘉言主张以补法为主，慎用攻下。《寓意草》载："有培养一法，补益元气是也；则有招纳一法，升举阳气是也；则有解散一法，开鬼门，洁净府是也。三法虽言不泻，而泻在其中矣。""培养""招纳"是补衰微之脾气、收散乱之中气之法，让中元之气得生，并行之有序，升降调和，则"脾旺不受邪"。鼓胀因脾虚不运而起，继而产生一系列的病理产物，喻嘉言提出的"消散"法即治疗标实之法。喻嘉言对于鼓胀之治疗有自己的创新之处，超越了前人的见解，对于临床治疗肝硬化腹水等具有重要指导意义。

【解析】喻嘉言之所以能成为清初三大名医之一，这离不开他对中医理论的新认识。中医药的发展史就是一部创新史。传承是中医药发展的根基，创新是中医药发展的时代活力。没有传承，中医药发展就没有根和魂；没有创新，中医药发展就没有时代活力和应用价值。因此，我们必须尊重规律，做到"传承师古不泥古，创新发展不离宗"，通过传承精华来发展中医药学，突出中医药特色优势，同时吸收科学技术和文明成果，创新中医药理论与实践，服务当代临床防病治病需求，发挥中医药独特优势和作用。传承精华、守正创新，开创中医药传承创新发展新格局。

知识点3：论治要点

鼓胀的治疗应根据标本虚实的主次确定相应治法。当攻补兼施，祛邪不伤正，扶正不留邪。初期以实证居多，当以祛邪为主，后期一般以虚证为主，治疗当补虚为要。

朱丹溪治鼓胀八法

【思政映射点】中医自信。

【案例】朱丹溪认为，鼓胀发病的根本原因在脾虚，病变的主要脏腑为脾，兼有滞、湿、热、瘀、食、寒、怒，即气滞、湿阻、热结、瘀血、食积、寒郁、怒伤。《丹溪心法》中论道"鼓胀又名单鼓，宜补中气，行湿，此乃脾虚之甚"。朱丹溪治疗鼓胀，主要有"补、宽、行、清、化、消、温、疏"八法。八法之中，又以补法为基本原则。其主要在于大补中气，中气健则水液、阴血、食物能顺利通过脾胃运化，成为水谷精微，运行经脉，濡养全身。若脾虚，则清阳不升，水气不化，留而为湿，湿邪困阻脾胃，不及时行去，又会阻碍脾胃的运化，导致脾虚湿盛日益严重，故行湿之药必不可少。其中清即清热，丹溪认为"瘦人腹胀者，乃是热。……加黄连、白芍等药"。朱丹溪还认为蓄血亦可致鼓胀，当以化之。鼓胀之病腹壁青筋暴露，已是血瘀之明征，久病入络，因蓄血而腹胀者，加用活血化瘀之法。"因大怒而腹胀者，宜青皮、陈皮、香附、木香、栀子仁、芦荟"，丹溪认为，大怒亦可致腹胀，怒则气上，致气不循其道，而横逆犯脾，此为肝木乘土，而生胀满，治当疏肝理气。

【解析】提高鼓胀的治疗效果是医患双方共同的期望。朱丹溪对鼓胀病的病因病机认识深刻，见解精辟，以"大补中气"为主，兼以"宽、行、清、化、消、温、疏"多法并用，对鼓胀的治疗具有重要的指导意义。中医药的精华，沉淀在汗牛充栋的中医古籍中，流传在历代中医大家的临床实践中，散落在疗效显著的民间验方中。这是中医药学深厚的根基，也是中医药事业发展的命脉。我们应深入挖掘中医药宝库中的精华，培养大批中医"专才"，使中医药的精华代代相传。

知识点4：辨证论治

鼓胀多属本虚标实之证，初期以实为主，又有气滞、血瘀、水停的侧重，同时又有肝、脾、肾脏腑之不同；晚期以虚为主，同时可兼见出血、昏迷等危重证候。

蟋蟀的功效

【思政映射点】实践求真；去伪存真。

【案例】蟋蟀性味辛咸、温，有温阳利水的功效，常用于尿闭、水肿、鼓胀等。蟋蟀的记载最早见于《诗经》。但收入药典却晚至明代。李时珍在《本草纲目》中仅将蟋蟀附录于"灶马"条下，"古方未用，附此以俟"。到了清代，赵学敏的《本草纲目拾遗》中的记载最详，指出其"性通利，治小便闭"，用于治疗小水不通、痛胀不止、小儿遗尿等。《医方集解》记载"治小水不通，痛胀不止：蟋蟀一个。阴阳瓦焙干，为末。白滚汤下，小儿减半"。《养素园传信方》记载"治跌扑伤小肚，尿闭不出：蟋蟀一枚。煎服"。

国医大师朱良春教授对使用蟋蟀有独到见解，他认为蟋蟀不仅有较强的利尿消肿作用，对膀胱麻痹之尿闭及慢性肾炎之尿少均有效，而且具有温肾壮阳之功，对阳痿、遗尿也有疗效。因其能对抗因碱性药和水分输入引起的体液潴留，所以对尿毒症亦有助益。用量：汤剂一般每日用1~2对，研末吞服，每次1~1.6g，每日2次，其效较胜。

【解析】蟋蟀的功效是医家基于医学实践发掘出来的，其功效在临床运用中也得到了有效验证，这体现出中医是一门具有实践性的朴素自然科学。中药的发现及功效的完善的过程充满着破和立。这些都离不开实践性思维及批判性思维，"实践是检验真理的唯一标准"。

有医家记载蟋蟀治疗水肿要蟋蟀成对入药，这种入药方式和不成对蟋蟀入药是否治疗效果一致，也只是一家之谈，现阶段未有其科学性验证。我们应去伪存真、去粗取精。相信未来随着技术进步，会有更多新药被发现。

知识点5：预防调护

鼓胀的预防应注重保护胃气，避免饮酒、食用生冷寒凉伤胃之品。调节情志，怡情养性，避免过劳。起居有常，顺应四时，以养身心。

见肝之病，知肝传脾，当先实脾

【思政映射点】未病先防。

【案例】《金匮要略》云："夫治未病者，见肝之病，知肝传脾，当先实脾，四季脾旺不受邪，即勿补之；中工不晓其传，见肝之病，不解实脾，惟治肝也。"其理论来源于两个观点，一是"圣人不治已病治未病"，即未病先防的观点。二是"肝受气于心，传之于脾""所谓治未病者，见肝之病，则知肝当传之于脾，故先实脾气，无令得受肝之邪"，即已病防传的观点。西医认为，慢性肝病患者若不能康复，可演变为肝硬化甚至肝癌，继则出现脾肿大、脾功能亢进、贫血等改变，甚则门脉高压破裂导致消化道大出血。无论是中医学的既病防变观点还是西医学对肝病的认识，都充分证实了"见肝之病，知肝传脾"的正确性。

【解析】中医预防医学的思想源远流长，我国古代医家十分重视"治未病"，早在《黄帝内经》中就指出"圣人不治已病治未病，不治已乱治未乱"。中医治未病包括未病先防、既病防变、瘥后防复三个方面，这是正确的预防理念和整体健康观。既为人民群众提供了健康服务，也为推动构建人类卫生健康共同体、人类命运共同体，提供了一剂中国通用方。《"健康中国2030"规划纲要》明确指出了实施中医治未病健康工程，将中医药优势与健康管理结合，探索融健康文化、健康管理、健康保险为一体的中医健康保障模式。我们在临床诊疗中应践行中医"治未病"理念，让其在人类全生命周期健康服务中大有可为。

（贺　敏）

第五章　肾系病证

第一节　水　肿

水肿是体内水液滞留，泛滥肌肤，以头面、眼睑、四肢、腹背，甚至全身浮肿为特征的病证。严重的还可能伴有胸水、腹水等。西医学中的急慢性肾小球肾炎、肾病综合征、继发性肾小球疾病均可参照水肿进行治疗。

肾病专家——国医大师张琪

【思政映射点】医者仁心。

【案例】因北方地区寒冷，肾病的发病率很高，且肾病治疗没有好的方法。国医大师张琪便将肾病的治疗与研究作为主攻方向。张琪常说："医乃仁术，治病救人，要见诸行动，要为病人着想。"自从医始，张琪便将人民的健康放在首位。

20世纪60年代初，张琪收治了不少慢性肾炎患者。患者周身浮肿，颜面口唇发白，衰弱无力，病情反复发作，最后肾衰竭，因尿毒症而死。面对肾病顽症，国内外许多医学工作者付出了艰辛努力，但治疗效果不尽如人意。透析只能维持生命，有依赖性，肾移植不仅要付出高昂的代价，而且移植后的排斥现象难以解决，激素疗法副作用明显。正因西医对肾病没什么好办法，张琪确信这是中医发挥作用的"突破口"。于是开始研究慢性肾炎的治疗。张琪古方新用，摸索出治疗慢性肾炎的良方"加味清心莲子饮"。在"七五"攻关计划期间，张琪组建肾病研究室和专科门诊，先后开展了"中医药治疗慢性肾小球肾炎的临床研究""中医药治疗慢性泌尿系感染的临床与实验研究""血尿的中医治疗研究""中医药延缓慢性肾衰竭进展的临床及基础研究"等。在治疗上强调补脾益肾，创造性地运用多元化思想，以多靶点大方复治法，对难治性疾病如慢性肾衰竭临床疗效颇佳。

【解析】"广大医务工作者是人民生命健康的守护者"张琪从医开始便以守护人民生命健康为己任，孜孜不倦地提高自己的医术，以人民健康难题为自己研究方向，充满了对患者的仁爱之心。

作为当代中医人，我们应当精益求精，向国医大师张琪学习，提高自己的医术，为人民的生命健康负责。培养医德仁心，以患者的根本利益为出发点，弘扬救死扶伤的人道主义精神，筑牢健康基座，为实现"两个一百年"奋斗目标、实现中华民族伟大复兴的中国梦打下坚实的健康基础。

知识点2：病因病机

饮食不节是导致水肿发病的重要病因。分为实证和虚证：过食肥甘，嗜食辛辣，久则湿热中阻，损伤脾胃多属实证；因生活饥饿，营养不足，脾气失养，以致脾运不健，脾失转输，水湿壅滞，发为水肿多属虚证。

水肿型营养不良

【思政映射点】家国情怀，民族自豪感。

【案例】水肿型营养不良又称低蛋白血症型营养不良，是一种营养缺乏的特殊表现。由于长时间的负氮平衡，以致血浆蛋白减少，胶体渗透压降低，出现全身性水肿。本病常发生于尚不发达的地区，多见于6个月（断奶后）至5岁小儿。在水肿出现前患儿已有营养不良症状，如生长发育落后，肌肉消瘦、松弛，苍白无力，怕冷，精神不振或易激动，先贪食，后厌食。如果食物中长期缺乏蛋白质，则会逐渐出现水肿。泻痢患儿亦可在短期内出现水肿，最短者仅十余日。可纳入"萎黄""黄胖"等疾病的范畴，近年来在我国较为少见。

【解析】水肿是中医儿科和内科常见疾病，在古代尤其是饥荒战乱年间，本病发病尤多。经过一代又一代人的努力奋斗及国家的繁荣昌盛，现在本病在我国较为少见。这是先辈们奋斗的结果，也是国家强大的见证。我国医疗仍对肾病的防治不松懈，在2019年启动了"健康中国——慢性肾病综合防治工程"，旨在探索如何整合资源，将我国的肾病防治工作从"单打独斗"的层面引领到"集团作战"的层面，让肾病防治的工作更加科学化、精细化和系统化。该工程是以人民健康为中心，符合健康中国的战略需求。

青春正当时，不负好时代。当代中医人具有拥有更稳定的工作环境、更先进的诊疗技术、更丰富的治疗手段，我们应继承前辈的优秀品质，勇于担当，在实现中华民族伟大复兴的时代洪流中踔厉奋发、勇毅前行，为健康中国贡献更多的力量。

知识点3：诊断与鉴别诊断

在治疗水肿时除了依据辨证论治以外，实验室检查也可提供相关的诊断依据，可根据患者病情，酌情检查尿常规、24小时尿蛋白总量、抗核抗体、肝肾功能、血浆蛋白、心电图、肝肾B超等。

绵羊甲状腺的提取物治好黏液性水肿

【思政映射点】追求真理、严谨治学的求实精神。

【案例】甲状腺功能减退，是指由各种原因引起的甲状腺激素合成、分泌或功能障碍引起的内分泌疾病，又称为克汀病。该病始于胎儿期或新生儿期，主要表现为严重的精神发育迟滞、生长发育障碍和黏液水肿，还可能影响神经系统，导致大脑发育障碍。1816年，化学家威廉·普鲁特勇敢地测试了碘对自己的毒性，并成功地用它治疗了甲状腺肿。1891年，乔治·默里首次用绵羊甲状腺提取物治疗了一名严重甲状腺功能减退伴黏液水肿的患者。这个患者通过这个疗法多活了30年。

【解析】人类对抗疾病的过程是从形成认知、探索治疗到形成完善治疗方案的过程，这个过程需要日常生活实践的积累，也需要甘为人类健康事业献身的科学家，如案例中的威廉·普鲁特以身试毒，体现了科学家敢于献身的精神。同时，在对疾病的治疗中，创新是必不可少的，乔治·默里创造性地使用绵羊甲状腺提取物治疗黏液性水肿患者，就体现了这种敢于创新的精神。

"创新是民族进步的灵魂，是国家兴旺发达的不竭动力"随着人类疾病谱的变化，中医药需要源源不断地注入创新的"源头活水"，在更多领域取得新突破。当前，大数据、人工智能等先进技术为中医药研究突破提供了有力支撑，多学科、跨行业合作给加快中医药现代化发展带来广阔空间。当然，我们不能因为创新而忘记"守正"，也不能因为"守正"而不去创新，必须把"守正"与"创新"有机结合起来。

知识点4：水湿浸渍证的辨证论治

> 水湿浸渍证表现为全身水肿，下肢尤甚，按之没指，小便短少，肿势日盛，身体困重，胸闷腹胀，纳呆泛恶，苔白腻，脉濡缓。方药：五皮饮合胃苓汤加减。

五皮饮的以皮治皮

【思政映射点】劳动人民的智慧。

【案例】五皮饮出自《华氏中藏经》，本方由生姜皮、桑白皮、大腹皮、茯苓皮、广陈皮五种药物组成。本方为治皮水（即水液泛溢皮肤而见水肿的病证）的通用方，既健脾气、利水渗湿，又肃降肺气、通调水道，故有理气、消肿、健脾之效。由于方中五药皆用其皮，以治皮水，取"以皮治皮"之意，故称"五皮饮"。

有一例真武汤合五皮饮治皮水案。患者，女，55岁。主诉有慢性水肿（肾病综合征）

病史10余年，入冬以来，旧疾加重，服用中西药物效果不显。诊见：全身水肿，双下肢较重，按之凹陷。两手腕、手指、手背肿胀，触之冰凉。伴形寒畏冷，腰痛，双下肢夜卧难以温热，每晚睡前用暖水袋温暖双脚才得以入睡。饮食纳差，大便溏薄，小便短少，色黄。舌质胖淡，有齿印，苔薄白，脉沉细无力。中医辨证为脾肾阳虚，气化不利，水湿内停，泛溢肌肤。治宜温补脾肾阳气，益气利水消肿，方用真武汤合五皮饮加减。服30余剂后，精神好转，手足转温，水肿十去七八，小便通利，饮食纳佳，大便成形，脉象有力。

【解析】人生于天地之间，以四时之法成。人从出生以来就已成天地之间的一分子，受到自然界的影响。中医认为用药上应以形补形，如在树枝如同人的肢体，故用桑枝可祛四肢的风湿痹痛。五皮饮也是如此，通过用五种具有利水化湿功用药物的干燥外皮，以皮治皮，故成为治疗水肿皮水的主方。

作为当代中医人，我们应当善于观察、善于思考。整体观念是中医学的重要特色，观察自然、社会对人的影响，思考自然、社会与人发病的关系，可以帮助我们提升自己的理论水平，认识疾病。在疾病的诊疗过程中通过对周围环境的分析，我们可以发现疾病的本质，从而指导医疗实践。

知识点5：脾阳虚衰证的辨证论治

脾阳虚衰证表现为身肿日久，腰以下为甚，按之凹陷不起，脘腹胀闷，纳呆便溏，面色无华，神疲乏力，四肢倦怠，小便短少。舌淡，苔白腻或白滑，脉沉缓或沉弱。治法：健脾温阳利水。方药：实脾饮（《济生方》）加减。

中医特色诊法——"培土制水"

【思政映射点】中医哲学思维；古代劳动人民智慧。

【案例】培土制水是根据五行相克理论确立的治疗方法。土指脾脏，土之气湿；水指肾脏，水之气寒。该法是指温运脾阳或健脾温肾，以治疗水湿停聚之病。运用于脾肾寒湿导致的水湿不运、水湿泛滥、肿塞胀满之证。

五行之性，土本克水，所以有"水来土掩"之说。然而若肾阳虚不能温脾阳，则肾水寒，寒水上侮，脾阳虚不能制水，水湿不化，成"水寒土湿"之证，此时治法当温补肾阳祛寒气，补脾土筑堤防。但在实际上，若只是培补脾土，不去温阳利水，则已停之水不能去；若只补阳利水，而不培土，则水虽暂去，而又会复聚。唯有把培土和制水两个方面结合起来，才能切中病机。故本法常选用温阳补脾的干姜、党参、黄芪、白术、茯苓，温煦肾阳的附子、肉桂和利水消肿的防己、泽泻、大腹皮，以及通阳化气的麻黄、桂枝等，以治土不制水，寒水侮土、水湿泛滥所致诸症。培土制水代表方剂有：防己茯苓汤、实脾饮、参苓白术散等。

【解析】中医有很多治法都是古代劳动人民通过观察自然现象，再类比到人体得出的。自古就有"兵来将挡，水来土掩"的说法。根据土能够防止水液泛滥这一自然现象，中医引申出"培土制水"这一治法，也就是健脾利水法。中医的治法起源于劳动人民对自然现象的观察和对人体生命活动的感悟，通过药物干预让人体达到阴阳平衡的状态。作为中医人，我们应当认识到中医治病的方法十分朴实、简单，要在学习生活中多看、多想，在日常的观察中理解抽象的理论，并以此指导医疗实践工作。

知识点6：预防调护

水肿常因感受外邪而发病或加重，应注意适寒温、避风邪；注意调摄饮食，平素饮食宜清淡；劳逸结合，调畅情志。水肿患者应戒烟、戒酒，忌辛辣；肿甚者，断盐酱。同时，可根据体质服用药膳以改善自身症状。

鲤鱼汤治疗水肿

【思政映射点】药食同源。

【案例】鲤鱼，味甘性平，归脾、肺、肾经，能健脾开胃、利水消肿、下气通乳。鲤鱼乃阴中之阳，其功长于利小便，故能治疗肿胀、黄疸、脚气、喘嗽、湿热之病。在《现代中药学大辞典》中将其主治归纳为5个方面：病后体虚，消化不良，食欲不振；胃脘胀痛或反胃吐食，可与花椒，生姜等同用；脾湿肿满，小便不利，脚气，妊娠子肿，常与赤小豆配伍；咳嗽气逆，配川贝母，莱菔子等；妊娠胎动不安，产后乳汁不下。此外，还可用于水泻、下痢、黄疸及外治痈肿。

鲤鱼汤记载于《备急千金要方》，由鲤鱼2尾（取汁煎药）、当归、白芍、白术、茯苓、陈皮、生姜组成，主治妊娠水肿，腹大异常，或遍身浮肿，胸中满闷，咳逆不安者。历代效仿此方，多用鲤鱼搭配赤小豆、砂仁等药物作为水肿病后调护的药膳。现代多用于治疗肾炎水肿、肝硬化腹水、水肿型营养不良等。

【解析】药食同源理念是古代人民智慧的结晶。经过多年的生活实践，劳动人民发现鲤鱼擅长治疗水肿、反胃、咳嗽等多种疾病，并将鲤鱼汤作为民间治疗水肿的常用药膳。中医根植于生活实践。历代本草书中也记载了鲤鱼这一功效。我们应当学习古人智慧，多临床多实践，从实践的细小处着眼，不仅要学会治病，也要学习养生的理念，指导患者增寿防病。

第二节　淋　证

　　饮食不节是淋证发病的重要病因病机，过食辛热肥甘之品，内生湿热，下注膀胱发为淋证。如水质不洁，或水质过硬，也有可能导致石淋（结石）的发生。

我国的水利发展成就

【思政映射点】爱护环境。

【案例】中共中央宣传部于2022年9月13日举行"中国这十年"系列主题新闻发布会，介绍党的十八大以来水利发展成就。

　　党的十八大以来，水利部会同各地大力实施农村供水工程建设，解决了2.8亿农村居民的饮水安全问题。十年间，我国坚决打赢了农村饮水安全脱贫攻坚战。全面解决了1710万建档立卡贫困人口的饮水安全问题，并妥善解决了975万农村人口饮水型氟超标和120万苦咸水改水问题，广大农民告别了饮用高氟水、苦咸水的历史。到2021年底，全国共建成农村供水工程827万处，农村自来水普及率达到了84%，比2012年提高了19个百分点。十年来，水利治理能力实现系统性提升。长江保护法、地下水管理条例等重要法律法规颁布实施。水行政执法与刑事司法衔接、与检察公益诉讼协作等机制不断被健全。

　　为了更好地满足人民群众对美好生活的向往，下一步，水利部将按照乡村振兴的总体部署和要求，继续加大力度，推进农村供水保障工程的建设。实施农村供水水质提升专项行动，确保水质安全。加快推进农村饮用水水源保护区的划定，配套完善净化消毒设施设备，健全从水源源头到水龙头全过程的水质保障体系。

　　【解析】水是人类生命的源泉，人类的生命活动与生活健康离不开水资源，爱护水资源也就是爱护人类自身。水质可以直接影响人的身体健康，比如水质过硬有可能导致结石，长期饮用受污染的水则可直接诱发多种疾病。人的健康离不开水，人的生存也离不开水。"水治理是生态文明建设的重要抓手和空间载体"，平时我们应当爱护环境，爱护水资源，生活上注意绿色环保，减少污染。

　　淋证是中医病名，是以小便频数、淋沥涩痛、小腹拘急引痛为主症的疾病。包括西医中可以导致尿道疼痛的一类疾病。淋病指的是由淋病奈瑟球菌（淋球菌）感染所引起的传染性疾病，常表现为急性尿道炎，可出现尿道疼痛的症状。

淋病与淋证

【思政映射点】 审慎精神。

【案例】 淋病为西医病名，指的是由淋病奈瑟球菌（淋球菌）感染所引起的传染性疾病，主要为泌尿生殖系统黏膜的化脓性炎症。男性常表现为急性尿道炎，而女性则表现为宫颈炎。此外，咽部、直肠和眼结膜也可出现感染。男性患者主要症状为尿道口有脓性分泌物流出，常伴有尿道痛等。女性患者主要症状为阴道有脓性或者血性分泌物流出；早期症状不明显，如未经重视会延误病情，可引起淋菌性盆腔炎，从而导致不孕、异位妊娠等。淋病的主要传播途径是性接触传染。淋病患者是主要传染源，少数情况下可通过接触有淋球菌分泌物的物品而被感染，例如内裤、毛巾、床单、浴盆、坐便器等。妊娠期患者若感染淋球菌还会通过羊膜腔感染胎儿。若产妇患淋病，新生儿经产道分娩时易感染淋菌，引起淋菌性结膜炎。

淋证是中医病名，是以小便频数、淋沥涩痛、小腹拘急引痛为主症的疾病。很多人会将淋证和淋病混为一谈，但二者其实是具有一定区别的。

【解析】 从案例可以看出中西医部分病名比较相似，在临证时应仔细区分。在治疗淋病与淋证时要根据二者的区别，谨慎地找准正确的病因病机并采取有针对性的治疗措施，并对患者加以疏导，尽到医生对患者科普的义务，对于淋证患者要打消其心理上的负担，对于淋病患者要进行生活指导，避免因防护措施不当而导致交叉感染。

知识点3：论治要点

淋证临证用药多用金钱草、海金沙、鸡内金等。腰腹绞痛者，加芍药、甘草；若尿中带血，可加小蓟、生地黄、藕节；小腹胀痛加木香、乌药；绞痛缓解，无明显自觉症状，可常用金钱草煎汤代茶。

金钱草治疗淋证的机制探究

【思政映射点】 精益求精，中医自信。

【案例】 金钱草是治疗临证的要药，首载于《百草镜》，名"神仙对坐草"，云："此草清明时发苗，高尺许，生山湿阴处。叶似鹅肠草，对节，立夏时开小花，三月采，过时无。"中医认为其有利湿退黄、利尿通淋、解毒消肿的功效，常用于治疗胆、肾及膀胱等结石。现代药理学研究发现金钱草在多种结石治疗中能发挥作用主要源于其利尿、利胆和抗炎的特性。首先，金钱草具有显著的利尿作用，可以促进尿液的生成和排出，从而防止结石的形成。其次，金钱草还有利胆作用，能够促进胆汁的分泌和排出，有助于预防和改善胆结石。此外，金钱草还具有抗炎作用，能够抑制炎症反应，减轻由炎症引起的血管通透性增加和水肿等症状，有助于促进结石的排出。金钱草中的总黄酮和酚酸是其发挥抗炎、抗氧化作用的主要活性成分，而金钱草的利尿作用则主要源于其所含的三萜皂苷。这些化合物通过作用于肾小管上皮细胞和肾间质，增加细胞内钙离子浓度，促进氯离子和钠离子的排出，从而起到利尿作用。在结石的治疗中，金钱草主要用于治疗尿路结石、胆囊炎和胆结石等疾病。金钱草中的活性成分如黄酮类化合物和三萜皂苷等能够抑制草酸钙结晶形成，并使尿液和血液偏酸性，从而有利于结石的溶解和排出。总的来说，金钱草通过其利尿、利胆和抗炎作用治疗结石，能改善尿液的pH值，促进结石的溶解和排出，减轻炎症反应，从而缓解疼痛等症状。在治疗各种结石时，金钱草常与其他中药配伍使用，以达到更好的疗效。

【解析】中医漫长的发展过程，也是对药物不断认知的过程，金钱草的发现及其机制的研究，既体现了古代劳动人民的生活智慧，也体现了现代中医精益求精的工匠精神。随着时代的发展，中医对药物的认知也在不断加深。作为中医人，学习中药，不仅要知其然，也要知其所以然，使中医药焕发出新的生命力。

知识点4：热淋的辨证论治

热淋表现为小便频数短涩、灼热刺痛、溺色黄赤、少腹拘急胀痛，或发热恶寒、口苦、呕恶，或腰痛拒按，或大便秘结，舌红，苔黄腻，脉濡数。代表方：八正散加减。若尿道涩滞不利，心烦口渴，或伴口疮、舌痛，舌尖红，脉细数者，用猪苓汤合导赤散进行治疗。

导赤散

【思政映射点】同类相推的中医哲理。

【案例】导赤散，中医方剂名，为清热剂，具有清脏腑热，清心养阴、利水通淋之功效。主治心经火热证。主治症状包括心胸烦热，口渴面赤，喜冷饮，以及口舌生疮；或心热移于小肠，见小便赤涩刺痛，舌红，脉数。临床常用于治疗口腔炎、鹅口疮、小儿夜啼等心经有热者。本证多由心经热盛移于小肠所致，治疗以清心养阴、利水通淋为主。心火循经上炎，故见心胸烦热、面赤、口舌生疮；火热之邪灼伤津液，故见口渴、喜饮冷；心热下移小肠，故见小便赤涩刺痛；舌红、脉数，均为内热之象。方中生地黄甘寒，凉血滋阴降火；木通苦寒，入心与小肠经，上清心经之火，下导小肠之热，两药相配，滋阴制火，利水通淋，共为君药。竹叶甘淡，清心除烦，淡渗利窍，导心火下行，为臣药。生甘草梢清热解毒，可直达茎中而止痛，并能调和诸药，还可防木通、生地黄之寒凉。

《医宗金鉴》记载"心与小肠为表里也，然所见口糜舌疮、小便黄赤、茎中作痛、热淋不利等证，皆心移热于小肠之证。故不用黄连直泻其心，而用生地滋肾凉心，木通通利小肠，佐以甘草梢，取易泻最下之热，茎中之痛可除，心经之热可导也。此则水虚火不实者宜之，以利水而不伤阴，泻火而不伐胃也。若心经实热，须加黄连、竹叶，甚者更加大黄，亦釜底抽薪之法也"。

【解析】赤即是火，以五行分类则与心相关，心本身居于上焦，因与小肠相表里，故心火可下移于小肠，症状表现为小便淋沥涩痛。导赤散治疗心火下移小肠之证时，不仅使用清降心火的药物，还要使用通利小便的药物，使热邪能够从小便通利而出，这体现了中医学"其在下者，引而竭之"的因势利导的巧思。

类比思维，同类相推，也是中医哲学理论特色之一。"夫圣人之治病，循法守度，援物比类，化之冥冥，循上及下，何必守经"中医理论不仅有着严密的逻辑思维、推理、概念和命题，还有着非逻辑的类比、形象、顿悟和直觉。现代中医人需学习中医的辨证思维，把握直觉思维和灵感、形象思维和想象的关系，这也是提高临床水平，掌握中医精髓的重要方法。

中医的巧思来源于生活，来源于医疗实践，作为中医人我们应当多临床、多实践、多思考，为人类的健康事业作出贡献。

知识点5：膏淋的辨证论治

膏淋实证表现为小便浑浊如米油水，置之沉淀，或伴有絮状凝块，或混有血液、血块，上有浮油如脂；或尿道热涩疼痛；舌质红，苔黄腻，脉数或濡数。实证方药：程氏萆薢分清饮（《医学心悟》）加减。

杨氏萆薢分清饮与程氏萆薢分清饮

【思政映射点】审慎思维。

【案例】萆薢分清饮是中医治疗膏淋的重要方剂，同名方剂主要有两个。其中一个出自《杨氏家藏方》，由益智仁、萆薢、石菖蒲、乌药组成，主治肾气不足，下焦虚寒，湿浊下注，肾失固摄之证。由于肾虚失封藏，膀胱失约，则小便频数；肾阳不足，气化无权，清浊不分，则小便浑浊，白如米泔，或稠如膏糊。治宜温肾利湿化浊。方中萆薢为君药，善于利湿，分清化浊，是治白浊之要药。益智仁温肾阳，缩小便，为臣药。乌药温肾祛寒，暖膀胱以助气化；石菖蒲芳香化浊，分利小便，共为佐药。食盐少许为使，取其咸入肾经，直达病所之意。诸药合用，共奏温暖下元、分清化浊之功。另一个出自《医学心悟》由萆薢、黄柏、石菖蒲、茯苓、白术、莲子心、丹参、车前子构成，主治赤白浊属湿热者，以及诸淋之证。

以上两方均可治白浊、膏淋之证，方中皆以萆薢、菖蒲利湿化浊。但前者含缩泉丸，其药性偏温，故偏于治疗白浊属下焦虚寒证；后者因配伍黄柏、车前子等，其药性偏凉，故偏于治疗下焦湿热而致白浊之证。

【解析】在中医的方剂体系中包含有很多同名的方剂，这些同名方剂虽然方名相同，但主治各异，临证使用若不注意则会"失之毫厘，谬以千里"。如失笑散和失笑丸，一个为治疗瘀血内停之方剂，一个是治疗痞满之常用方，虽然二者名称相似，但功效有别。

从案例中可以看出各医家都有不同的学术观点，可能取名相同，但治疗有异。若不仔细甄别将影响疗效。作为当代中医人，我们当秉承审慎精神，努力夯实自己的专业基础，为人民的健康负责。

知识点6：石淋的辨证论治

石淋的表现为尿中夹砂石，排尿涩痛，或排尿时突然中断，尿道窘迫疼痛，少腹拘急，一侧腰腹绞痛难忍，甚则牵及外阴，尿中带血，舌红，苔薄黄，脉弦或带数。代表方：石韦散，可适当配伍鸡内金等化石药。

鸡内金治疗结石

【思政映射点】实践出真知；创新精神。

【案例】鸡内金属于消食药，为雉科动物家鸡的干燥沙囊内壁。该药物具有健胃消食、涩精止遗、通淋化石的作用。常用于治疗食积不消、呕吐泻痢、小儿疳积、遗尿、遗精、石淋涩痛、胁痛。

古代劳动人民在生产活动中观察到一个现象：一些石块、铜、铁等被鸡食入后很少排出。推测鸡内金具有比较强的消石作用，故将其用于治疗石淋。研究证明，鸡内金中含有活性蛋白酶，这种蛋白酶能够软化或者是分解结石。故据此研究成果，结合中医理论制造出了尿路通片、胆石清片以用于治疗尿路和胆道结石。

【解析】古代劳动人民通过观察鸡的进食情况，发现了鸡内金。并将其作为治疗结石的重要药物，应用到医学实践当中，说明了医学本身来源于生活实践，来源于不断的探索验证。后来中医将鸡内金这一药物进行创新应用，发明了尿路通片、胆石清片等更有针对性的药物制剂，体现了中医传承创新和生生不息的生命力。

作为中医人，我们一方面要守正，坚持学习中医理论，学习我国传统文化，同时也要结合当下的情况进行创新和突破。长此以往才能让中医焕发出更多的生机和活力。

淋证的预防调护应当注意外阴清洁，不憋尿，多饮水，每2~3小时排尿1次。房事后宜立即进行排尿，防止秽浊之邪从下阴上犯膀胱。妇女在月经期、妊娠期、产后更应注意外阴卫生，以免虚体受邪。

尿路感染

【思政映射点】健康养护意识，时代进步对健康意识的影响。

【案例】尿路感染是指由病原微生物引起的尿路感染性疾病，多表现为尿频、尿急、尿痛，可伴随腰痛、发热等症状。尿路感染是仅次于呼吸道感染的第二大感染性疾病，成年女性发病率高于男性，比例约为8：1。

尿路感染发病的最常见因素就是细菌感染，最常见的致病菌是革兰阴性菌，其中以大肠埃希菌最为常见，约占全部尿路感染的85%。大肠埃希菌最常见于无症状性细菌尿、非复杂性尿路感染或首次发生的尿路感染。5%~15%的尿路感染由革兰阳性菌引起，主要是肠球菌和凝固酶阴性的葡萄球菌。因此，在平素的预防调护中对会阴部的护理尤其关键，平素应注意会阴部的清洗。

【解析】随着时代的进步及人们健康观念的逐步树立，人们逐渐正视泌尿系统疾病，尿路感染不再是难言之隐。作为医生，应当履行健康宣教的职责，让更多的群众，了解该类疾病发生发展的原因，让关于泌尿系统疾病的讨论不再是一个难以启齿的话题。

第三节　癃　闭

癃闭是以小便量少，排尿困难，甚则小便闭塞不通为主症的病证。其最终的病变部位主要在肾与膀胱，脉当候尺部。历代医家认为癃闭与心、肝、脾、肺、肾五脏均有关系，提出了不同的诊断思路。

癃闭的五脏辨治

【思政映射点】学术争鸣，继承发展。

【案例】关于癃闭的脉象，最早的记载见于《灵枢》，后世补充了数、散、浮脉等，逐渐形成癃闭的五脏辨治体系。

从心论治当左寸数大。清代医家林佩琴在《类证治裁》中指出左寸数大提示癃闭的病机为心火盛移热于小肠，其用药多选用天冬、麦冬、犀角、黄连等养心阴、清心火之品。

从肝论治当左关弦。晋代医家王叔和在《脉经》中指出左手关上阴绝及肝脉浮取、沉取皆急者，苦癃，并指出了左手关上阴绝的治疗为"刺足少阳经，治阳"。元代名医滑寿《难经本义》在注释"假令得肝脉……其内证……闭癃溲便难"时指出肝主癃闭的脉象为肝脉弦。黄元御认为"水道之通塞，虽在三焦，而其疏泄之权，实在乙木"，并且提出"缘木郁不泄，温气陷而生下热，膀胱热癃，则宜芍药"，即采用酸甘之药以缓肝刑之法。

从脾论治当右关滑。如《灵枢》记载"脾脉……滑甚为癀癃"，此处脾脉滑，后世杨上善、张介宾、薛雪认为是实热之象，张隐庵、章楠则认为是湿热之象，病机为实邪伤脾导致土不能制水。同时，《灵枢》指出了相应的治疗原则为泻其阳热，针刺的手法为疾而浅刺。

从肺论治当右寸独大。明代医家李中梓《里中医案》记载一则小便癃涩医案，此病机为"金燥不能生水，气化不及州都"，治疗时惟用紫菀、麦冬、人参三味药，小便即通如泉涌。清代医家林佩琴《类证治裁》诊治脉象为"右寸数大"的癃闭时遵从李氏。处方用药为"生脉散去五味，加紫菀、车前子、茯苓"。

从肾论治，若肾中有热，尺脉滑。《灵枢》记载"肾脉……滑甚为癃"。明代医家李中梓《诊家正眼》指出尺数而癃的病机为相火亢盛，并指出右数火亢，左数阴伐。清代蔡贻绩认为"左尺肾脉，三按有力为实，其外症必小便癃闭"，并指出治疗"宜知柏四物汤，或知柏地黄汤"。

【解析】在中医学术发展的长河中，中医先贤将《黄帝内经》中的基础理论体系充分继承。我们在日常的学习生活中也应勤求古训，要发挥主观能动性，在实践过程中寻找灵感，在基础理论、治疗方药上有所创新。

知识点2：历史沿革

《丹溪心法》中记载"提壶揭盖法"治疗癃闭，即在内服药物的同时，加用探吐法。癃闭的形成与肾、肺、脾有关，尿液的排泄与肺的宣发肃降功能也存在一定联系。小便涓滴不下时，可稍加开宣肺气、升提中气之桔梗、杏仁、紫菀、升麻、柴胡等以开上源利下流。

提壶揭盖法

【思政映射点】实践出真知。

【案例】提壶揭盖法最早出自金元名医朱丹溪的医案"一人小便不通……肺为上焦，膀胱为下焦，上焦闭则下焦塞。如滴水之器必上窍通而后下窍之水出焉"。该法把膀胱比作一把水壶，尿道口比作壶嘴，肺在上部犹如壶盖。如果壶盖盖得很紧，水就流不出来，只要把壶盖揭开一点缝，水就可以畅流出来。另外，在有盖子的水壶里，如果剩最后一点水倒不净，不妨把壶盖揭开再倒，就能倒得干净了。在治疗下焦闭塞时，可以使用宣肺的药物，使上下气机交贯，小便自然能畅通流出。可见，"提壶揭盖"这一治法就是通过生活现象取象比类而创立的。

中医认为肺为"华盖""水之上源"，可调节全身气机，肺的宣发肃降有助于人体的精微物质和水液的正常布散与代谢；有利于大肠的传导，可促进糟粕的排泄。若肺气失宣，水液的代谢与糟粕的排泄可能失常；肺失肃降则尿道或肠道闭塞不通，大肠之气不降，而致便秘或尿闭。这种情况下只要宣通肺气，使用少许宣肺的药物，如苏叶、枇杷叶、桔梗、荆芥、防风、白芷、浮萍、杏仁、前胡、麻黄、桂枝、桑白皮、白芥子等宣肺之品"提壶揭盖"。肺气肃降，气机通畅，则水液通利、二便通顺。

【解析】提壶揭盖这一治法体现了古代劳动人民的智慧，也体现出了实践对理论的指导意义。古代名医将日常观察到的现象应用到了中医治法治则，创造出许多具有中医特色的治疗原则和手段。可见，对生活现象观察是中医汲取创新的来源。作为当代中医人当实践求真，这样才能对中医有所创新，不断突破。

知识点3：病因病机

久病体虚或年老体弱，致肾阳不足，命门火衰，蒸化无力，气不化水，故尿不得出，所谓"无阳则阴无以生"，而发为癃闭。

气化的概念

【思政映射点】中国传统文化，古代朴素唯物主义。

【案例】气化泛指人体各脏腑器官的气化活动，包括三焦输布水液及肾与膀胱的泌尿功能，"膀胱者，州都之官，津液藏焉，气化则能出矣"。气化也指自然六气的变化，"各从其气化也"。

中医理论中的气化概念十分宽泛，认为宇宙万物"各从其气化也"。气化为一切自然现象的根本特征。自然界中六气有气化现象，人体内也有气化。对于人体脏腑器官的气化而言，将气的运动而产生的各种变化称为气化。诸如体内精微物质的化生及输布，精微物质之间、精微物质与能量之间的互相转化，以及废物的排泄等都属气化。中医学中的气化与古代哲学中气化有别。《素问》"味归形，形归气；气归精，精归化；精食气，形食味；化生精，气生形……精化为气"是气化过程的简要概括。

中医对健康和疾病的认识是以气化正常为生理，气化异常为病理。《素问》指出，自然界与人的气化都是"化不可代，时不可违"。气化有自己的规律，时序有自己的节奏，不能代替，不能违背，应遵循"无代化，无违时，必养必和，待其来复"。以此建立了气化论疾病观，认为不论疾病和养生都要"各从其气化也。"

【解析】气是中医一种独特的概念。其概念来源于古代劳动人民对于自然界水液形态变化的观察，即液态物质受热蒸发变化成为水蒸气，由此产生了气化的概念。这指引后世医家在治疗时也重视肾中阳气的温化作用。作为中医人，在学习中医时要充分了解中国传统文化，提高优秀传统文化的涵养。让中华文明的种子生根、发芽、开花、结果。

知识点4：肺热壅盛证的辨证论治

肺热壅盛的证候表现为小便不畅或点滴不通，咽干，烦渴欲饮，呼吸急促，或有咳嗽，舌红，苔薄黄，脉数。治法：清泄肺热，通利水道。选方：清肺饮（《证治汇补》）加减。

中医治疗流行性出血热

【思政映射点】中医自信，创新思维。

【案例】20世纪70年代中期，流行性出血热吞噬了许多鲜活的生命。患者先是高热不退，随后全身广泛出血，最后尿少、肾脏衰竭不治而亡。该病具有极强的传染性，病死率很高。

我国快速成立了出血热防治协作组早期中医分队。根据流行性出血热的发病季节、证候特征、病势凶猛、传变迅速，具有传染性的特点，中医认为该病的发生原因是人体抵抗力不足，温邪疫毒乘虚侵袭所致。在治疗上，该病初期属热毒炽盛的实热证，应以清热解毒、凉血化瘀为主。继则邪实正虚，则应扶正祛邪，应根据病情的变化辨证施治。至恢复阶段，邪去正虚，则应以扶正为主。因此，在早期如能抑制温毒的发展、病情的传变，可越过低血压期、休克期、少尿期，而直接进入恢复期，从而降低病死率，提高治愈率。协作组主张在发热期重点使用具有清热解毒、凉血化瘀，兼有消肿利水作用的清热解毒4号方治疗，并在较为严重的地区试点施治，使用该方治疗患者285例，其中死亡7例，病死率有了显著降低。

随后团队深入疫区进行研究，首次将流行性出血热命名为"疫斑热"，并打破了"卫气营血"分期而治的方法，创造性地提出应以"清瘟解毒"为大原则，临证区分出血热各个病期的特点，提出"到气就可气营两清"等原则，并针对各个病期提出相应的治法方药。根据这一思想指导，使临证用药变得灵活。统计表明，1127例流行性出血热患者，在经过中医治疗后，病死率是1.11%，而当时西医治疗的病死率为7.66%。

【解析】实践又一次用疗效证明了中医对疫病的治疗是有效的。中医学具有独特的理论体系。中医的治疗手段和措施是历代医家的经验累积，是智慧的结晶。从方剂化裁中我们可以看到医者的创新意识，他们群策群力地创造发明新方药，在辨证论治的基础上探索治疗新思路，体现了辨证与辨病的统一，理论与临床实践的统一，这是传承精华、守正创新的生动实践。

> **知识点5：肾阳衰惫证的辨证论治**
>
> 肾阳衰惫证表现为小便点滴不畅，排尿无力，或尿闭，畏寒肢冷，腰膝冷而酸软无力，神气怯弱，面色淡白，舌淡胖，苔薄白，脉沉细无力。方药：济生肾气丸（《济生方》）加减。

严用和与《济生方》

【思政映射点】精益求精；医者仁心。

【案例】宋代医家严用和17岁开始行医，行医50余年。他认为世变有古今不同，风土有燥湿差异，人的体质也强弱不齐。若一概执古方以疗今病，疗效不会理想。因此他本着"师传济生之实意"，学以致用，把前人理论经验与临床实践相结合。经过30余年实践，"所学已试之效"，著成《济生方》10卷（1253年）。他在书中博采历代经典和各家之说，引录了《局方》《三因方》中部分方剂，收载补充了许多医家之经验，收集了民间有效单验方。其中治疗癃闭的常用方剂济生肾气丸，就是出自严用和的《济生方》。该方具有温肾化气，利水消肿之功效，被患者所接受。

后世认为，严用和着实为一代学术精湛、求真务实的医学家。所撰《济生方》立论精当，辨证简明，用药善守法度，制方不泛不繁，既有继承性，又有创造性，是一部实用价值较高的方书。

【解析】严用和积累医疗经验，注重实践，讲求实效，具有严肃认真的治学态度，最终撰写出有较高实用价值的《济生方》。中医学的研究是永无止境、不断探索的过程，既要注重独立思辨，又讲求理性质疑，不迷信权威。作为当代中医人，我们应敢于突破、敢闯新路，开拓新域。应保持严谨的治学态度，在实践中大胆假设，反复推敲求证，以发现与时代相符合的理论与方药。

严用和以人为本，从体质强弱方面寻找古今不同，彰显了医者仁心。我们也应用实际行动去践行"敬佑生命、救死扶伤、甘于奉献、大爱无疆"的新时代医疗卫生职业精神。

> **知识点6：脾气下陷证的辨证论治**
>
> 脾气下陷证表现为小腹坠胀，时欲小便而不得出，或量少而不畅，精神疲乏，食欲不振，气短声低，舌质淡，苔薄，脉细弱。治法：升清降浊，化气利水。方药：补中益气汤合春泽汤加减。

分心木的作用

【思政映射点】兼容并蓄。

【案例】分心木，中药名，为胡桃科植物胡桃果核内的木质隔膜。我国南北各地均有栽培。具有涩精缩尿，止血止带，止泻痢之功效，用于遗精滑泄、尿频遗尿、崩漏、带下、泄泻、痢疾。该药物为木质隔膜呈薄片状，多弯曲，破碎而不整齐；表面淡棕色，或棕褐色，或棕黑色，略有光泽；质脆，易折断；以块大、质薄、色黄者为佳。气微，味微苦。有医者用其治疗肾炎。民间常用分心木泡水代茶饮以改善前列腺炎的症状，是前列腺炎的辅助疗法。

【解析】从《神农本草经》到《本草纲目》，中药的品种不断增加。中药的发展就像中华传统文化的发展一样，不断吸纳外来元素，在发展中求同存异，不断壮大。分心木作为一味中药，从发现至今不过几百年时间，却已被广泛应用。

现在是中医与西医并存的时代。作为现代中医人，要跟上时代发展的潮流，扩大知识面，不断发展与完善自己。

知识点7：外治法

癃闭属水蓄膀胱之证，内服药缓不济急，可根据急则治其标的原则，采用导尿、针灸、少腹及会阴部热敷等法，迅速通利小便以缓解患者症状。

孙思邈用葱管治尿闭

【思政映射点】实践出真知。

【案例】孙思邈是我国古代著名的医学家。在他的《备急千金要方》一书中，有关于"葱管导尿"的记载。

有一位患者，排尿困难，非常痛苦。患者找到孙思邈并请求孙思邈为其诊疗。孙思邈仔细打量这个患者，见他的腹部高高隆起。患者弯着腰，双手捂着肚子，痛苦地呻吟着。孙思邈分析道："尿流不出来了，大概是排尿口不通畅了。从目前的状况分析，膀胱里应该存了不少尿，仅靠吃药恐怕来不及了，必须想个立竿见影的办法才好。"他想到如果能从尿道插一根管子，尿也许就能排出来了。孙思邈决定试一试。可是，他又转念一想："这尿道这么窄，要到哪里去找这种又细又软且能插进尿道的管子呢？"正当他为难之时，无意间看见邻居家的孩子拿着一根葱管吹着玩，孙思邈眼前一亮，找到了方法：葱管细软而中空，这不正符合条件吗？于是，孙思邈找来一根细葱管，切下尖头，小心翼翼地插入患者的尿道。接着他用劲一吹。果然，患者的尿液从葱管里缓缓流出来了。等到尿液流得差不多了，孙思邈便将葱管拔出来。患者立即感觉舒服多了，连连道谢。

孙思邈用葱管当导尿管，比西医导尿术的出现要早得多。

【解析】导尿术是目前临床上比较成熟并应用广泛的技术，主要用于各种原因导致的尿潴留、留尿做细菌培养、测量残余尿量、部分手术术前准备等。孙思邈用葱管导尿，体现了古代劳动人民的智慧，也体现了实践出真知。作为中医人，我们要能体会患者的痛苦，具有同理心，能够理解患者所处的困境，同时也要培养能够巧妙利用身边现有的资源为患者解决疾患的能力。

第四节　阳　痿

知识点 1：历史沿革

在不同时期对于阳痿的表述不同。随着医学的进步和对阳痿的认知逐渐增加，阳痿这一疾病的命名逐渐趋于规范。阳痿的病因以及症状表现在命名上就有体现。

阳痿命名溯源

【思政映射点】学术争鸣，百花齐放。

【案例】先秦、秦汉时期有很多对阳痿命名的记载。马王堆汉墓医书《天下至道谈》载有阳痿最早的命名，称为"不能"；《养生方》称之为"不起""老不起"；《黄帝内经》记载了"阴痿"病名，又称"器不用""阴不用""隐曲不利"等；《神农本草经》亦以"阴痿"为主要名称。晋、隋、唐时期医家多称之为"阴痿""阴萎"，其命名已渐趋概括化。宋、金、元时期多称之为"阴痿""阴萎""庶事不兴""阳道衰弱"，但已出现"阳萎"的称呼。宋代窦材《扁鹊心书》中记载："五福丹……又能壮阳治阳萎，于肾虚之人功效更多"，首次出现"阳萎"的命名。明、清时期阳痿的命名渐趋完善与稳定，以前的称谓虽没有丢弃，但已出现"阳痿"命名，后来的医家开始遵从这一名称。明代周之干《慎斋遗书》有了"阳痿"病名记载。张介宾《景岳全书》列出阳痿专篇论述阳痿的治疗分型；清代《杂证治要秘录》明确指出"阴痿即阳痿"。

【解析】阳痿的命名是由阴痿转化而来，虽然只有一字之差，却反映了对本病认识倾向的变化。中医学认为"阳"代表一种生理功能，自张介宾主张该病多从肾阳虚论治开始，"阳痿"中的"阳"不仅指男性生殖器官，而且也暗藏着对阳痿病机与治法的认识，即"阳虚"。温肾壮阳起痿的方式，也逐渐成为历代医家论治该病的主流观点。

"学术乃天下之公器"。在中医学术发展的长河中，中医先贤在充分继承的基础上能把前人的成就置于合适的位置，并能适时地纠其发展之偏，将学术发展引向一条属于未来的道路。抚今追昔，在现实环境中，尽管我们可能会受到诸多因素的影响与限制，但我们应客观、冷静地对待，遵从学术自身发展之规律，敢于坚持己见、挑战既往、相互争论。也只有这样，才能让中医学术发展在新的时代"百花齐放，百家争鸣"。

知识点2：病因病机

　　禀赋不足，或恣情纵欲，房事过度，或少年手淫，或早婚多育，或久病及肾，以致肾精亏损，命门火衰，宗筋失于温养则痿软不兴。或肾阴损伤太过，相火偏亢，火热内生，灼伤宗筋，也可导致痿软不用。

中医养生观

【思政映射点】克己自律。

【案例】正确的夫妻性生活应既符合人的生理需求，又有益于身体健康。在我国古代就有节欲保精的说法，指的是节制房事对人的身心健康及益寿延年十分重要。

　　明代医家张介宾云："欲不可纵，纵则精竭，精不可竭，竭则真散。益精能生气，气能生神、营卫一身。故善养生者，必宝其精，精盈气盛，气盛则神全，神全则身健，身健则病少。神气坚强，老而益壮，皆本乎精也。"指出精是人体生命的根本，善于养生之人必须节欲保精，方能神气旺盛，身体健康。而想要保精最重要的方式就是节欲，聚守精气，平和无欲，方为养生之道。

　　节欲保精对于中老年尤为重要。孙思邈认为："四十以上，常固精养气不耗，可以不老""六十者闭精勿泄""若一度制得，则一度火灭，一度增油。若不能制，纵情施泄，即是膏火将灭更去其油，可不深自防"。从对长寿老人的调查情况来看，大多长寿老人对性生活都有节制，体现了节欲保精对健康长寿的积极意义。其次，节欲保精也有益于优生。孙思邈指出"胎产之道，始求于子，求子之法，男子贵在清心寡欲以养其精，女子应平心定志以养其血"。

　　【解析】节欲保精的本质在于对自身欲望的控制，也就是自律。自律对于个人健康起到重要作用，能够养成健康的作息习惯，保证精力充沛，防止疾病的发生。同时自律对个人事业发展有重要作用。中医人的自律就是高度的自觉，体现着医者的良心。作为医务工作者在面对外来的诱惑时要洁身自好，勤求医术，精益求精，以成为人民健康的守护者为初心努力奋斗。

知识点3：命门火衰证的辨证论治

　　命门火衰表现为阳痿不举，性欲减退，或举而不坚，精薄清冷，神疲倦怠，畏寒肢冷，面色白，头晕耳鸣，腰膝酸软，夜尿清长，五更泄泻，阴器冷缩；舌淡胖，苔薄白，脉沉迟或细。以温肾填精、壮阳起痿为治法，赞育丹为代表方，并可适当增加补阳药物。

阳起石的炮制

【思政映射点】实践出真知，古代人民的劳动智慧。

【案例】阳起石是中医治疗阳痿的重要药物，其始见于《神农本草经》。该药"主崩中漏下，破子脏中血，癥瘕结气，寒热腹痛，阴痿不起，补不足"。后续医家在实践的过程中认为其具有兴阳起痿的功效。

阳起石在使用时需要经过炮制。《本草纲目》对阳起石的炮制和保存有较为完备的论述认为"凡用阳起石，火中煅赤，酒淬七次，研细水飞过，日干。亦有用烧酒浸过，同樟脑入罐升炼取粉用者"。现代研究对阳起石主要成分中含量较高的Ca、Mg、Zn、Fe、Cu、Al、Mn等元素的测定结果进行了统计学处理，发现其炮制方法的优劣顺序：煅赤酒淬7次为佳，煅赤酒淬3次、煅赤酒淬1次、煅赤水淬3次居后，生品最次，并指明煅淬时以黄酒为液体辅料为好，煅淬次数以7次为佳。

【解析】阳起石从发现到使用是一个漫长的过程，古代医家在实践的过程中将不同炮制方法对药效的影响进行总结，得出阳起石应当"火中煅赤，酒淬七次"使用的结论，这与现代科学研究的结果不谋而合。体现了医学实践对认知的指导意义，同时也展示出古代人民的劳动智慧。作为现代中医的传承者，我们一定要有实践出真知的意识。中医是一门科学，也是一门实践性很强的学科。只有经过大量的实践和探索，才能够将书本上的知识消化掉，将古代劳动人民的智慧内化于心。

知识点4：预防调护

对于因情志所致阳痿患者，当帮助患者树立治疗信心。患者平素可服用山药、枸杞、海马等。可根据患者症状辨证选用海狗丸、金匮肾气丸、逍遥丸、归脾丸、右归丸、左归丸、知柏地黄丸、强腰健肾丸等中成药。

压力与阳痿的关系

【思政映射点】积极健康的生活观念。

【案例】精神压力大可能会导致阳痿。科学研究发现情绪和阳痿存在很大的联系。良好的精神状态有利于机体功能发挥，如果患者精神压力大，就会影响机体内分泌代谢，可能出现阳痿的症状。此外，精神压力还可能引起心理障碍，进一步加重阳痿的症状。但心理障碍导致的阳痿大多属于暂时性的性功能障碍，可以通过心理咨询等进行治疗，也可以通过保持良好的心情，培养自己的爱好等方法缓解。

【解析】大多数人认为阳痿与肾阳虚衰有关，治疗时也以补阳为主。随着现代生活节奏的加快，工作、生活压力的增加，由心理障碍导致阳痿的发病率也逐年攀升，甚至形成

"因痿致郁，因郁痿甚"的怪圈。中医很早就认识到情志对阳痿的影响，并创立了"启阳娱心丹"等治疗阳痿的妙方。中医治疗该病强调身心同调，在改善患者症状的同时，对患者进行心理疏导，以达到良好的疗效。作为医务工作者，要对阳痿认识全面，要在治疗患者疾病的同时，协助患者建立积极向上、乐观生活的态度，帮助阳痿患者康复。

（于鹏龙）

第六章　气血津液病证

第一节　郁　证

郁证是以心情抑郁，情绪不宁，胸部满闷，胁肋胀痛，或易怒善哭，或咽中如有异物等为主要临床表现的病证。郁有广义和狭义之分。凡由外邪、七情、饮食等引起气、血、痰、火、湿、食的郁结，为广义的郁证。若由情志不舒所引起的郁结，则为狭义的郁证。

我国高度重视精神卫生和心理健康工作

【思政映射点】健康中国战略。

【案例】抑郁症是在全世界范围内能导致不可避免的痛苦和过早死亡的主要原因之一。心理问题已成为了一个全球性的健康危机，而且日趋严重。

近年来，党中央、国务院高度重视精神卫生和心理健康工作，发布了一系列重大政策和文件。《"健康中国2030"规划纲要》提出"加强心理健康服务体系建设和规范化管理。加大全民心理健康科普宣传力度，提升心理健康素养。加强对抑郁症、焦虑症等常见精神障碍和心理行为问题的干预，加大对重点人群心理问题早期发现和及时干预力度"教育部等十七部门制定《全面加强和改进新时代学生心理健康工作专项行动计划（2023—2025年）》，以"五育并举促进学生心理健康、加强心理健康教育、规范心理健康监测、完善心理预警干预、建强心理人才队伍"等为主要任务，使学生心理健康工作体系更加健全。各医学院校认真贯彻执行，重视健康和精神卫生专业人才的培养，积极开展心理健康建设，为重点人群及时开展心理疏导，加强社会服务职能，开展心理健康科普宣传。社区医院开展抑郁症、焦虑、失眠、老年痴呆、孤独症等疾病的监测，探索社区综合干预模式。目前，心理疾病患病率上升势头有所减缓。

【解析】党的十九大提出的"实施健康中国战略"，是基于人民对美好生活的需求，旨在全面提高人民健康水平、促进人民健康发展，倡导健康文明生活方式，预防控制心理疾病。党的二十大报告进一步指出，要深入开展健康中国行动和爱国卫生运动，倡导文明健康生活方式。可见，健康是广大人民群众的期望和追求，保障人民健康是我们党的性质和宗旨的重要体现。以人为本的发展思想将对我国卫生事业的发展，对增进人民的健康和福祉产生深远影响。

《东医宝鉴》中说："欲治其疾，先治其心，必正其心，乃资于道。"中医治疗心理疾病的治疗方式多样，如以情胜情、移情易性、顺情从欲等情志疗法，针灸疗法、中药疗法、五行音乐疗法等。作为当代中医人，应掌握中医情志治疗手段，积极为患者开展心理疏导。

知识点2：诊断

郁证多发于中青年女性，有忧愁、焦虑、悲哀、恐惧、郁怒等情志内伤病史。症状随情志变化而波动。临床可借助抑郁量表、焦虑量表等诊断，通过各系统检查和实验室检查排除器质性病变。

张子和治郁证

【思政映射点】 医者仁心；七情相胜。

【案例】 金元时期，有位名叫项关的举人老年得子，不料孩子还不到1周岁，便夭折了。项夫人因丧子悲伤过度，以致整日神志恍惚，虽经多方求医，仍不见疗效。于是请张子和诊治。

这天，张子和来到项家，正准备为项夫人诊脉，突然，他站起身来说："哎呀，大事不妙，老伴让我买油豆腐，我还没有买，我得马上去，不然，老伴会对我不客气。"项夫人一听，忍不住笑起来。第二天，张子和又来到项家，为项夫人诊完脉后，开始在随身携带的药袋里找药丸，但他在药袋里翻了个遍，却没找到一粒药丸，急得面红耳赤，对项夫人抱歉地说道："请夫人原谅，我将药丸忘在家中，明天一定送来！"项夫人见他这个样子，禁不住"咯咯"笑出声来。第三天，张子和身穿长袍而来，来到项夫人跟前，伸手到长袍袋找药丸也没找到，他干脆脱下长袍来找，却露出了里面红红绿绿的女士衣衫，张子和忙说："又让夫人见笑了，我真糊涂，怎么把老伴的衣服错穿在身上了呢。"项夫人一见，笑得前仰后合。

张子和走后，项夫人对项关说："你这是哪里请来的糊涂医生，他真的能治好我的病吗？"此后，项夫人逢人便讲，边讲边笑，说来倒也奇怪，不到半月，项夫人的病竟然好了。原来，张子和知道项夫人的病乃为哀愁所生，三次诊病是假，故意逗她发笑是真，因为笑能遣愁，使忧愁得散，郁气得开，项夫人的病自然不药而愈了。

【解析】 情志，包括喜、怒、忧、思、悲、恐、惊七种情志变化，是人们对客观事物的不同反映。在通常情况下，这七种情志不会导致人体生病。但是，如果突然的、强烈的或长期持久的情志刺激，超过了人体的正常生理活动范围，就有可能会导致疾病的发生。案例中项夫人之病即因悲伤过度而起。事实上，情志是一把"双刃剑"，如果运用得当，情志也可以治病。俗话说"心病还须心药医"，指由情志导致的"心病"，也需用情志这一"心药"医治。古代医家就擅长运用情志与五脏相生相克的原理治病，可谓"喜怒忧思皆为药"，其神奇的治疗效果蕴含着深刻中医道理，在今天仍然值得我们借鉴学习。

知识点3：治疗原则

郁证的基本治疗原则是理气开郁，调畅气机，怡情易性。实证可配合活血、降火、祛痰、化湿、消食等法治疗。虚证则应补益，如健脾养心、滋养肝肾等。此外，精神治疗也是郁证的重要治疗方法，应贯穿治疗全过程。

中医在郁证治疗上的研究进展

【思政映射点】 中医药文化自信。

【案例】 对抑郁症的治疗，西医常用选择性5-羟色胺（5-HT）再摄取抑制剂，如西酞普兰、氟西汀、氟伏沙明、帕罗西汀、舍曲林等，但这些药仍有治疗起效慢、缓解率低、存在不同程度的副作用等局限性，因此需寻找起效快、作用持久、副作用小的抗抑郁新药。

中医的整体性、多药和多靶点性质与系统药物治疗复杂疾病（如抑郁症）的治疗理念非常吻合。中药方剂通过多种草药的协同作用在抑郁症治疗中显示出强大的作用。临床研究显示，使用中药方剂治疗抑郁症，比单用西药治疗疗效更佳。由此可见，从疗效、安全性和可接受度方面，中药治疗抑郁症存在着巨大的潜力。

【解析】 中医包含着中华民族几千年的健康养生理念及实践经验，是中华民族的伟大创造和中国古代科学的瑰宝。中医作为打开中华文明宝库的钥匙，它的有效性、安全性是有目共睹的。作为中医人，我们应该建立文化自信，传承和发展中医药事业。在临床上优先使用安全性良好的中药，全方位、全周期维护和保障人民群众健康。

知识点4：心神失养证的辨证论治

心神失养证表现为精神恍惚，心神不宁，坐卧不安，多疑易惊，悲忧欲哭，喜怒无常，时时欠伸，或手舞足蹈，骂詈喊叫，舌质淡，苔薄白，脉弦。治法：甘润缓急，养心安神。方药：甘麦大枣汤（《金匮要略》）加味。

浮小麦的发现

【思政映射点】发现问题，勤于思考。

【案例】宋代太平兴国年间，京城名医王怀隐某天正在检查庭院中晾晒的中药材时，发现有一批干瘪的麦子。碰巧来了位急症患者，她的丈夫对王怀隐恳求说："王先生，我娘子近来不知何故，常发怒，有时哭笑无常，整日心神不宁，有时甚至还伤人损物，并且还有严重的盗汗，请先生施恩除病！"王怀隐把脉后笑道："不必惊恐，此乃妇女脏躁也。"言毕，信手开了一方，上书：甘草、小麦、大枣三味药，意用《金匮要略》中的良方"甘麦大枣汤"治疗妇女围绝经期出现的精神与心理方面的症状。神奇的是该妇人服用后脏躁好了，身上的盗汗也随之而消。这在王怀隐心中埋下了疑惑：为什么小麦还能治疗盗汗证？

后来，他有意以此方又治了几个盗汗患者，效果却不佳。查阅了唐代药王孙思邈的《备急千金要方》，也始终得不到想要答案。有天，店堂小伙计与来送小麦的商贩争吵了起来。伙计质问商贩为什么用干瘪的麦子滥竽充数。王怀隐听罢，忆起上次患者所用的小麦就是商贩送来的瘪麦子，于是虚心求教。商贩说："这是漂浮在水面上的麦子，我舍不得丢弃，估计治病用大概可以吧，因此送来了。"王怀隐听罢，从中似乎悟出了什么，便吩咐伙计将药物收下并注明浮小麦的药名。后来，王怀隐用浮小麦试治盗汗虚汗，果然治一个好一个，便逐渐认识到浮小麦的止汗功效。太平兴国三年，他与同道好友潜心研究张仲景的医书，合编成《太平圣惠方》，并将浮小麦的功效记入该书。从此，"浮小麦"便作为药品流行于世，并被历代医家沿用至今。

【解析】医学生在学习和工作中，会遇到很多问题。当有些情况和书本上所讲的知识不相同的时候，要勤于思考，主动分析问题和解决问题。只有这样，才能让自己的知识更精，才能用自己所学的知识更好地服务人民的生命健康。

知识点5：心脾两虚证的辨证论治

心脾两虚证表现为多思善虑，心悸胆怯，失眠健忘，面色不华，头晕神疲，纳呆，便溏，舌淡，苔白，脉细弱。治法：健脾养心，益气补血。方药：归脾汤（《济生方》）加减。可使用食疗方缓缓图之。

郁证的中医食疗药膳

【思政映射点】药食同源，文化自信。

【案例】郁证患者临床有不同的证型，而且和患者的体质也有一定的关系。体质的倾向性会使患者在症状上表现各异。气虚体质者多表现为肝郁脾虚、气血两虚、心胆气虚、心神失养；阳虚体质者多表现为阳虚寒湿、肾阳亏虚；阴虚体质者多表现为肝肾阴虚、心肾不交；瘀血体质者多表现为气滞血瘀；湿热体质者多表现为肝胆湿热；痰湿体质者多表现为肝郁痰阻。民以食为天，对郁证而言可以通过食疗的方法预防和治疗。《千金翼方》中提到"安生之本，必资于食……知食宜者，不足以生存也……故食能排邪而安脏腑"。通过食养，可改变人类体质、治疗人类疾病，易被患者接受和坚持，也能很好地发挥中医药养生的优势。

气郁患者多选用佛手、香橼、陈皮等，气郁化火者可选用茉莉花泡水，脾气虚者予以大枣粥，心脾气虚者选用山药莲子葡萄粥等。

【解析】随着人们健康意识的提升，越来越多的人开始认识了自己的体质，食养已成为当下的一种趋势和潮流。在自然界，作饮食之用的称为食物，用来治病的称为药物，很多中草药既可食用又可治病，是药食同源的佳品。作为现代中医工作者，应遵循中医药发展规律，传承精华，推动中医药药食产业化的振兴发展。

知识点6：预防调护

正确对待各种事物，怡情自遣，学会心理放松和自我减压，避免不良刺激，这是防治郁证的重要措施。起居有常，生活规律，积极参加运动，如八段锦、太极拳、气功等，有助于调节心境。饮食应清淡，忌食辛辣、油腻、生冷食物，戒烟戒酒。

525心理健康日

【思政映射点】心理育人；心理健康。

【案例】大、中学生对心理健康的概念很模糊，甚至有误解。大学新生的心理问题是大学适应性、情感人际关系和自我成长等问题，毕业生主要以就业压力为主。所以引导他们增强心理健康意识，提高自我调适能力有重要意义。

我国高度重视大学生心理健康。2000年，由北京师范大学心理系团总支、学生会倡议，随后十多所高校响应，并经有关部门批准，5月25日被确定为"北京大学生心理健康日"。"5.25"是"我爱我"的谐音，对此，发起人的解释是爱自己才能更好地爱他人。2004年，团中央学校部、全国学联共同决定将5月25日定为全国大、中学生心理健康节。长久以来，5月本身就被人们赋予了和年轻人一样的活力和激情。鉴于大、中学生缺乏对心理健康知识的了解，缺乏对自己心理问题的认识，所以，"心理健康日"活动就是要提倡大、中学生爱自己，珍爱自己的生命，把握自己的机会，为自己创造更好的成才之路，并由珍爱自己发展到关爱他人，关爱社会。

【解析】随着社会生活节奏越来越快，部分大学生由于长期积累的各方面的压力，出现了心理健康问题。心理健康也成为了影响人们健康的重要因素。525心理健康日的设立，对大学生来说是一个"放下压力，走进生活，拥抱生活"的重要节日。作为医务工作者，不仅要做"525心理健康活动日"的参与者，也要成为我国心理健康事业的建设者。

第二节　血　证

知识点1：历史沿革

　　清·唐宗海《血证论》是首部论述血证的专著，详细论述了各种血证的病因病机、辨证论治，提出了止血、消瘀、宁血、补血的治血四法，为治疗各种血证之大纲。

唐宗海与《血证论》

【思政映射点】 生命至上，精益求精。

【案例】 唐宗海缘于其父体弱多病而立志习医，同治12年，因父患吐血、下血证，唐宗海查阅各书，施治罔效，延请名医，仍无所得。数年后其父病故，丧父之痛促使他下定决心精研岐黄之术。通过学习《黄帝内经》《难经》及《伤寒论》等经典医籍，唐宗海博采各家之长，触类旁通，终豁然心有所得，总结出一套血证疗法，即"止血""消瘀""宁血""补血"。凡遇突然出血，在治疗时，首先应当使用止血之法。血证患者血止之后，其必然会有未排出体外的离经之血，这些血液留于人体之中，则形成瘀血。为了免除因瘀血而产生的一些后患，他主张止血之后消瘀。待血止瘀消之后，为防止血液再次潮动，须选用方药使血液得以安宁。血证患者，出血之后，其血必虚。血虚者其阴亦不足，阴者阳之守，阴虚则阳无所附，血虚则气无所依，亦可因之而亏。因此在血证后期，他认为此时当用补血之法。

　　判断血证的轻重缓急、预后善恶至关重要。血证患者脉不数者易治，以其气尚平。若脉数者难治，以其气太疾。若脉象浮大革数而无根者，为虚阳无依。若脉象沉细涩数而不缓者，为真阴损失，皆为难治。若有一丝缓象，尚可挽回。若无缓象，或兼代数，则成不治死证。数、浮、代、沉涩这些脉象，都是反映阴血受伤，阳气无归之象，所以为难治。

【解析】 唐宗海在学术上颇有创见。他十分重视对中医经典著作的学习，主张兼取众家之长，"好古而不迷信古人，博学而取长舍短"。经过11年，著成了《血证论》，弥补了此前关于血证的理论和临床证治的空白。

　　本案例体现了唐宗海刻苦钻研，勇于探索，济世救人的精神。作为当代中医人，我们应该以他为榜样不断充实和完善自己，以高尚的医德和精湛的医术，为国家、社会作出应有贡献，实现自身人生价值。

知识点2：病因病机

感受外邪、情志过极、饮食不节、劳倦过度、久病等多种原因，导致火热熏灼、迫血妄行或气不摄血、血溢脉外。

吃出来的便血

【思政映射点】健康的生活习惯。

【案例】便血的原因非常复杂，但溯源几乎都和饮食习惯不好有关。近年来，随着人们生活水平的日益提高，越来越多人的饮食习惯出现改变。高盐、高油以及高热量的"重口味"饮食深受大众喜爱，这就滋生了肠癌这一以慢性便血为主要临床表现的恶性肿瘤。

"二高一低"即高脂肪、高蛋白、低膳食纤维，是诱发肠癌的主要因素，再加上人们运动量减少，机体的抵抗力下降。运动量少会导致肠的蠕动比较慢，存储的宿便比较多，这也增加了患癌概率。其次，熬夜、三餐饮食没有规律、暴饮暴食、饮酒无度等也会直接或间接地诱发肠癌的发生。

【解析】《中国居民营养与慢性病状况报告（2020年）》指出，居民不健康生活方式仍然普遍存在。例如，膳食脂肪供能比持续上升；油、盐、辣等"重口味"饮食习惯等。人们应寻找多样化饮食，合理搭配，以满足机体各方面的需要，以促进身体健康。

一个优秀的医务工作者，首先应该有健康的身体，只有拥有健康强健的体魄，才能更好地发挥自身的智力和技能。因此我们要提高健康意识，养成良好的生活习惯，加强体育锻炼。

知识点3：咳血阴虚肺热证的辨证论治

咳血阴虚肺热证表现为咳嗽痰少，痰中带血或反复咳血，血色鲜红，口干咽燥，颧红，潮热盗汗，舌红，少苔或无苔，脉细数。代表方为百合固金汤。若咳血甚者，加藕节、白及、茜草，或三七粉冲服。

一味白及，得名"独圣"

【思政映射点】中医药文化自信。

【案例】白及，是一味古老的收敛止血中药。中医认为，白及性味苦、涩、寒，质黏而涩，入肺、胃、肝经，功能收敛止血，消肿生肌。善治咯血、吐血、骨折和刀伤。药理学研究证实，白及含有多种聚糖、挥发油和淀粉等，有缩短凝血时间及抑制纤溶作用，能通过形成人工血栓而止血。

南宋的洪迈编著《夷坚志》中有一则故事：台州狱吏悯一大囚，囚感之因言："吾七次犯死罪，遭讯拷，肺皆损伤至吐血，人传一方，只用白及为末，米饮日服，其效如神。"各代医家深谙其效。《神农本草经》和《本草纲目》都记载过这个中药。清代汪昂谓"白及、治肺损红痰，又能蚀败疽死肌，为去腐生新之圣药"，故仅将一味白及独自成方，誉为独圣散，并记载于《医方集解》之中。

【解析】临床上，肺结核、肺炎、肺脓肿、肺癌、急性左心功能不全均可引起咳血，且较难治疗。在浩瀚的中医药宝库中，白及仿佛一颗璀璨的明珠，自古便有止血圣药之称，并能独立成方，功如独圣。其实，中医药领域还有大量的单方、验方流传。这些方药以其简、便、验、廉的优势，为解除人类病痛发挥了很好的作用。它们就是传统文化的"基因"，是中医学的"宝库"。在临床诊疗中，我们应重视中医文化中的智慧，发掘更多的单方、验方，更好地认识、发展和利用，以发挥更大的价值。

知识点4：吐血气虚血溢证的辨证论治

气虚血溢表现为吐血缠绵不止，时轻时重，血色暗淡，神疲乏力，面色苍白，心悸气短，舌淡，脉细弱。辨证要点：吐血，神疲乏力，面色苍白，心悸气短。方药：归脾汤加减。

清代名医齐秉慧补气止血治吐血案

【思政映射点】辨证思维，逆向思维。

【案例】清代名医齐秉慧曾治一吐血患者。患者年约五十岁，形体魁梧，平常酒色过度。一天突然吐血满盆，不省人事。患者家属急忙请齐秉慧前往诊治。按脉发现患者右寸浮大而空，左关弦细而数，其余脉位俱小而沉，触摸皮肤发现仍有余温。齐秉慧诊断后说："血势奔腾、脱证已具、刻不容缓！须立即用人参五钱、黄芪一两、当归七钱、熟枣仁一钱，浓煎两次。去渣后调三七末七钱给他服用。"在场的其他医生，不解地问道："血乃有形之物，病人今天忽然暴吐。他的身体好比大战之后，粮库空虚、田野萧瑟。何况他的吐血量多，是倾囊而吐，所缺的正是血呀。您这时不急于补血生血，却在药方中重用参、芪补气，这能有疗效吗？"齐秉慧反驳道："治疗吐血不懂喻嘉言的经验，不读《绛雪丹书》，虽是皓首穷经，终归是无用的。《黄帝内经》曰'有形之血，不能速生，无形之气所当急固'，这才应是治疗吐血的要点。况且有形的血是由无形的气化生而来，这是阳生则阴长的意思。补气正是为了补血，生气正是为了生血。今天患者大吐血，只剩下一线之气了。如果不紧急补气，一旦气绝，还谈什么补血生血呢？"齐秉慧立即给患者服药，患者随之苏醒过来。又用归脾汤，去掉木香、甘草，加五味子、肉桂煎汤，调鹿茸末，服数十剂，兼配六味地黄丸服用，随后患者逐渐痊愈。

【解析】中医治疗方法灵活多变，除案例中"治血先治气"的方法外，还有"上病取下，下病取上""冬病夏治，夏病冬治""通因通用，塞因塞用"等特殊的疗法。医家紧扣病机，往往能出奇制胜。作为现代中医人，要在牢抓病机，准确辨证的基础上，敢于打破思维惯性，站在不同的角度思考问题，发现更多治疗疾病的方法。

知识点5：便血脾胃虚寒证的辨证论治

脾胃虚寒证表现为便血紫暗，甚则黑如柏油，脘腹隐痛，喜温，喜热饮，面色不华，神倦懒言，食少便溏，舌淡，苔白，脉细。方药：黄土汤加减。若便血不止者，加白及、海螵蛸、三七粉、茜草。

张锡纯妙用单味三七治便血

【思政映射点】中医药文化自信。

【案例】张锡纯在临证验案当中记录一例：患者，大便出血严重，西医注射止血针药之后，强行将血止住了，但是血止之后，有月余不能起床，且身体酸软，饮食减少。其脉芤无力，重按甚涩。

张锡纯认为患者注射的止血针，收缩血管之力较大，但止血之后还应该急服化瘀血的药，这样才不至于血不归经，而凝结于经络之间，患生他病。然而，目前大多医家只知道止血而不知道活血，导致久积而成劳疾。故嘱患者用三七细末三钱，空心时分两次服下，服用三次后，大便下瘀血若干，色紫黑，而后每次排便必有瘀血随下，直到瘀血散尽，大便颜色恢复正常，才让其停药。旬日之间，身体复初。

【解析】张锡纯在按语中写道："三七一味，即可代《金匮》之下瘀血汤，切较瘀血汤更稳妥也。"并在该篇的五则相关临证案例中，使用三七托疮毒、治崩漏、疗吐血、除癥瘕，认为三七善化瘀血，又善止血。可见中药单味药也有大疗效。作为现代中医人，我们应充分领略中医药的神奇疗效，用饱满的热忱坚定学习中医药的信心，充分发挥中医药简、便、廉、验的特色优势。

知识点6：吐血胃热壅盛证的辨证论治

胃热壅盛表现为吐血色红或紫暗，常夹有食物残渣，胃脘胀闷，反酸嘈杂，甚则疼痛，口臭，便秘，大便色黑，舌红，苔黄腻，脉滑数。方药：泻心汤合十灰散加减。十灰散能止血，除药物本身有止血作用外，还有诸药炒炭后的止血作用。

红见黑止与炒炭止血

【思政映射点】象思维；文化自信。

【案例】炭药止血，是中医治疗血液病的特色。远在春秋战国时期的《五十二病方》中就有"止出血者燔发"的记载；至元代，葛可久在《十药神书》中首先提出炭药止血的理论"大抵血热则行，血冷则凝……见黑则止"。著名的十灰散就是该书的代表方剂之一。清代赵学敏的《本草纲目拾遗》和唐容川的《血证论》中均记载了相当数量的炭药，并在张仲景"烧灰存性"的基础上明确提出"炒炭存性"的要求。从此，炭药止血法有了相当大的发展，富有特色，并沿用至今。

中药炮炙法中，有"炒炭"一法，即将生药炒黑，使之炭化而不成灰，以加强或改变药性。实验证明，活性炭可使凝血时间由20秒缩短至13秒，棕炭凝血作用更好，可由19秒缩短至9秒，进一步作证了炭药止血的科学性。中医认为炭药止血，其理有二：一是水为黑之色，血色红赤，逢黑必止，取其水克火之义，即"红见黑止"。二是烧炭存性，保持药物原有的作用。如将地榆、槐角、大黄、藕节等炒炭之后，虽然其四气、五味及升降浮沉等性能发生了一些变化，但其原有的主要作用未发生变化，仍然是保持着药物原有的止血功效。但也有现代药理学研究表明，有些药材制成炭后并不增强止血作用，甚至作用反而下降，如蒲黄、大蓟、当归、鸡冠花等，因此"炒炭止血"的理论亦需进一步研究。

【解析】象思维是中国传统文化的特色，同样是中医理论形成的源头，其贯穿于中医理论形成的始终。"炒炭止血"是古人在没有微量元素的概念下积极研究物体性能的经验总结，体现了中国古代医药学家对药材作用的深度思考和艰辛探索。任何学术理论都有其时代性和局限性，"炒炭止血"理论亦然。作为中医人，我们只有在弘扬中医之路上不断探索、继承发展、革故鼎新、与时俱进，才能够推动我国中医药事业不断迈上新台阶。

知识点7：预防调护

血证的预防调护应注意作息规律，劳逸适度，情志舒畅。饮食宜清淡，严禁暴饮暴食，戒除烟酒，忌食辛辣香燥、油腻炙烤之品，免其生热助火，加重出血。反复出血应积极治疗原发病，重型贫血的危急关头可通过输血改善症状。

大爱无疆——无偿献血公益事业的发展

【思政映射点】奉献精神。

【案例】无偿献血是由政府主导、全社会共同参与的公益事业。自1998年《中华人民共和国献血法》颁布实施以来，我国无偿献血人次数和采血量已实现连续增长，在"十三五"时期，累计调配血液1231.8万单位，及时解决了区域性、一过性、偏型性血液短缺问题，全国没有发生大规模、持续性血液供应不足的现象。

血站是不以营利为目的，采集和提供临床用血的公益性卫生机构。我国已建成覆盖城乡的血站服务体系，形成以省级血液中心为龙头、地市级中心血站为主体、中心血库为补充的血站服务网络。《全国血站服务体系建设发展规划（2021—2025年）》指出了发展目标：到2025年，全国血站服务体系进一步完善，建立血液安全风险监测预警机制，完善血液联动保障机制，血液供应保障公平性和可及性持续提升，血液质量安全水平稳居全球前列，建成与国民经济社会发展相适应、与医疗卫生发展相匹配、与临床用血需求相协调，体系完整、分工明确、功能互补、密切协作、运行高效的血站服务体系。

【解析】无偿献血，就是将自己的血液作为"礼物"馈赠、奉献给那些亟须血液拯救生命的人的行为。这是一种值得颂扬的利他性与公益性的社会行为。近年来，各地的无偿献血者用热血守护生命，让无数条挣扎在死亡线上的生命获得生的希望，他们用实际行动助力无偿献血公益事业的发展，体现了我国人民无私奉献的崇高精神。作为医学生，我们在努力学习科学文化的同时，也要甘于奉献、乐于奉献、不畏艰险、勇毅前行，用实际行动诠释"白衣天使"的大爱无疆。

第三节　痰　饮

知识点1：概述

痰饮是由于外感、内伤多种病因导致脏腑功能失调，三焦气化不利，体内水液输布、运化失常，停聚于体内的病证。痰饮有广义和狭义之分。广义痰饮包括《金匮要略》提出的痰饮、悬饮、溢饮、支饮，为诸饮之总称。狭义痰饮是指饮停胃肠。

经典的魅力

【思政映射点】重视经典的学习。

【案例】痰饮从广义上讲，指的是水液输布排泄失常所导致的病证，包括痰饮、悬饮、溢饮和支饮。《金匮要略》记载"其人素盛今瘦，水走肠间，沥沥有声，谓之痰饮；饮后，水流在胁下，咳唾引痛，谓之悬饮；饮水流行，归于四肢，当汗出而不出，身体疼重，谓之溢饮；咳逆，倚息，短气，不得卧，其形如肿，谓之支饮"。

在《关于加强新时代中医药人才工作的意见》中强调要"重经典"和"读经典"。在经典课程建设方面，有3个重点：一是"一条主线"，即要加快建立以中医药课程为主线的中医药类专业的课程体系；二是"要纳入必修"，将《黄帝内经》《金匮要略》等中医经典课程纳入到本科、研究生教学的必修课程；三是"要提高比重"，要进一步提高中医类专业经典课程的比重，而且要把经典的教学融入基础、临床的课程当中，贯穿在中医人才培养的全过程。

【解析】随着时代环境、生活条件的改变，过食膏粱厚味、过少运动等不良习惯逐渐出现，痰湿水饮为病越来越多见。痰、湿、水、饮皆为阴邪，本同而标异，"病痰饮者，当以温药和之"可作为痰湿水饮为病的总指导原则。这条治疗痰饮的总则，散发出横贯古今的魅力，具备现代化的意义。中医经典不仅是几千年来中华民族与疾病作斗争的经验结晶和生活智慧，更是中医的基本规范，是经过长期实践验证而公认的医学标准。作为当代中医人，学习中医经典能帮助我们解决临床上许多问题，特别是疑难杂症。

知识点2：病因病机

外感寒湿、饮食不当、劳欲体虚，使肺、脾、肾三脏气化功能失调，三焦水道通调失利，水液失于正常输布排泄，津液聚而发为痰饮。

过逸亦会伤身

【思政映射点】健康生活方式；劳动光荣。

【案例】现实中，有人认为"工作越清闲越好，活动量越轻越好"。岂不知，如此"享福"往往会伤身。

过度安逸能够致病，其重要病机有3点：一是安逸少动，则气机不畅，导致脾胃等脏腑功能障碍，出现胸闷、食少、腹胀、困倦、肌肉软弱或臃肿肥胖等，久则影响气血运行和津液代谢，导致气滞血瘀、水湿痰饮。二是阳气不振，正气虚弱。过度安逸，或长期卧床，阳气失于振奋，以致脏腑功能减退，体质虚弱，正气不足，抵抗力下降。三是长期用脑过少，加之阳气不振，可致神气衰弱，常见精神萎靡、健忘、反应迟钝等。

痰饮既是机体水液代谢失调的病理产物，又是导致水液代谢失调的致病因素。

【解析】"劳则耗伤，逸则怠滞"。过度的劳累导致身体耗伤，过于安逸也会造成身体抗病能力低下。过度安逸会使人新陈代谢降低。身体的阴阳平衡被打破，造成阴盛阳衰的局面。所以，作为新时代大学生，我们不仅要努力学习书本上的科学文化知识，也要热爱劳动、注重实践，成为德智体美劳全面发展的社会主义建设者和接班人。

知识点3：治疗原则

温化为痰饮的基本治疗原则。由于痰饮为阴邪，遇寒则聚，得温则行，故治疗"当以温药和之"。水饮壅盛者属实证者，当发汗、利水、攻逐以治标；虚证宜温阳以治本；若邪实正虚者，则当攻补兼施；寒热错杂者，又当温清并用。

许叔微巧用苍术

【思政映射点】精研医术；自强不息。

【案例】许叔微是宋代的大医学家。在年轻求学时，他有一个习惯，那就是不论多晚，都要在睡前饮酒。几年后，他时常感到胃中"沥沥有声"，胁下疼痛，饮食减少，每过十天半月还会呕出一些又苦又酸的液体，且每到夏天，他的左半身不会出汗，只有右半身出汗。

许叔微遍求名医却总不见效，心中十分苦恼。于是，他开始认真分析自己的病情，他认为自己的病主要是由"湿阻胃"引起。于是，按照"用药在精"的学术思想，他选用苍术一味为主药，用苍术粉1斤、大枣15枚、生麻油半两调合制成小丸，坚持每天服用50粒，以后又逐渐增加剂量，每日服用100~200粒。服药数月后，他的怪病逐渐减轻，直至痊愈。

【解析】从案例中可以看出，许叔微在遇到困难时，自强不息，不言放弃，不仅调理好了自己的身体，还成为一代名医。自强不息是中华儿女的精神传承，是中华民族繁荣昌盛的历史底蕴。当前正值"两个一百年"奋斗目标历史交汇的关键节点，为实现中华民族伟大复兴的中国梦，更需要用自强不息的精神砥砺前行。

知识点4：脾阳虚弱证的辨证论治

脾阳虚弱证的临床表现为胸胁支满，心下痞闷，胃中有振水音，脘腹喜温畏寒，背寒，呕吐清水痰涎，水入易吐，口渴不欲饮，心悸气短，头晕目眩，食少便溏，形体逐渐消瘦。舌苔白滑，脉弦细滑。代表方为苓桂术甘汤合小半夏加茯苓汤。

苓桂术甘汤治"水心病"

【思政映射点】打破常规，善于创新。

【案例】苓桂术甘汤出自《伤寒杂病论》，是痰饮病的主方，擅长治疗因脾阳虚弱、水饮内停所致的各种痰饮病，对于心肌缺血、心绞痛、心包积液、心力衰竭等心系疾病也有疗效，亦可广泛用于非酒精性脂肪肝、肝硬化腹水、胃胀、腹泻、鼻炎、肺炎、梅尼埃病、肾病综合征等疾病。

名医刘渡舟有医案记载：患者，男，42岁。形体肥胖，患有冠心病心肌梗死而住院，抢治两月有余，未见功效。现症见心胸疼痛，心悸气短，多在夜晚发作。每当发作之时，自觉有气上冲咽喉，顿感气息窒塞，有时憋气而周身出冷汗，有濒死感，颈旁之血脉随气上冲，心悸而胀痛不休。视其舌水滑欲滴，切其脉沉弦，偶见结象。辨为水气凌心，心阳受阻，诊断为血脉不利之"水心病。"方用苓桂术甘汤。此方服3剂，气冲得平，心神得安，诸症明显减轻。但脉仍带结，有畏寒肢冷等阳虚见证。乃于上方加附子、肉桂，以复心肾之气。服3剂手足转温，而不恶寒，然心悸气短犹未痊愈，再于上方中加党参、五味子，以补心肺脉络之气。连服6剂，诸症皆瘥。

【解析】患者心、脾、肾阳虚，水不化气而内停，成痰成饮，而上凌，名医刘渡舟巧用治痰饮剂苓桂术甘汤治疗心病，这是独具创意的。作为当代中医人，要在新的历史起点上，遵循中医药发展规律，立足根基，挖掘精华，保持特色，同时落实好新发展理念，开创中医药传承创新发展新格局，为建设健康中国、实现中华民族伟大复兴的中国梦贡献力量。

知识点5：饮留胃肠证的辨证论治

饮留胃肠证的临床表现为心下痞满或痛，自利、利后反快，或虽利，心下续坚满，或水走肠间，沥沥有声，腹满便秘，口舌干燥。舌苔腻，色白或黄，脉沉弦或伏。代表方为甘遂半夏汤或己椒苈黄丸。

反药组合——甘遂半夏汤

【思政映射点】学古而不泥古。

【案例】甘遂半夏汤见于《金匮要略》"病者脉伏，其人欲自利，利反快，虽利，心下续坚满，此为留饮欲去故也，甘遂半夏汤主之"。其方药组成为甘遂大者3枚，半夏12枚，芍药5枚，甘草如指大1枚。方中甘遂峻猛，与甘草配伍属中医的"十八反"，配伍服用可能会产生一定的毒副作用。近年来学者对甘遂、甘草的"十八反"配伍开展了一些药理实验研究。由于研究者的实验条件和方法存在差异，实验结果相差甚大。有实验证明，二者配伍是否出现中毒与药物的绝对剂量及相对剂量有关。由此对反药组合提出了质疑。

以十八反、十九畏作为配伍禁忌，历代医药学家各有看法。有学者认为十八反、十九畏并非绝对禁忌；有学者甚至认为，相反药同用，能相反相成，产生较强的功效。对于沉疴痼疾，只要运用得当，反而可收奇效。

【解析】受传统思想影响，人们对反药配伍存在一定顾虑。事实上，在诊断过程中，应结合患者病情具体问题具体分析，谨慎下药。作为医学生，我们不能拘泥于书本本身。在今后的从业道路上，在为患者开具反药配伍处方时，我们应该端正治疗态度，运用医学专业知识对整个过程进行思考，不能仅依靠自身直觉判断。应对配伍药物禁忌进行进一步探究、考证，尽最大努力避免发生药物不良反应。

知识点6：饮停胸胁证的辨证论治

饮停胸胁证的证候表现：咳唾引痛，胸胁疼痛较前减轻，呼吸困难反加重，咳逆气喘，息促，不能平卧，或仅能偏卧于停饮的一侧，病侧肋间饱满，甚则可见病侧胸廓隆起。舌苔薄白腻，脉沉弦或弦滑。方药：椒目瓜蒌汤合十枣汤或控涎丹加减。

十枣汤的煎服法

【思政映射点】严谨细致的职业精神。

【案例】十枣汤出自《伤寒杂病论》，"病悬饮者，十枣汤主之"。此方由甘遂、芫花、大戟、大枣组成，具有攻逐水饮之效，主治水饮停于胸胁、形气俱实、正气未虚之证。此外，十枣汤还可以用来治疗咳喘、支饮、胸痛、短气、心下痞等病。十枣汤的煎服法"上三味等分，各别捣为散，以水一升半，先煮大枣肥者十枚，取八合，去滓，内药末，强人服一钱匕，羸人服半钱匕，温服之，平旦服。若下少，病不除者，明日更服，加半钱，得快下利后，糜粥自养"。

根据十枣汤原方记载用法，可以归纳出以下几点：第一，因本方药性峻猛，大枣十枚煎汤送服，可顾护脾胃；第二，"强人服一钱匕，羸人服半钱"，说明药量需根据患者形体胖瘦、体质强弱而增减；第三，服药时间为平旦，即清晨。主要是因悬饮病位在两胁，属肝，"肝病者，平旦慧"，平旦乃木旺之时，此时服药，可借助旺盛的肝气，加强祛邪力量；第四，温服，因饮邪为阴寒之物，得寒凉之气则易结，得温阳之气则易解，故当温服；第五，若当日药后腹泻少而病不除，须待第2日，不可1日内复服，而且第2日服用时需加量，以"得快下利"为起效标志；第六"得快下利后，糜粥自养"，泻下后以食用白粥为主，是因为泻下后胃中空虚，脾气尚弱，应保护脾胃。

【解析】《伤寒论》中对十枣汤煎服法的记载，言简意赅，字字珠玑，体现出张仲景使用峻下法的严谨态度，文中对药量、煎药方法、服药方法都有严格要求，使用时需要根据临床不同的情况对服用方法进行相应的调整。作为现代中医人，要学习古人严谨细致的职业态度和临证变通的思维方法。同时，要清楚地认识到中药的煎服法是非常考究的，同样一张药方，因为药物的煎法、服法不同，治疗效果就不一样。如果煎服方法不当，药方就不可能发挥应有的疗效，临证需谨记。

第四节　消　渴

消渴是因禀赋不足、饮食不节、情志失调等，导致肺、胃、肾功能失调，阴精亏损，燥热偏盛，以多饮、多食、多尿、形体消瘦乏力，或尿有甜味为主要临床表现的一种疾病。

肥胖、脾瘅、消渴的关系

【思政映射点】三防理论。

【案例】世界卫生组织（WHO）于1997年宣布肥胖为一种疾病。《灵枢》将肥胖分为三类，即膏者、脂者、肉者。"膏者多气而皮纵缓，故能纵腹垂腴，肉者身体容大，脂者其身收小"腹型肥胖者属中医学中的膏人，以腹腔内脂肪增多为主要表现。

《素问》曰："有病口甘者，病名为何？何以得之？岐伯曰：此五气之溢也，名曰脾瘅。夫五味入口，藏于胃，脾为之行其精气，津液在脾，故令人口甘也。此肥美之所发也。此人必数食甘美而多肥也，肥者，令人内热；甘者，令人中满，故其气上溢，转为消渴。"明确指出了肥胖、脾瘅、消渴是肥胖2型糖尿病发展的三个阶段，其中肥胖人群是糖尿病的易罹人群，肥胖是诱发代谢综合征的高危因素；脾瘅，类似于糖尿病前期或为糖尿病无消渴症状期；消渴，类似于糖尿病发病期。

脾瘅为糖尿病过渡阶段，是治疗的关键时期。一是要提早预防其并发症。脾瘅可发展为消渴、眩晕、历节风、胸痹、卒中等，治疗时要防其传变，及早应用活血通络之药，如鸡血藤、首乌藤、水蛭、地龙等；二是要消除产生脾瘅的根源——肥胖，要提前使用化痰利湿的导痰剂，或理气解郁的调和剂，或健脾开胃的温补剂来治疗，防止疾病向消渴转化。

【解析】中医认为人体是一个有机整体，身体的整体不协调可能会导致局部病变，肥胖、脾瘅、消渴在病理变化上是互为影响的，把握普遍联系与整体思想才能找到发病的真正原因，才能推演疾病的进程并采取有效的治疗措施。因此，中医根据运动发展与变易思想，着眼于疾病的发展演变，提出未病先防、有病早治、已病防变、瘥后防复的医学理念，形成了"治未病"的特色理论。作为中医人，应学会运用整体联系、动态发展的观念，指导患者预防调护。

消渴表现出口渴多饮、多食易饥、尿频量多、形体消瘦的"三多一少"特征。但部分患者"三多一少"症状不显著，可能因雀目、眩晕、中风、胸痹、肺痨、疮痈或水肿等病就诊。可借助空腹与餐后2小时血糖测定、口服葡萄糖耐量试验（OGTT）、糖化血红蛋白测定、C肽释放试验、胰岛素释放试验、小便常规等明确诊断。

消渴并非只是"三多一少"

【思政映射点】 透过现象看本质，具体问题具体分析。

【案例】 消渴的"三多一少"症状包括多食、多饮、多尿、体重减轻，这也是糖尿病典型临床表现。许多糖尿病患者早期并无"三多一少"的症状，只是体检时发现血糖升高，或因眩晕、中风、胸痛、水肿等就诊时发现。当患者达到了"三多一少"的消渴状态时，大多数已处于糖尿病的中晚期。消渴并不能完全等同于西医的糖尿病。如由于抗利尿激素缺乏引起的尿崩症也表现为多尿、烦渴及多饮，可归于"上消"范畴，而不是糖尿病。因此，在临床中，对糖尿病的诊断还应借助辅助检查。

【解析】 从案例中我们可以发现当不断积累临床经验并革新认识后，我们就能够透过纷繁复杂的表面现象把握事物的本质和发展的内在规律，科学地认识疾病的现状。我们应了解事物本来面貌，不为其表象所迷、假象所惑，要正确把握偶然性与必然性的关系、特殊性与普遍性的关系，掌握科学有效的工作方法，从而在医学实践中取得成效。

消渴的基本治疗原则为清热润燥、养阴生津。《医学心悟》曰："治上消者，宜润其肺，兼清其胃""治中消者，宜清其胃，兼滋其肾""治下消者，宜滋其肾，兼补其肺"。若诊断为糖尿病者，也可使用胰岛素控制血糖。

胰岛素的由来

【思政映射点】 发现问题，创新思维。

【案例】 在过去，糖尿病多属"不治之症"。直到1889年，两位生物学家发现狗的胰腺里含有一种维持血糖浓度的正常物质。然而，因某些原因，当时的科学家无法把这种物质提炼出来。转折点发生在1920年，年仅30岁的外科医生弗雷德思克·班廷在医学院图书馆查阅资料时，无意间被一份"胰腺结石的死亡案例"所吸引。"案例"中记载：结扎胰导管可以使分泌胰酶的细胞萎缩，而胰岛细胞却不受影响。这篇文章给了班廷很大的启发，他有了一个大胆的想法：结扎狗的胰导管，6~8个星期后胰腺萎缩，然后切下胰腺进行抽提。

1921年，班廷与贝斯特一起，用8个星期时间成功在胰腺中获得提取物。他们称这种溶液为"胰岛蛋白"，后统一更名为"胰岛素"，并沿用至今。

【解析】问题是时代的声音，历史总是在不断解决问题中前进的。科学家正因为有勇攀高峰、敢为人先的创新精神，才能使时代的车轮滚滚向前。人民群众的生活才能有质的飞跃。医学生作为未来医学界的主力军，夯实专业基础很重要，培养创新思维更加重要。因为只有拥有创新的思维，才能更好地做学问，提高我国的医学水平。

知识点4：肺热津伤证的辨证要点

肺热津伤证表现为烦渴多饮，口干舌燥，尿频量多，烦热多汗、舌边尖红，苔薄黄，脉洪数。方药：消渴方（《丹溪心法》）加减。烦渴不止，小便频数，脉数无力者，为肺热津亏，气阴两伤，可选用二冬汤或玉泉丸。

"中西合璧"消渴丸

【思政映射点】中西结合；兼容并蓄。

【案例】消渴丸是在"消渴方""玉泉散"两个经典古方基础上化裁，同时添加西药成分格列本脲而成。历经28载临床实践，作为中西合璧的中西药复方制剂消渴丸已入选2009版国家基本药物目录，被基层医疗卫生机构广泛使用。

每丸消渴丸中含有0.25mg格列本脲，患者服用时可以从更小的剂量开始，并根据病情调整药量，这样就减少了发生低血糖的危险，同时又能对糖尿病常见的心血管并发症的发生和发展有一定的防治作用。临床研究表明：消渴丸治疗组在口渴喜饮、多食易饥、体倦乏力、气短懒言的中医证候改善上，优于格列本脲对照组。从这个临床研究结果来看，消渴丸在保证了和格列本脲相同的降糖效果的同时，对糖尿病患者气阴两虚证的症状改善优于格列本脲。由此可见，中西结合不仅降糖效果好，而且还具备滋肾养阴、益气生津的治本作用。

【解析】中医、西医，扎根于不同的文化土壤。从博大精深的中华文明中孕育而生的中医，讲究整体观、辨证观，注重平衡和中和，突出"治未病"，通过"望闻问切"，追求固本的治疗手段。建立在近代解剖学、细胞学等科学技术基础上的西医更直观。对待不同疾病，两者各有所长，虽然理念不同，方法有别，但最终目标都是为了治病救人。我们应把中医辨证和西医辨病相结合，合理联用，以取得更好的疗效。

知识点 5：胃热炽盛证的辨证论治

> 胃热炽盛证表现为多食易饥，口渴多饮，尿多，形体消瘦，大便干燥。舌干质红，苔黄燥，脉滑实有力。治法：清胃泻火，养阴生津。方药：玉女煎（《景岳全书》）加减。口渴甚者，用代茶饮生津止渴。

饮茶之道与药食同源

【思政映射点】药食同源；中医保健；文化自信。

【案例】唐代医药学家陈藏器认为"茶为万病之药"，对茶叶保健功能给予了高度评价。中医学认为茶味苦、甘，性凉，入心、肝、脾、肺、肾五经。苦能泻下、燥湿、降逆，甘能补益缓和，凉能清热、泻火、解毒。李时珍所著的《本草纲目》记载"茶体轻浮，采摘之时，芽蘖初萌，正得春升之气。味虽苦而气则薄，乃阴中之阳，可升可降"。

止渴生津是茶叶的最基本功能，正如《本草拾遗》记载"止渴除疫，贵哉茶也"。而消渴病有口干喜饮的症状，基于这一病性医家将消渴的治疗与茶饮联系起来，找出天花粉、葛根、乌梅等传统生津止渴的中药材。现代药理学研究发现黄连、黄精、紫灵芝等药物也具备降糖作用，将二者糅合创制了石榴干绿茶、参花消渴茶、黄玉茶等现代茶饮。

【解析】饮茶是中华民族文化的重要内容之一。自茶被古人发现以后，人们饮茶已由茶饮、礼饮而逐渐变成为一种欣赏与嗜好，已远超越了饮茶解渴的范畴。早在唐代，陆羽就认为，茶并非一般止渴的饮料，而是一种能"荡昏昧"的提神饮料。人们在饮茶过程中，不仅可以领略饮茶的精妙绝伦之处，而且还可以体会到饮茶的悠闲自得之情。作为中华文化的传承者，我们应坚定文化自信，充分发扬中华优秀传统文化的现代价值，使中华优秀传统文化在新时代熠熠生辉。

知识点 6：气阴亏虚证的辨证论治

> 气阴亏虚证表现为口渴引饮，能食与便溏并见，或腹胀，饮食减少，精神不振，四肢乏力，形体消瘦，舌质淡红，苔白而干，脉弱。代表方为七味白术散。

七味白术散

【思政映射点】继承创新；中医自信。

【案例】七味白术散，是儿科鼻祖钱乙创制，故又叫钱氏白术散，是治脾要方。该方最早记载在《小儿药证直诀》中，由补气祖方四君子汤（人参、茯苓、白术、甘草）再加藿香、木香、葛根而成。

中医基础理论认为脾为"后天之本"，既能"运化"又能"升清"。人所摄入的水谷经过脾的运化和胃的消化，精华部分通过脾的"升清"作用上输于心肺，并由心肺化生气血营养全身。糟粕则向下从大肠、膀胱等排出体外。故而脾虚，既不能运化津液上行，引起口渴，亦使降浊功能失常，而致泄泻。因此，本方以人参、甘草补中益气，健脾益胃；白术、茯苓健脾助运以祛水湿；木香、藿香开胃醒脾，化湿浊行气止痛；全方的亮点主要在于葛根，葛根能鼓舞脾胃，使阳气上升，制止泄泻，还可升胃中之津液，而去表热。纵观全方，该方药性平和、温而不燥、补中有泻，具备益气健脾、祛湿解热、升清益中之效。

脾胃学说创始人李东垣，遇到患者"脾虚肌热，泄泻作渴"，多用白术散。其师张元素，以能食不能食验其胃气强弱。如不能食而渴，倍加葛根；但若能食而大渴引饮，汗出，脉洪大，则不用。明代万全在《幼科发挥》中称"白术散乃治泄作渴之神方"，认为该方有两个优点：一是倍用葛根以鼓舞胃气，二是大剂代茶饮，使脾胃之气渐复。

【解析】钱乙用传统祖方灵活化裁，加入藿香、葛根等药物独成一派，给后世留下了"治泄泻作渴之神方"七味白术散。通过该方设计的巧思，我们可以窥探出中医药文化源远流长。对疑难杂症，中医常能守正出奇，这是对中医文化的传承与创新。作为中医药文化的发扬者，我们应守住"中医药发展规律"这个"正"，在"创"上下功夫，解决好"新"这个关键，在新形势下创理论之新、技术之新、方法之新、方药之新，真正做到"传承不泥古、创新不离宗"，让中医药文化继续焕发光彩。

知识点7：预防调护

消渴患者应保持情志舒畅，适当参加体育锻炼，生活起居有度，劳逸适度。饮食方面做到总量控制，结构调整，定时定量进餐，少吃多餐，少糖少盐，低脂少油，注意粗细搭配，荤素搭配，多吃蔬菜和水果，戒烟戒酒。

运动疗法干预糖尿病

【思政映射点】劳动教育，体育强国。

【案例】运动治疗糖尿病是在糖尿病治疗过程中的基础治疗，在整个糖尿病治疗过程中有着非常重要的作用。运动可以促进血液循环，缓解轻中度高血压，减轻体重，提高胰岛素敏感性，减轻胰岛素抵抗，改善血脂情况，改善心肺功能，促进全身代谢。

采用运动疗法干预糖尿病首先应做准备活动。糖尿病患者在运动前应到医院进行一次全面体检，与医生共同讨论目前的病情是否适合进行糖尿病运动治疗及在糖尿病运动治疗过程中应注意的问题。比如应如何协调饮食治疗、运动治疗及药物治疗。其次根据医生的指导展开运动，运动前进行5~10分钟的热身活动，如慢走、自我按摩等；再进行低、中等强度的有氧运动，如步行、慢跑、游泳、跳绳等，逐步增加运动强度以使心血管适应为度，并注意提高关节、肌肉的活动效应。

【解析】根据患者的功能情况与疾病特点，选用适当的功能活动与运动方法对患者进行训练，可以达到促进患者身心健康，防治疾病的目的。作为新时代大学生，我们应积极参加体育锻炼，在锻炼中享受乐趣、增强体质、锻炼意志，努力成为德智体美劳全面发展社会主义建设者和接班人。

第五节　汗　证

知识点1：概述

汗证是指由于阴阳失调，营卫失和，腠理不固，而致汗液外泄失常的病证。中医认为汗液为人体津液的一种，并与血液有密切关系。对出汗异常的描述有魄汗、多汗、炅汗、大汗、漉汗、灌汗、寝汗、夺汗、绝汗、漏泄、偏沮等。

津液——人体的重要物质

【思政映射点】以人为本，和谐适度。

【案例】津液是体内水液的总称，包括内在体液和正常分泌物。津液以三焦为通道，在脾、肺、肾的作用下，输布全身，参与代谢，最后以汗、尿的方式排出体外。医家对机体的津液是相当重视的。《黄帝内经》言"腠理发泄，汗出溱溱，是谓津"；又说"夺血者无汗，夺汗者无血"，指明汗是由津液所化，津液与血液又相互渗透，故称"汗为心液"，出汗过多，不仅会耗气，还会伤及津液，损及心血。张仲景在《伤寒论》中提出了"保津液"的治疗法则，在方证中蕴含着"存津液"的思想，比如桂枝汤方后说，发汗后要喝米粥，温覆取微汗，强调汗出"不可令如水流漓，病必不除"；五苓散要白饮和服，多饮暖水；吐下之方要求得下者、得吐者止后服，中病即止；淋家、疮家、衄家，以及咽中干燥疼痛等本身阴虚的人不能使用发汗峻剂麻黄汤。

津液是营养物质的运输载体。"五脏化五液，心为汗，肺为涕，肝为泪，脾为涎，肾为唾"，不同的津液也反映出五脏功能的好坏，如古人把唾沫称为"华池之水""玉泉"，认为可以通过吞咽口水达到养生保健的目的。曹操写信向一个叫皇甫隆的百岁老人请教长寿的秘诀，皇甫隆的回信只有一个字：活。曹操见信大笑，自解道："好一个千口水。"此外，津液对人体各器官具有润滑和保护作用。如关节液、胸腔、心包腔液、泪、唾液等具有润滑作用，脑脊液、体液中含有的免疫物质具有保护功能等。

【解析】中医理论强调"致中和"的思想。"中和"思想源于中国古代哲学，已深深地植根于中医学之中，并与之融为一体，密不可分，是中医的核心和灵魂。

"万物悉备，莫过于人"中医的"中和"之道是以人为中心的和谐，治疗的最终目的是实现"和"与健康。中医人文精神应充分弘扬"以人为本"的思想，将人放在第一位，将健康放在优先发展地位，治疗应达到"阴平阳秘"的正常生理状态。

知识点2：诊断与鉴别诊断

局部汗证可分类为手足汗出、半身汗出、心汗、阴汗等。手足汗出发生在手部和足部，若汗出手热，小便自利，大便硬，为胃肠燥热；若汗出手凉，小便不利，为中寒胃虚。足汗出、气味臭秽者多为湿热下注。

梅国强辨治手足汗的经验

【思政映射点】继承发展。

【案例】国医大师梅国强认为脾主四肢，手汗多与脾胃相关。梅老结合张仲景、孙一奎、叶天士等名医经验创造性地将手汗分为虚实两类。实证分为阳明热盛证、脾胃湿热证，虚证分为心肺不足、心脾两虚、心肾两虚证。

《伤寒论》"手足濈然汗出者，此大便已硬也，大承气汤主之"，即阳明胃热（腑实）可蒸腾津液，导致手心出汗，可用承气汤治之。《赤水玄珠》记载"手足汗乃脾胃湿热内郁所致，脾胃主四肢"，《张氏医通》亦载"脾胃湿蒸，傍达于四肢，则手足多汗"，治疗上可考虑用藿朴夏苓汤、三仁汤化裁治疗。

梅老遵"汗为心液"之古训，认为虚证汗出与心有关，他结合经络循行来辨证，手太阴肺经和手少阴心经皆起于胸中，经腋下，入掌中。对于兼见腋下、心胸汗出的心肺不足证常用生脉散、黄芪生脉饮化裁治疗。若久病亏虚者，以张璐十全大补去川芎加五味子治疗。《类证治裁》记载"以汗乃心液，心不摄血，故溢为汗"，梅老认为心脾气血不足，则固摄无力，不能统摄阴液，也会导致手汗，可仿《张氏医通》中的理中丸加乌梅化裁治疗。至于心肾两虚证，则遵《临证指南医案》中论述的"故凡汗症未有不由心肾虚而得之者"辨证治疗。临证用方应考虑程度及兼证，以六味地黄丸、麦味地黄丸、知柏地黄丸、天王补心丹等方药化裁治疗。

【解析】中医是中华传统文化的重要组成部分，拥有着悠久的历史和深厚的文化底蕴。中医的传承历经数千年，有着丰富的经验和知识。许多名医留下了宝贵的学术著作和临床经验，为后人提供了参考。作为新时代医学生，应继承老一辈医学家的医德医术，将中医发扬光大，让中医在新时代绽放出绚丽之花。

知识点3：论治要点

　　战汗是病情发展变化的转折点，若汗出之后，热退脉静，气息调畅，为正胜邪却，病趋好转的佳兆。若患者出现"脉促气粗，形体不仁，水浆不下，目直视，舌痿不能言，此则欲脱之象"。

战汗——正邪斗争的现象

【思政映射点】坚持就是胜利。

【案例】战汗是指在外感热病的某一阶段，突然发生战栗，继而全身出汗，症随汗解。战汗为机体邪正相争之表现，正胜邪则汗出病解，正不敌邪则战而无汗。

　　对伤寒战汗的描述可见于《伤寒论》"太阳病未解，脉阴阳俱停，必先振栗，汗出而解"。在人体感邪之后，邪气尚未深入，犹具透表达邪之机，正气与邪气势均力敌、旗鼓相当，正邪交争而出现战汗。如患者体内津液尚充，可作汗源之时，则能战后汗出病解。有医家记载战汗医案：家属诉数日来患感冒，症见头疼、恶寒、无汗、关节酸痛，卧于被中战栗不已，床具被震摇而"咯咯"作响。医者第一次见到此症，疑为战汗而不敢自决。但患者自云无妨，昔年曾发一次，战后得汗即解。闻此言后，心中稍宽，随时以小匙予以温水，以观察病情变化。大约战至一小时许，患者周身微微汗出，次日热退病解，自此安然无恙。

【解析】"战汗"发生于邪正剧烈斗争的阶段，是病变发展的转折点。中医在长期的临床实践中发现，患者先出现寒战、发抖，然后发热，继之汗出后康复，所以战汗也是一种透邪外解的方法。中医重视扶助正气，"扶正祛邪，战汗而解"的观念对伤寒、温病、疫病等都适用。在战汗的过程中患者会出现战栗不已、寒热往来的现象。该案例启迪我们面对战汗，只有坚定毅力，坚持与疾病作斗争，才能战胜疾病。

知识点4：心血不足证的辨证论治

　　心血不足证表现为自汗或盗汗，或血汗，心悸少寐，多梦，头晕眼花，面色不华，神疲气短。舌质淡，脉细无力。方药：归脾汤加减。

中医治疗"血汗"

【思政映射点】中医文化自信。

【案例】血汗即以汗中混有血液，由未见损伤的皮肤表面排出为主要临床特征，中医又称"肌衄""血箭""汗血"等。血汗自有医学文献记载以来，全球不足200例，因数据有限尚未找到明确的西医病因，无特异性治疗方案。自20世纪以来，我国杂志共报道12例，其中有部分患者使用中医治疗效果好。

中医古籍中有关于血汗的论述，如《本草纲目》记载"血汗即肌衄，又名脉溢，血自毛孔出。心主血，又主汗，极虚有火"，指出了此症的病因是心虚兼有火；《诸病源候论》指出"肝藏血，心之液为汗，言肝心俱伤于邪，故血从肤腠而出也"，《血证论》记载"阳乘阴而外泄者，发为皮肤血汗矣"。从上述各家论述中可知，此症与肝、心关系密切。医家治疗多采用疏肝健脾，补心益气，清热凉血，方用归脾汤加生地、丹皮、犀角、知母、紫草等，或用敛汗固心汤（柴胡、白芍、白术、茯苓、黄芪、酸枣仁、龙骨、牡蛎、代赭石、浮小麦、麻黄根、浮萍）治疗。

【解析】中医治疗疑难杂症的效果好。中西医是两种不同的医学体系，二者看待人体和疾病的角度不同，治病方法也不相同，虽然中药方剂没有经过随机双盲对照实验，但这并不影响中医的价值。医学是复杂的，即使在当今高度发达的生命科学体系之下，许多疾病的治愈机制仍不明确。中医注重"正气存内，邪不可干"的防治观念，对疑难杂症的治疗有指导意义，"扶正祛邪"的中医思维具有先进性。

作为现代中医人，要清楚认识中医药是中华民族优秀文化传统的重要组成部分，对世界的文明进步产生了积极影响。因此，我们应坚定中医文化自信，提升健康素养，为推动中医事业发展而努力。

知识点5：营卫不和证的辨证论治

营卫不和证表现为汗出恶风，周身酸楚，时寒时热，或半身、局部出汗。苔薄白，脉缓。方药：桂枝汤（《伤寒论》）加减。

桂枝可发汗亦可止汗

【思政映射点】事物的两面性。

【案例】桂枝不但能发汗，而且还能止汗，所谓"与发汗者配伍则发汗，与止汗者配伍则止汗"。被誉为"群方之首"的桂枝汤中君药即为桂枝，当与生姜配伍能解肌散寒，起到发汗的作用；与白芍同用，以调和营卫，收敛表虚之汗，从而达到止汗的目的。故而，《医宗金鉴》谓桂枝汤"发汗中寓敛汗之意"。

《刘渡舟验案精选》记载这样一个病案。某患者在盛暑之际仍着棉衣棉裤。患者自述极畏风寒，自汗时，汗出畏风愈甚，脱去棉衣即感风吹透骨，遍身冷汗，因而虽盛暑亦不敢脱去棉衣，深以为苦。其人平素纳食少，乏力倦怠，尚无其他症状。辨证：正气虚弱，营卫失调。治法：调和营卫。处方：桂枝汤，5剂。5天后来复诊，骑自行车而至，已不畏风，且脱去棉衣改穿夹衣，汗亦减少。又嘱服3剂。约过了半个月，患者已能着单衣裤，并且已不畏风也不自汗。该医案进一步说明桂枝汤的止汗作用。

【解析】该案例说明了使用桂枝治疗的两面性。很多中药具有正反的双向治疗作用，如三七、石膏、枳实、桑叶、益母草等，既可以使机体从亢进状态转向正常状态，也可以使机体从功能低下状态向正常状态转化。作为医务工作者，我们需要积累中药的功效及药理知识，善用药物的双向调节作用，纠正机体在疾病过程中阴阳的偏盛或偏衰，以恢复阴阳的协调平衡。

另外，在社会实践中，也要认识到凡事都有两面性，不能只考虑其中的一面，若将两面都考虑到，并对这两面都作出正确的应对，才能全面正确地认识事物，才能不断成长。

第六节　内伤发热

知识点1：概述

内伤发热是以脏腑功能失调、气血阴阳失衡为基本病机，以发热为主要临床表现的病证。一般起病较缓，病程较长，常反复发热，热势高低不一，但以低热多见，或仅自觉发热而体温并不升高。古今医家对内伤发热的见解颇丰。

内伤发热的学术争鸣

【思政映射点】学术争鸣；传承与发展。

【案例】从现存医籍中看，虽然内伤发热这一病名最早出现于明朝，但中医对内伤发热的认识却已有两千多年的历史。早在秦汉时的《黄帝内经》对内伤发热已有了初步认识，提出"阴虚则内热"。《伤寒杂病论》补充了阳虚发热、痛疽发热、血瘀发热、五脏虚热的证治。《神农本草经》记载了主治内伤发热的药物。《肘后备急方》记载了治疗痰热的药物。《诸病源候论》首次论述了痰饮发热和骨蒸，明确提出内伤发热非由外邪引起的论点。《外台秘要》收录了许多骨蒸的治疗方剂。《太平圣惠方》总结了宋代及以前内伤发热的食疗方。《小儿药证直诀》创制了治疗阴虚发热的六味地黄丸，及治疗脾虚发热的七味白术散。刘河间提出了"五志过极皆能化火""六气皆可化火"的观点。《儒门事亲》主张"降心火、益肾水"治疗阴虚发热。李东垣提出了"阴火论"，创甘温除热法治疗气虚发热，并创制了补中益气汤、升阳散火汤等方剂，详细论述了内伤发热和外感发热的不同。朱丹溪丰富了阴虚发热的证治，并提出"气有余便是火"的观点。《明医杂著》中首次出现"内伤发热"的病名。《证治准绳》总结历代医家论治内伤发热的经验，并多有阐发。

《景岳全书》对内伤发热的病因作了较为全面的总结。《慎柔五书》对脾阴不足导致的发热作了论述。《证治汇补》首次对内伤发热的证型作了全面归纳，将内伤发热分为十一种证型。《医碥》由博返约，主要从气乖和气郁两方面探讨发热。《医林改错》《血证论》《读医随笔》丰富了瘀血发热的证治。

【解析】内伤发热是中医重要病种之一。各医家因立论的学术宗旨、研究的角度、方法与手段，以及研究者的哲学观念、所处的地域环境的不同，形成了不同的诊疗方式和学术见解，汇成了内伤发热的诊疗体系。

只有继承与创新，才能碰撞出思维的火花。如朱丹溪曾推崇刘完素的火热论，是刘完素的弟子，但他并没有停留在对外感热病的探讨上，而是深入到了一个崭新的领域，即对内伤热病的研究，并提出了"阳常有余阴常不足"的观点，成为了"滋阴派"的代表人物。可见，中医先贤是在充分继承的基础上，引领中医学术发展。

知识点2：历史沿革

元·李东垣用补中益气汤治疗气虚发热，并提出了治疗内伤发热的治疗大法和禁忌：甘温能除大热，大忌苦寒之药泻胃土。

清代名医李用粹甘温除热案

【思政映射点】救死扶伤，精准辨证。

【案例】嘉定举人陆佑公的长子，童年时发热，尝遍寒凉之药，热势反而更盛，昼夜不减，众医都认为是阳明热证，投以大剂量的白虎汤，禁止饮食，以致肌肉瘦削，渐至病危。请李用粹过去诊治。发现其面色枯槁无泽，脉细数，可以肯定是大虚之证。李用粹认为必须要迅速使用甘温的药，才能够救死扶伤。陆佑公道："医生都说外感寒热无间，内伤寒热不齐，现在我儿发热昼夜不停，是外感之证，而你却说是大虚之证，这是为什么呢？"李用粹说："阳虚白天剧，阴虚夜剧，这是阴阳偏胜，是有时段界限的区分。现在贵子脾胃并虚，阴阳俱病，元气衰弱很严重，阴火上亢，浮越在肌肤处，体现在卫表为皮肤蒸热，但其实内在有寒气邪伏！肌肉瘦削是脾胃亏虚之极的表现。贵子彻夜不眠，是因为胃气不和；脸上没有光泽，是因为气血不荣。这些都可以说明是内伤发热。如果不食五谷则胃气更加衰惫，服用寒凉的白虎剂就将没有生机之气。贵子应在早晨服补中益气汤加麦冬、五味子，以培养脾胃根本，晚上服逍遥散疏泄肝气，同时配伍浓鲜之品益胃养阴，消除阴火，收敛虚阳。"于是，李用粹嘱咐患者先饮用猪肺汤一碗后休息，休息后患者体温逐渐下降，家属便相信甘温除热的治疗思路没有错误。遂服十剂而精神爽快，再调理一年，乃获痊愈。

【解析】辨证的过程就是寻找病因病机的过程，正如后世医家常概括的"辨证求因"或"审证求因"。辨证论治是指辨证求因、谨守病机，针对病因病机治疗。辨证论治贯穿在中医的理法方药中，"辨证"是"论治"的前提，辨证的精准性决定着论治的有效性。

知识点3：诊断

内伤发热的热势以低热为主。要确定慢性发热的病因，就需要完善血、尿、便常规检查，血沉测定，心电图及X线检查等。若怀疑结缔组织疾病则应完善抗链球菌溶血素O试验、狼疮细胞检查及有关血清免疫学检查。若怀疑甲状腺疾病则要完善基础代谢检查。有未能解释原因的严重贫血时，则需做骨髓象检查。

诊断中的"发热待查"

【思政映射点】 求精、敬业、关爱患者的职业精神。

【案例】 有很多疾病都会引起发热。虽然有些发热容易诊断、治疗简单、效果很好，但有时候情况并不明确。有这样一组疾病，发热持续3周及以上，体温多次超过38.3℃，经过至少1周深入细致的检查仍不能明确诊断，在临床上被称为发热待查。对这样的情况，有的医生从多方面考虑病因，有的医生直接依据经验开药。

据统计，在所有的发热待查类疾病中，40%由各种感染引起，30%由结缔组织疾病引起，20%由肿瘤性疾病引起，还有10%最终都无法明确诊断。发热的病因虽然极为复杂，但通过病史询问、体格检查、实验室检查和辅助检查，能够使90%的病因得以明确。

【解析】 发热有时候并不容易诊断。医生只有将科学精神与人文精神相统一，才能准确诊断疾病。若医生诊断缺乏科学精神，对工作不够认真，可能会危及患者的生命；同时，医生也要对患者展现出人文关怀，体现出医生的人文精神，只有这样，才能不影响诊断的准确性，进而最大限度地保障患者的生命安全。

知识点4：论治要点

内伤发热的治疗以补虚泻实、调理阴阳、调和气血为基本原则。虚则补之，根据气、血、阴、阳亏虚的不同，分别施以益气、养血、滋阴、温阳之法，应注重分辨真寒假热与真热假寒证。

喻昌治真寒假热案

【思政映射点】精研医术，准确辨证的职业素养。

【案例】喻昌在《寓意草》中记载一则真寒假热案。患者已患伤寒六七日，身热目赤，想喝水，但见水又不喝。患者烦躁异常，有时为了凉快，甚至想往水井里钻。请医生来看诊，医生认为有内热，应该用承气汤之类的泻下之品清泻里热。可喻昌认真诊断后并不同意，他发现该患者脉象洪大无序，重按无力，认为应使用人参、附子、干姜之类的热药来温补。拟使用泻下药的医生却说："患者现在燥热难耐，若再用干姜、附子来温补，不会热得上房揭瓦吗？"喻昌辩道："患者现在是内有真寒，阳气外越，而显示出真寒假热的状态。这么严重的情况，我用干姜和附子都怕不够用呢，再用寒药来攻下，岂不是雪上加霜？并且患者连喝凉水都喝不下去。怎么能承受寒凉的泻药？"还补充道"现在必须马上做决定。不然一会儿天降大雨，患者若再淋雨，里外都寒，那就真的无法救治了"。因此大家决定放手一搏，以附子、干姜各五钱，人参三钱，甘草二钱，煎成冷服。患者服后寒战牙抖，盖好了棉被，阳气渐渐地得到了恢复。原方再投一剂，患者身体微微出汗，邪退人安。

【解析】中医治病，绝对不是靠猜测，而是准确地辨证，依据辨证结果来立方、选药。要准确地辨证，必须精读古典医籍，用心聆听先贤的教诲，并在大量临证实践中体验和提高，将积累的临证经验升为理论。因此，中医学人必须重视传承、精研医术、临证实践，练就见微知著、明察秋毫的辨证本领。

知识点5：阳虚发热证的辨证论治

阳虚发热证表现为发热而欲近衣被，形寒怯冷，四肢不温，少气懒言，头晕嗜卧，腰膝酸软，纳少便溏，面色白，舌体胖或有齿痕，舌质淡，苔白润，脉沉细无力。治法：温阳补肾，引火归元。方药：金匮肾气丸（《金匮要略》）加减。

引火归元的易理

【思政映射点】医易同源的哲学思维。

【案例】中医和易经是同脉同根，两者都是用相似的哲学思想认识人体、世界。天地是一个整体，地气上扬，天气下降，于是天地交泰，乾坤一体，才有一年的春夏秋冬、二十四节气，才有生命的出现。同理，人体自身也是一个有机整体，正常情况下人体心火往下，温暖下身；肾水往上，滋润上身，身体才有了阴阳循环，阴阳不断交融和平衡，使人成为一个和谐统一的整体。当心火无法下沉，肾水无法上升，则会出现阴阳失衡。导致身体出现真寒假热或上热下寒的表现，通常表现为面色浮红、头晕耳鸣、身热、口舌糜烂、牙齿痛、腰酸腿软、两足发凉、脉虚等症状。

针对这一证机，中医创立了"引火归原"的独特治法。这一治法最早见于《景岳全书》。《医学心悟》中将其称为"导龙入海"。其中"原"又为"源""元"，指肾或命门；"火"亦称"相火""虚火""龙雷之火"等。该方法在《易经》中被称作坎离交泰，又叫取坎填离，即通过督脉升发、任脉肃降的方法，用（肾）坎卦中间的阳爻，与（心）离卦中间的阴爻互换，从而把后天坎离还原为先天乾坤的泰卦，达到身体健康的状态。

【解析】孙思邈说"不知《易》，不足以言知医"，可谓"医易同源"。中医的系统思维来自《易经》天人合一的世界观。我们要想专精医术，就要学会在实践中能依据《易经》中抽象性、批判性和反思性的哲学思维去理性地思考问题和解决问题。

中医与易经，分别奠定了我国传统医学与哲学的基础。我们要有医易同源的哲学思维，努力提高我们的医术。

知识点6：预防调护

《丹溪心法》指出"气有余便是火"。情志过极会使相火妄动而生内热，此火多为邪火，会致气郁发热。因此，应该注意调畅情志，修身养性，遇事不怒，静心休养。

心理疾病易"化火"

【思政映射点】形神合一，整体思想。

【案例】"寒凉派"代表医家刘完素，提出了"五志过极皆能生火"的观点。他认为"五脏之志者，怒、喜、悲、思、恐也，悲作忧。若志过度则劳，劳则伤本脏，凡五志所伤皆热也"。把情志内伤疾病的病机概括为火热致病。

现代人要面对来自社会、家庭和事业等各方面的压力，常处于焦虑、抑郁、愤怒等不良情绪中。临床中有这样一类人：他们除了烦躁、抑郁、焦虑外，还伴随着身体或局部灼热感、眼部分泌物增多、呼气热感、口臭、牙龈肿痛、二便热、大便燥结、舌质红、苔黄、脉数等实热证特点。在临床观察或实验研究中发现，中医火热证类似于西医的因情绪、精神、心理影响躯体而导致的发热，发病机制可能与神经—内分泌—免疫网络调节功能失调及交感神经兴奋密切相关。还有研究表明，焦虑、抑郁等不良情绪在慢性乙肝、急慢性胃肠炎、银屑病、慢性前列腺炎等疾病的发生发展中可能起重要作用。

【解析】中医讲的"神"就是人的心理。中医心理学最重要的观点即是"形神合一"的生命整体观，这一观点是协调科学与人文属性关系的关键纽带。中医非常注重"神"的作用，认为人的精神活动和心理状态能直接影响着人的生理功能活动，进而影响着形体的盛衰，正所谓"神能御其形"。这启迪我们要注重神对形的作用，也告诉我们，只要具有良好的心态和积极的精神，就能调和脏腑气血，推动人体化气生精的功能活动，有利于治疗、康复、养生和防病。

第七节　虚　劳

知识点 1：概述

　　虚劳又称虚损，是以五脏虚证为主要临床表现的多种慢性虚弱证候的总称。凡因禀赋不足、后天失养、病久体虚、积劳内伤、久虚不复等所致的以脏腑气血阴阳亏损为主要表现的病证，均属于本病的范畴。

我国青少年营养状况持续改善

【思政映射点】制度自信；热爱祖国。

【案例】"少年强则国强"，在某种意义上讲，一个国家青少年的精神状况和身体状况能体现出一个国家综合国力。随着国家的发展，我国青少年营养状况得到了持续改善。

　　营养状况是衡量青少年健康的重要指标。2019年我国6~22岁学生营养不良率为10.2%，近10年来，各年龄段学生营养不良状况持续改善。与2014年相比，2019年全国7~9岁、10~12岁、13~15岁、16~18岁、19~22岁学生的营养不良率分别下降2.1、1.6、2.4、2.6和2.3个百分点。与此同时，青少年的肺活量水平也全面上升。肺活量能体现人的心肺功能，肺活量大的儿童，身体供氧能力更强。近10年来，全国学生肺活量持续增加，初中生增长最为明显。此外，青少年柔韧、力量、速度、耐力等素质都出现好转。

　　【解析】在任何时代，个人命运与国家命运都密切相关。我国社会主要矛盾已经转化为人民日益增长的美好生活需要和不平衡不充分的发展之间的矛盾。人民的幸福感、获得感、安全感不断增强，青少年的营养状况也持续改善。与历史相比，我国青少年的营养状况持续稳中向好。这充分证明了我国社会主义制度的优越性。

知识点 2：历史沿革

　　历代医籍对虚劳的论述甚多。孙思邈在《备急千金要方》中指出五劳六极七伤，整合了"以泻为补""补剂兼泻""寒热互济""劳则补子"等常用治虚法则。

孙思邈论五劳六极七伤

【思政映射点】防微杜渐。

【案例】孙思邈在《备急千金要方》中，对"五劳六极七伤"展开了论述。这对虚劳的诊疗有重要意义。五劳即五脏病，六极指六腑病，七伤为表里受病。五劳者"一曰志劳；二曰思劳；三曰忧劳；四曰心劳；五曰疲劳"。六极者"一曰气极；二曰血极；三曰筋极；四曰骨极；五曰髓极；六曰精极"。七伤者"一曰肝伤善梦；二曰心伤善忘；三曰脾伤善饮；四曰肺伤善痿；五曰肾伤善唾；六曰骨伤善饥；七曰脉伤善嗽"。

孙思邈认为五劳六极七伤与情志内伤劳倦关联密切。情志内伤劳倦的症状表现与现在所说的亚健康症状极为相似。主要表现：躯体上疲乏无力、头昏头痛、心悸胸闷、睡眠障碍、食欲不振、怕冷怕热、易于感冒、眼部干涩等；心理上情绪低落、心烦意乱、焦躁不安、急躁易怒、恐惧胆怯、记忆力下降、反应迟钝等，以及不能处理好人际、家庭关系，难以进行正常社会交往等。对于"亚健康"，西医并没有切实有效的治疗方法。中医治疗亚健康有一定的势。中医认为"亚健康"类似于"五劳六极七伤"，根据症状不同，拟定了治疗五劳六极七伤不同的方剂，如建中汤、内补散、薯蓣散等。

【解析】"药王"孙思邈的《备急千金要方》有云："消未起之患、治未病之疾，医之于无事之前。"提醒后世医家治病救人要注意弭祸于未形、消祸于未萌。中医药在疾病的预防、治疗、康复三个环节上都突出了一个"早"字，要求治在平常时、防在细微处，守好人体健康的第一道关口。作为现代中医人，应熟练运用"不治已病治未病"防病方法，掌握好诊疗疾病的主动权，正确使用方药，让患者"气不虚、病不侵"，为实现"健康中国"增砖添瓦。

知识点3：论治要点

> 虚劳的治疗以补益虚损为原则。治疗时应重视补益脾肾，补益"后天"，充实"先天"。"丸者缓也，舒缓而治之也"，治疗虚证可用丸剂缓缓图之。

丸剂：非物质文化遗产

【思政映射点】文化传承；守正创新；中医现代化。

【案例】丸剂是指将中药细粉或中药提取物加适宜的黏合剂或辅料制成的球形或类球形制剂，大多丸剂能逐渐释放药物，作用持久，对于虚劳有较好的补益作用。丸剂可分为水丸、蜜丸、糊丸、蜡丸、浓缩丸和微丸等类型。丸剂也是中成药中古老剂型之一，早在《五十二病方》中，就已出现了丸剂的名称。《黄帝内经》中有四乌鲗骨一芦茹丸的记载。汉代，张仲景在总结前人经验的基础上，首先提出了用蜂蜜、糖、米粉糊及动物胶汁作丸剂的赋形剂，为丸剂的制备、应用与发展提供了物质条件，此后这种用法被历代医家广泛应用。

丸剂有奇、秀、绝的特点。不同药丸，外观不同，如粉红如霞、乌黑发亮、淡黄如金、洁白如珍珠。最奇的是微丸，直径只有1毫米左右。不同的丸剂和不同的制作工艺，都是为了配合药效的发挥。如果药方中含有芳香性和挥发性成分，或者刺激性比较强，就需要将其放在丸粒的最里层，外面再加上包衣，以更好地留存住有效成分，保证药效的持续发挥。现代丸剂通过运用现代化、智能化的制药设备，优化了工序，扩大了生产规模，提高了生产效率。部分丸剂的传统制作技艺已被国家非物质文化遗产保护中心列入国家级"非物质文化遗产"名录。

【解析】传统技艺的传承不是因循守旧，它需要不断地超越和创新，才能有新的生命，焕发新的活力。中医文化是一门古老的学问，需要每一位中医人的不懈努力，以"工匠精神"不断地传承、改革、创新，推进中医文化的觉醒和复苏。古老的丸剂制作方法历经百年，我们应在传承的基础上实现制作的工业化，使其发展与国家和社会的发展同频共振。作为中医人，我们要有能力有信心去做好中医文化的传承与创新工作，为建设健康中国、实现中华民族伟大复兴的中国梦贡献力量。

知识点4：脾气虚的辨证论治

> 脾气虚证表现为饮食减少，食后胃脘不舒，倦怠乏力，大便溏薄，面色萎黄，舌淡苔薄，脉弱。方药：加味四君子汤（《三因极一病证方论》）加减。脾虚夹滞者，改用资生丸加减。

资生丸：缪希雍的长寿秘诀

【思政映射点】文化自信。

【案例】缪希雍，是我国明代著名的中医临床学家、中药学家。他在代表作《先醒斋医学广笔记》记载的资生丸，被后世广为使用。

关于资生丸有一个典故。缪希雍自幼体弱多病，久治不愈，故自学医学，遍查方书为自己治疗，遂至痊愈。而后缪希雍体格愈发健壮。有一次，明代著名的医学家王肯堂在和缪希雍聊天的时候，时常看到缪希雍从自己的袖口里拿出一个小丸放到嘴里嚼。王肯堂对此十分好奇，询问缪希雍这小丸是什么，缪希雍坦言这是一个秘方药，有利于增强脾胃功能。王肯堂亲身试验了这个秘方，认为非常有用，就推荐给了自己父亲。后来王肯堂在书中记载，他父亲能够长寿，与长期吃这个秘方的习惯不无关系。这个秘方就是资生丸。相传这个方子是缪希雍从民间得来，他一生走南闯北，从民间收集了大量的方子，并亲身试验，加以改造，传于后世。资生丸的药物组成有白术、橘皮、山楂、神曲、白茯苓、人参、白豆蔻、扁豆、莲肉、山药、芡实、薏苡仁等，治以滋阴补气、健脾开胃、消食止泻。缪希雍认为，资生丸对于脾胃虚弱夹有积滞的人大有裨益。

【解析】缪希雍对祖国医学理论和实践进行了深入的探索。他用药甘润清灵，治疗重视清热养阴，属于寒凉一派。在明代温补之学盛行期间，别树一帜，很有实际意义。他创制的资生丸，启迪着后世医家。现在中医药已成为传承发扬中华优秀文化的主要载体和最佳路径。作为医学生，我们要推动中医药的发展，提升国人的文化自信，使中华优秀传统文化造福人类。

知识点5：肾阴虚的辨证论治

肾阴虚证表现为腰膝酸软，眩晕，耳鸣耳聋，男子阳强易举、遗精、早泄，女子经少或闭经、崩漏，两足痿弱，口干，咽痛，颧红，形体消瘦，五心烦热，潮热盗汗，或见骨蒸，舌红少津，脉沉细。治法：滋补肾阴。方药：左归丸（《景岳全书》）加减。紫河车能补精、养血、益气，可治阴损虚劳证候。

紫河车未纳入药典

【思政映射点】以人为本；中医现代化。

【案例】紫河车是中医传统药材，由人体胎盘加工干燥而成，在民间还有"衣胞、胎衣"等称呼。《本草纲目》中记载，紫河车对于虚喘劳嗽、气虚无力、不孕少乳等各种肝肾气血亏虚的病证有明显疗效。但一直未有医书将其收录。至公元741年，陈藏器的《本草拾遗》问世，紫河车始被作为一味药材收录。

目前关于紫河车能否使用一直众说纷纭。直至2015年，《中国药典》正式颁布，作为传统中药材的紫河车以及包含有紫河车的中成药，如生血丸、安坤赞育丸、补肾固齿丸等不再列入收载品种目录，紫河车退出历史舞台。关于紫河车未纳入药典，主要是出于伦理和安全两个角度考虑。从伦理学角度来讲，紫河车是人胎盘，属于人体器官，入药不符合伦理学的要求。从安全角度讲，紫河车作为母子之间进行物质交换的器官，是一个营养和病毒同时存在的组织，如果产妇是乙肝、艾滋等病毒的携带者或感染者，胎盘就会有安全隐患。

【解析】紫河车作为一种传统中药，已有上千年的历史。近年来，随着中医学的不断发展，一些传统中医药材逐渐被淘汰、替代，紫河车的存废体现了我国现代中医学与时俱进、革故鼎新的发展路线。医学应当以人为本。从伦理的角度上讲，医学应与伦理学交相辉映。从安全的角度上讲，中药材的底线在于安全性。这也体现了以人为本的思想。

知识点6：肾阳虚的辨证论治

肾阳虚证表现为腰背酸痛，遗精，阳痿，多尿或不禁，面色苍白，畏寒肢冷，下利清谷或五更泄泻。舌淡胖，有齿痕，苔白，脉沉迟。方药：右归丸（《景岳全书》）加减。肾虚精亏明显者，添用龟鹿二仙膏。

膏方

【思政映射点】热爱祖国；以人为本。

【案例】膏方，又名膏剂，其制作工艺繁琐复杂。膏方在古代常被用于宫廷之中以发挥调养身体之功效，很少被用于治疗寻常百姓。

膏的含义较广，《山海经》有云"言味好皆滑为膏"。膏方历史悠久，在《黄帝内经》中有记载，如马膏主要供外用，长沙马王堆出土的《五十二病方》亦有记载。东汉张仲景《金匮要略》记载的大乌头膏、猪膏发煎是内服膏剂的最早记载。《千金方》中个别"煎"已与现代膏方大体一致，如苏子煎，王焘《外台秘要》有"煎方六首"。至宋代，膏逐渐代替煎，基本沿袭唐代风格，用途日趋广泛，如南宋《洪氏集验方》收载的琼玉膏，沿用至今。膏方中含有动物类药的习惯也流传下来，如《圣济总录》栝蒌根膏，此时膏方兼有治病和滋养的作用。明清膏方更趋完善和成熟，具体表现为膏方的命名正规、制作规范，膏专指滋补类方剂，临床运用也更加广泛。明朝膏方被各类方书所记载，组成多简单，流传至今的膏方有《摄生总要》中记载的"龟鹿二仙膏"、《寿世保元》中记载的"茯苓膏"以及张景岳的"两仪膏"等。作为经典中药剂型，膏方在清代被发扬光大，并被运用于宫廷中以养生保健。据《清太医院秘录医方配本》《慈禧光绪医方选议》等医方典籍记载，雍正皇帝内服过琼玉膏，慈禧太后用过菊花延龄膏、保元固本膏及延年益寿膏等，膏方成为宫廷医学文化中不可分割的一部分。

随着国家的富强与社会的发展，中医在新时代迸发出新的活力。现如今，成熟的熬膏技术与工业化的生产方式使得膏方成为人民群众养生、防病、治病的选择。

【解析】在古代，宫廷膏方和宫廷医术不服务于寻常百姓。随着国家和社会的发展，宫廷膏方也被揭开了神秘的面纱，走向了民间，服务于人民。作为医务工作者，我们要不忘初心、牢记使命，将膏方的应用与"体质辨识""治未病"等理论结合起来，在实践中针对患者的体质特点和疾病性质进行辨证论治，做到因人、因时、因地制宜，使患者得到个体化、规范化、专业化的膏方治疗。

— 知识点7：预防调护

　　虚劳的调护以饮食、药膳调理为主。气虚者宜食用糯米粥、猪肺等补气；血虚者宜多食补血类食物，如猪肝、菠菜、瘦肉、鸡蛋、龙眼肉等；阴虚者可选百合、绿豆、甲鱼等；阳虚者宜多食羊肉等温阳之品。

药补不如食补

【思政映射点】 医食同源；中医现代化。

【案例】 中医自古以来就有"药食同源"（又称为"医食同源"）理论。在中医理论中，许多食物既是食物也是药物，食物和药物同样能够防治疾病。在原始社会，人们在寻找食物的过程中发现了食物也有性味和功效，认识到许多食物可以药用，许多药物也可以食用，两者之间很难严格区分。这就是"药食同源"理论的基础，也是食物疗法的基础。

　　在现存最早的中草药物专著《神农本草经》中，就已将许多食物作为药物记载了，其中包括谷、米、果、木、草、鱼、禽、兽等类，如大枣、芝麻、葡萄、核桃、百合、莲子、蜂蜜、山药、赤小豆、龙眼肉、食盐、葱白等。唐代孙思邈的《备急千金要方》中收载食物约有150种之多，强调"食物能排邪而安脏腑，悦情爽志，以资气血……"，并认为"能用食平疴，释情遣疾者"才堪称"良工"。他又说"夫为医者，当需先洞晓病源，知其所犯，以食治之，食疗不愈，然后命药"。历代流传的食物疗法专著有《食疗本草》《食性本草》《食医心境》《食物本草》《食鉴本草》《饮膳正要》《随息居饮食谱》等300余部之多，现存的约有16部，由此可见古代医家对食补的重视。

　　食补在现代临床运用中也极其广泛，如以食物疗法为基础的药膳、药茶、药粥、药饮、药酒等，都是食补疗法的组成部分。近年来，食补疗法不断被发扬光大，推陈出新，用于保健养生、防病治病，受到广大患者的欢迎。

【解析】 补虚有多种方法，药补和食补是常用的两种方法。俗话说人以食为天，说明饮食是维护健康的根本。《黄帝内经》有云"五谷为养，五果为助，五畜为益，五菜为充。气味合而服之，以补精益气。此五者，有辛酸甘苦咸，各有所利，或散或收，或缓或急，或坚或软，四时五脏，病随五味所宜也"。显示了古人对饮食疗法的重视。古代名医张景岳亦称"盖气味之正者，谷食之属是也，所以养人之正气"。可见，食补对于补虚非常重要。药食同源理念历久弥新，同中医治未病理念一脉相承，是中医药文化走入每个家庭的重要途径和有效载体。作为中医人，我们必须树立中医药现代发展理念，让中医经典和现代需求完美结合。

第八节　癌　病

知识点1：概述

　　癌病是多种恶性肿瘤的总称，以脏腑组织异常增生为基本特征。临床以肿块逐渐增大、表面凹凸不平、质地坚硬，时有疼痛、发热，常伴乏力、纳差、消瘦并进行性加重为主要症状的疾病。

中国参与人类基因组计划

【思政映射点】爱国情怀；创新精神；精准医疗。

【案例】人类基因组计划于1990年正式启动，该计划的核心内容是测定人类基因组的全部DNA序列。它被誉为生命科学的"登月计划"。它是通过绘制人类基因组图谱，破译由约30亿个碱基对组成的人类遗传密码，研究人类的生长发育及疾病的诊断、治疗和预防。

　　1992年，我国的科学家开始了对"人类基因组计划"的初步探索。1994年，国家自然科学基金资助了中华民族基因组若干位点基因结构研究项目，这标志着我国人类基因组研究正式启动。1995年，我国一些在国外从事这方面工作的科学家回国，使我国的基因组学研究加速上了一个台阶，同时完成了与国际的接轨。1999年，我国拿到了"国际人类基因组计划"中1%的任务，中国成为第六个参与"人类基因组计划"的国家。中国在"人类基因组计划"中负责测定和分析3号染色体短臂上从端粒到标记D3S3610间大约30厘摩尔（相当于3000万个核苷酸）的区域。2001年8月，中国科学家完成"1%项目"的基因序列图谱，提前两年高质量完成任务。中国成功参与人类基因组计划，使中国基因组学研究跻身世界前列。

【解析】精准医疗不仅需要完整精准的参考序列，更需要绘制每个个体或者患者的完整基因组，从而找出相关疾病位点。在未来，如果一个人拥有完整的基因组测序，研究人员和临床医生便能够通过识别其DNA中变异的部分来更好地对其进行治疗与康复。人类基因组的完整序列也可以用于中医药上，在癌症防治过程中的不同阶段发挥不同作用，实现中西医的互补，实现模糊与精准、整体与局部、宏观与微观的结合，形成"中药（复方）或非药物治疗—靶标/非靶标—疾病—证候"精准关系；并且还能为科学家研究人类基因变异、疾病及其进化等课题提供一个完整的框架。

　　中国参与人类基因组计划，承担了整个人类基因组约1%的工作任务，这一事件具有重大的学术意义和现实意义。1%项目不仅为我们搭建了一个技术平台，也在整体上提高了我们的科学创新能力，特别是生物信息学方面的创新能力。人类基因组计划也为生物技术产业的发展打下基础。作为医学生，我们应学习前辈科学家心系祖国医学事业、敢为人先、甘于奉献、扎根祖国大地从事科研的崇高精神，为祖国医学事业发展贡献出自己的力量。

知识点2：病因病机

中医认为六淫邪毒会致癌病。现在人们逐渐认识到自然界中存在着很多化学、物理以及生物致癌物质，如工业废气、石棉、放射性物质等，这些致癌物质也可以归属于中医邪毒的范畴。

日本福岛核电站核污染水排放探源

【思政映射点】环境保护；人类卫生健康共同体。

【案例】2011年日本发生海啸，致使福岛核电站发生大规模泄漏。事故发生后，为了遏制核辐射扩散，日本政府直接用大量海水给核电站降温。导致这些海水含有了高密度的放射性物质，变成了核污染水，既不能再次使用，也不能直接排放出去。因此，日本政府选择使用储水箱暂时储存。而在过去的10年，日本储存的核污染水已经超过130万吨。关于核污染水处理问题，日本政府比较了几种方案，最终选择了经济成本最低但危害最大的排放入海的方式。2021年4月13日，日本正式决定：将福岛第一核电站上百万吨核污水排入大海，且在2023年正式开始排放。

日本的这一决定遭到了全世界人民的强烈反对。日本排放核污染水的行为对人类社会和海洋生态环境造成严重威胁。日本核污染水中依旧存在着多种放射性元素，这些元素容易导致癌症，而且，这些元素有着相当长的半衰期，一旦进入大海，很可能对人类、对环境造成长久而复杂的伤害。

【解析】日本福岛核污染水处置问题关乎全球海洋环境和相关国家公众健康。福岛第一核电站的核污染水含有铯、锶、氚等多种放射性物质，核污染水排放的基数之大，已经远远超出了海洋的"自净能力"。核污染水排放入海，必然会对自然环境和人类身体健康产生不可逆转的恶性影响。

随着经济的发展，我国已把生态文明建设作为重要战略。因此，我国坚决反对福岛核污染水的排放，这不仅是践行"人类卫生健康共同体"理念，更是彰显我国在生态文明建设和构建人类命运共同体方面的大国担当。作为新时代医学生，我们应树立生态文明理念，聚焦环境保护问题，具备爱国情怀、学好专业知识，为构建人类卫生健康共同体贡献出自己的青春力量。

知识点3：肝癌的诊断与鉴别诊断

肝癌临床表现为右胁不适或疼痛，肝脏进行性增大，质地坚硬而拒按，表面有结节隆起。多有慢性肝炎病史。诊断时要结合相关检查，如肝区B超、CT、MRI扫描、肝穿刺、血清学检查（如甲胎球蛋白）等。

中西医结合的先驱——汤钊猷院士的光辉事迹

【思政映射点】中西医结合；中国新医学。

【案例】汤钊猷院士，我国著名肝癌研究学者，肝癌早诊早治奠基人。20世纪70年代，汤钊猷院士把肝癌由原来的"不治之症"变为"部分可治之症"。他提出了"亚临床肝癌"概念，实现了肝癌疾病的早发现、早诊断、早治疗。20世纪80年代，汤院士又一次革新肝癌治疗理论，提出"缩小切除"概念，使过去不能手术切除的较大肝癌，变成可能切除的较小肝癌，进一步提高了肝癌患者的存活率。20世纪90年代，在他的带领下，"人肝转移模型体系"建立，为防止肝癌复发转移、最终攻克癌症难关，提供了研究基础。

汤钊猷院士一直心系我国医学发展，自2011年起，汤院士虽八秩高龄仍笔耕不辍，先后完成"控癌三部曲"，这"三部曲"是我国癌症防控工作的标志性著作。汤院士又在米寿之年倡导中西医结合的适宜路径。他寄语后学，中国医学不能长期成为西方医学的延伸，他相信第二个百年奋斗目标实现时，中国特色的新医学一定会出现。

【解析】医学是人文与科技相结合的学科。汤钊猷院士经过不懈探索，对西学中的"中"作了进一步阐释，认为"西学中"关键应当倡导"中华哲学思维"，进而将"中华哲学思维"提炼为囊括"易、阴阳、矛盾"的"三变观"：互变、恒变和不变，从而让人们以广义的科学观来认识中医、喜爱中医，让中西医相向而行、互相学习，真正发挥中西医结合、中西医并重的优势和疗效。汤院士的事迹为我们指明了前进的方向。作为新时代医学生，我们站在前辈医学家的肩膀上，踏实工作、敬业奉献，为我国中西医结合事业与创建中国新医学作出应有的贡献。

知识点4：论治要点

癌病的治疗要采用中西医并用的方式，中医药发挥"扶正祛邪"的治疗优势配合靶向药，能起到很好的治疗效果。

靶向药已成为治疗癌症的新"武器"

【思政映射点】创新发展。

【案例】癌症靶向治疗药是一种通过靶向特定分子靶点来选择性杀死癌细胞的药物。通过抑制这些分子的活动或调控其表达量来干扰癌细胞的增殖和转移。与传统化疗不同，靶向治疗药物的主要作用是针对肿瘤中的特定靶点，而非杀死所有快速增殖的细胞。这意味着靶向药不会引起像化疗一样的无差别破坏，从而减轻了患者的不良反应。在初始治疗时应使用靶向药，因为靶向药可以在短时间内杀死癌细胞，所以能够迅速起效。与传统化疗的低效性和药物抵抗情况相比，靶向药能够提高患者的治疗反应率和生存率，起到更好的疗效。

靶向药目前被广泛应用于肺癌、结直肠癌、乳腺癌、胃癌、肾癌、黑色素瘤和慢性粒细胞白血病等癌症治疗中。例如，针对HER2阳性乳腺癌，Herceptin靶向药在临床试验中显示出了显著的疗效，并成为许多患者治疗方案中的关键部分。EGFR靶向药在肺癌治疗中也有显著的疗效。

科学家们正在不断努力地研究新型的靶向治疗药物。其中，最常见的是针对EGFR、HER2、VEGF等分子的抑制剂。在这些药物的作用下，可以准确地靶向攻击癌细胞，从而达到治疗的目的。此外，最近发现的一种新型靶向药物——免疫细胞检查点抑制剂。这类药物能够刺激免疫系统中的T细胞攻击癌细胞，因其能恢复免疫功能，对转移性癌症的治疗效果也非常显著。

【解析】以人工智能、大数据为代表的新一轮科技革命和产业革命，给医学与多学科深度交叉融合带来新的推动力。在新时代医学高质量发展过程中，现代医疗的创新必然要向融合创新发展。作为新时代医学生，应努力提升创新能力，培养创新思维，把"仁心仁术"理念和"恒心爱心"精神贯穿到医学生涯中，培养负责、奉献、仁爱的高尚品格，树立救死扶伤、报效国家的崇高理想。

知识点5：毒热壅盛证的辨证论治

毒热壅盛证表现为局部肿块灼热疼痛，发热，口咽干燥，心烦寐差，或热势壮盛，久稽不退，咳嗽无痰或少痰，或痰中带血，甚则咳血不止，胸痛或腰酸背痛，小便短赤，大便秘结或便溏泄泻。舌红，苔黄腻或薄黄少津，脉细数或弦细数。治宜清热解毒，攻毒散结。

砒霜抗癌：从传统典籍走向现代

【思政映射点】中医药现代化；创新精神。

【案例】三氧化二砷，俗称砒霜，是一种无机化合物，化学式为As_2O_3，有剧毒。它无臭无味，为白色霜状粉末，故称砒霜。20世纪70年代，一位名叫张亭栋的医生，在"以毒攻毒"的中药中发现，三氧化二砷对某些类型的白血病有治疗效果。张亭栋成为第一个提出"砒霜治疗白血病"的医生，而他用的药方被称为"癌灵1号"。

70年代张医生的发现为后来研究砒霜提供了基础。在砒霜的研究中，研究者对砒霜的抗癌机制进行了深入探索，取得了突破性进展。研究发现，砒霜对急性早幼粒细胞白血病有奇效：用三氧化二砷替换原来的化疗方案，患者的响应率约为100%，2年生存率高达99%。研究人员表示，砒霜是天然的靶向药物，可以结合在融合蛋白的PML部分，抑制融合蛋白的PML部分功能，最终杀死癌细胞。这一激动人心的发现让砒霜"洗脱"了千古罪名，成为精准医疗的功臣。然而，砒霜治癌的前提是正确谨慎使用，如果盲目擅自使用，很可能导致中毒，严重则可危及生命。

【解析】砒霜，属于传统中药的一种，《本草纲目》中记载，砒霜有剧毒，被我国列入严格管理的36种毒性中药之一。经过科学家的探索，砒霜从传统典籍走向了现代，成为抗癌和治疗白血病的重要药材。该案例印证了我国传统中医文化的博大精深，古代典籍中"以毒攻毒"并非空穴来风，而是具备一定合理性和可行性的，万事万物都有其两面性，我们要辩证地看待中药材。

知识点6：湿热郁毒证的辨证论治

湿热郁毒证表现为时有发热，恶心，胸闷，口干口苦，心烦易怒，胁痛或腹部阵痛，身黄，目黄，尿黄，便中带血或黏液脓血便，里急后重，或大便干稀不调，肛门灼热。舌红，苔黄腻，脉弦滑或滑数。治法：清热利湿，泻火解毒。方药：龙胆泻肝汤合五味消毒饮加减。可加用白花蛇舌草、半枝莲、重楼、山慈菇、藤梨根等攻毒抗癌之品。

白花蛇舌草抗击癌病

【思政映射点】文化自信。

【案例】白花蛇舌草，具有"圆梗、叶对坐，白花结单珠果实"的特征。别名如蛇舌癀、目目生珠草、节节结蕊草等，功效是清热、解毒、利湿，对各类皮肤感染、痤疮、急性阑尾炎、毒蛇咬伤等有很好的治疗效果。"蛇舌"在魏晋时期的《名医别录》和唐朝《新修本草》中都有出现。经过近年来的探索和临床检验，逐步挖掘出了白花蛇舌草的抗癌价值。

白花蛇舌草性寒，能入心经、肝经、脾经和肺经，有清热解毒和消炎止痛之效果。研究表明，此中药中含有多糖类物质、有机酸类和甾醇类，还有黄酮类物质以及三萜类物质等，有良好的抗肿瘤活性。如黄酮类和多糖类物质，前者有很强的DNA裂解活性，能抑制多种恶性肿瘤生长，帮助调节机体免疫功能；后者能抑制肝癌细胞以及宫颈癌细胞生长，避免细胞聚落生成，从而诱导细胞凋亡。白花蛇舌草能调节免疫功能，提高免疫细胞抑制肿瘤细胞功能，减轻免疫抑制，从而杀死癌细胞；白花蛇舌草也能通过抑制肿瘤组织细胞和淋巴管生成，导致其无法为肿瘤细胞提供所需营养，加快其死亡速度。白花蛇舌草在癌症治疗中有着不可替代的作用。

【解析】我国中医药文化博大精深，每一味中药都有它独特的疗效。中医是人类认识生命与疾病的另一双眼睛。它植根于厚重的华夏人文、哲学和文化的沃土，蕴含着中华民族固有的精神、思维和文化精华，涵纳着大量的知识成果和实践技艺，凝聚着中华民族强大的生命力与创造力，是中华民族智慧的结晶，也是全人类文明的瑰宝。作为当代医学生，我们有必要、有责任、有义务挑起发扬中医药文化的重担，坚定文化自信，在传承中医药文化乃至华夏文化中发挥积极作用。

知识点7：预防调护

中医认为癌病要"衰其大半而止"，即癌病的诊疗不应以完全消除癌块为目的，攻邪之法应当适可而止，或采用扶正祛邪的方法，以提高患者生存质量，实现带瘤生存。

与病为友：带瘤生存的哲学

【思政映射点】敬畏生命；乐观精神。

【案例】在很多人的认知中，得了癌症就要想尽一切办法将体内的癌细胞完全清除，实现"无瘤生存"，这样才算完全治愈。实际上，这种传统治癌观念已不适用，通过科学的综合治疗实现"带瘤生存"已成为当今肿瘤治疗的新方向。

有一位年过八旬的老人，从确诊肝癌晚期至今，已经带瘤生存10年。20年前，60岁的她发现自己腹部长了两个大疙瘩，但是不痛不痒，只是吃饭、睡觉的时候会有不适感。到镇上的医院去看，医生也看不出所以然来。于是，患者辗转到了省人民医院进行检查。检查结果让她大吃一惊。她被确诊为巨块型肝癌。但由于肿块太大，不能进行手术，也无法化疗。那时，患者觉得自己治愈的希望渺茫，已经做好了等死的准备。后来，在老伴儿的劝说下，她慢慢转变想法，告诉自己，生命只有一次，只要还有一丝希望，就不能放弃。功夫不负有心人，她获得了一项免疫治疗的试验资格。幸运的是，接受治疗后，患者明显感到肿块变小了，后来复查的时候，不仅肿块缩小，肝区疼痛也消失了。从那以后，患者的病情保持稳定，虽然腹部仍然存在小肿块，但未影响她的健康。后来在医生的建议下，她还接受了中医治疗。就这样，在中西医结合的治疗下，10年过去了，患者成功实现带瘤生存，直到现在也没出现复发迹象。从患者治癌过程和效果可知，在治疗肿瘤时，我们可将肿瘤治疗看作对慢性病的治疗，只要患者拥有乐观的心态，积极配合治疗，定期检查、养成健康的生活习惯，就可通过中西医结合治疗的方式实现"带瘤生存"。

【解析】"无瘤生存"是每一位癌症患者、家属的美好愿望。对于极早期的患者，或者少部分的血液相关的肿瘤患者，这个愿望是可能实现的。但对于中、晚期患者而言，并不实际，因为手术虽然切除了可见的肿块，但体内依然残存潜伏起来的癌细胞，它们会在一段时间后卷土重来。

随着医疗水平的提高，如今对肿瘤的治疗已经逐渐向个性化和多科学综合治疗迈进。治疗肿瘤的方法有手术、放疗和化疗等，但是没有任何一种单一的方法可以彻底消灭肿瘤。带瘤生存，指的是患者经过全身有效的抗肿瘤治疗后，常见的癌性症状消失，而后处于临床治愈的健康状态。因此，从本质上来说，肿瘤治疗的最终目的不是消灭肿瘤，而是帮助患者缩小肿瘤，甚至使癌细胞长期处于休眠的状态，使之不再扩散和转移，同时减轻放化疗的毒副作用，调节免疫功能，提高生活质量，延长生存期。

（杨　勤　李哲武　沈梦玥）

第七章 肢体经络病证

第一节 痹 证

　　痹证是由风、寒、湿、热等邪气痹阻经络，导致肢体筋骨、关节、肌肉等处发生疼痛、酸楚、重着、麻木，甚或关节屈伸不利、僵硬、肿大、变形的病证。尪痹是痹证后期的重要分型。

中医"风湿泰斗"焦树德对风湿病治疗的贡献

【思政映射点】医者仁心，继承创新。

【案例】焦树德是我国首批五百名名老中医之一，入选《剑桥名人录》。他的一生都在精研岐黄，济世活人，在治疗风湿病方面卓有成就。

　　1981年，焦树德对由类风湿关节炎、强直性脊柱炎等疾病引起的以关节变形、骨质受损、肢体僵硬为主要表现的痹病，创造性地提出了"尪痹"这一新的病名，并提出了"以补肾祛寒为主，辅以化湿散风，强壮筋骨，祛瘀通络"的初步诊治原则。焦树德根据该治疗原则，集其临床经验，总结了针对尪痹各证型的经典方药：肾虚寒盛证，方选补肾祛寒治尪汤，此方是由《金匮要略》桂枝芍药知母汤合《太平惠民和剂局方》虎骨散加减化裁而成；肾虚标热重症，方选补肾清热治尪汤，本方由朱丹溪潜行散合焦老的清热散痹汤加补肾强骨之品组合而成；肾虚督寒证，方选补肾强督治尪汤，本方由狗脊、鹿角胶、熟地等强督温阳组成；肾虚标热轻症予以加减补肾治尪汤；湿热伤肾则选补肾清化治尪汤。

　　焦树德的学术经验受到大力推崇。1983年，基于"尪痹"这一新病名和主要方药，组织了27个省市科研单位进行了临床研究，共同创制出了"尪痹冲剂"。1990年，他指导"七五"攻关尪痹科研组，研制出第二代新药"尪痹复康"Ⅰ、Ⅱ号。

【解析】焦树德是中医界的杰出人物，从独立行医开始便立下了"精研岐黄、济世活人"的崇高理想。他对中医理论有深刻理解，并能准确运用。他擅长辨析疾病的本质，能够灵活化裁新的方剂，并能为患者制订个性化的治疗方案。他对治疗风湿病的贡献有独创"尪痹"之名，打破了传统中医仅有风寒湿痹、风湿热痹的枷锁；在风湿病科研方面，他也有卓越的贡献，创制"尪痹冲剂"实现了类风湿中成药合剂零的突破。作为现代中医人，我们要学习焦老的仁心仁术，熟记中医经典，博采广蓄，细心揣摩，反复研究，撮其精要，结合临床实际灵活化裁，使守正与创新合二为一，推动中医理论体系不断发展。

知识点2：历史沿革

《素问·痹论》根据病变部位、发病时间的不同，将痹证分为皮、脉、肉、筋、骨痹，曰："以冬遇此者为骨痹，以春遇此者为筋痹，以夏遇此者为脉痹，以至阴遇此者为肌痹，以秋遇此者为皮痹。"此为以时令言五痹。

时令与五体痹

【思政映射点】天人相应。

【案例】五体痹最早见于《黄帝内经》。《黄帝内经》将风寒湿痹按由浅至深的顺序分为皮痹、肌痹、脉痹、筋痹和骨痹，认为其发病与季节关系密切。清·吴谦在《医宗金鉴》中沿袭了这种观点，并进行了更详细地描述："三痹之因，风寒湿三气杂合而为病也。又有曰五痹者，谓皮脉肌筋骨之痹也。以秋时遇此邪为皮痹，则皮虽麻，尚微觉痛痒也。以夏时遇此邪为脉痹，则脉中血不流行而色变也。以长夏时遇此邪为肌痹，则肌顽木不知痛痒也。以春时遇此邪为筋痹，则筋挛节痛，屈而不伸也。以冬时遇此邪为骨痹，则骨重酸疼不能举也。"他认为五体痹的发病有其相应的季节。在特定季节中，由于人体营卫气血失调，肌表、经络感受风寒湿热之邪，气血经络为病邪所阻遏而引起相应的五体痹。

西医认为五体痹类似于结缔组织病。流行病学研究表明，结缔组织疾病与季节、气候、温度等因素存在一定联系。如硬皮病，临床类似于皮痹。其多因久居严寒之地，又缺乏必要的防寒保暖措施所致；或者由于野外作业或露宿在外，劳累并感受湿气所致；或因冒雨、水中作业或汗出入水等因素，久积为病。研究显示：在硬皮病伴发的雷诺现象的患者中，有50%的患者在夏季症状有所减轻，但很少有患者症状完全消失；有2%皮肤型红斑狼疮患者的发病诱因是寒冷刺激，半数以上患者夏季皮损症状加重，10%~17%的患者在冬季或受冷后加重。

【解析】中医认为五体痹与患者所处生活环境、当地气候条件、季节等外在因素有着密不可分的联系，这离不开"天人相应"观念的影响。中医学认为人与自然是一个统一的整体，人与自然遵循着和谐共生的共同规律，人体的生理病理不仅与水土环境有关，而且与气候条件相连。因此，无论是诊断、治疗，还是养生、预防，都必须把人放到整个自然环境的背景下去分析，不能就病论病。天人相应思想是中医理论的重要观念之一。

知识点3：风湿热痹的辨证论治

风湿热是由链球菌感染后引起的身体的免疫反应，患者可出现发热、游走性关节痛、皮下结节等表现。相当于痹证中的风湿热痹。

青霉素的发现让风湿热有药可医

【思政映射点】 创新精神。

【案例】 风湿热为A组溶血性链球菌感染的组织病，青霉素是治疗他的良药。1928年，弗莱明在培养葡萄球菌的平板培养皿中发现，在污染的青霉菌周围没有葡萄球菌生长，形成一个无菌圈。他认为这是由于青霉菌分泌一种能够杀死葡萄球菌或阻止葡萄球菌生长的物质所致，于是把这种物质称为青霉素。1940年，佛罗理和钱恩通过大量实验证明青霉素可以治疗细菌感染，并找到了从青霉菌培养液中提取青霉素的方法。随后医生用青霉素救治一位败血症危重患者，使当时无法治疗的败血症患者恢复了健康。于是青霉素一时成了家喻户晓的救命药物。这三位科学家的发现，挽救了成千上万人的生命，让人类与疾病的斗争进入了一个全新的时代，为增进人类的健康作出了巨大贡献。为此，他们三人共同获得了1945年的诺贝尔生理或医学奖。

【解析】 青霉素的发现是人类健康史上的一个重大创举。现在，青霉素被广泛运用于临床。科学家对青霉素的研究也一直在进行。经过科技创新，青霉素已形成三代族系，成为西医治病的"法宝"，为人们寻找新的药物开辟了新的思路和途径。然而，西医治疗风湿类疾病并没有特效药，治疗效果和预后不佳，但中医早和风湿类疾病奋战千年。中药如独活、威灵仙、秦艽等祛风湿药舒筋通络效果好，能改善患者的疼痛与生活质量。当代中医人要担负好"救死扶伤，治病救人"的光荣使命，在学习中培养钻研创新的精神，发挥"不怕苦、不怕累、不畏难"的精神干劲，不断克服困难，研究新的诊疗思路和治疗药物，为解除人类之病痛奋斗终身。

知识点4：风寒湿痹的辨证论治

风寒湿痹是由于风寒湿邪痹阻气血经络关节而导致的肢体关节肌肉疼痛剧烈、关节屈伸不利。治法散寒通络、祛风除湿，选用温里散寒、通络止痛药治之。

中药应用需谨慎——附子、川乌、草乌

【思政映射点】用药谨慎；责任意识。

【案例】附子、川乌和草乌均为乌头属植物，三者均具有祛风除湿、温经止痛之功，对于治疗痹证效果非常好。其中，附子的助阳退阴作用较强，常用于亡阳证和脾胃阳虚证的治疗；川乌较草乌的温里散寒之力强，可治疗心腹冷痛、寒疝作痛等里寒证；草乌的药力及毒性较川乌峻猛，但温阳之力稍弱，长于除痹止痛，麻醉、止痛也多用。但是此三者皆有毒，故而在用药上需要注意。附子的用量，一般在3~12g即可达到应有的药效，若病重药轻，非大剂量应用而不能奏效者，在综合考虑患者病情、年龄、体质、心肝肾功能的基础上，根据临床具体情况，调整剂量。若在临床情况允许条件下增加剂量时，一般以3~5g为一个增加单位，一剂用量最多可达15g。对于川乌、草乌的用量，病程短、病情轻者，用量10g左右即可；病程长、病情重、心肝肾功能正常、非重用不能奏功者，一剂用量可达15~20g。医嘱上要告知患者煎煮方法，即在煎煮附子、川乌和草乌时，应先煎至少0.5~1个小时，煎熬时间的长短以口尝汤药时舌头无麻感为度；强调煎前加水，液面至少应超过药物表面2~3横指；且应文火煎煮，不断搅拌，以使药物受热均匀、充分，解毒全面；饭后分2~3次服用，日1剂，大剂量者一般连服不能超过20剂，需要做到中病即止，以防毒性的蓄积。若在服用过程中唇舌出现麻热感则为早期轻度中毒现象，停服药物即可自行缓解。

【解析】附子、川乌、草乌三者均为有毒之品，在临床用药上需小心谨慎，必须做到对症用药、配伍合适、量小渐增、久煎频服，以保证安全有效。在临床上我们需要重点关注中药材的毒性，在学习中药材的时候除了掌握功效主治之外，还必须掌握药物的性味、有无毒性。对于有毒之物应谨慎运用，仔细配伍，准确把握剂量，以发挥它最佳疗效。另外交代煎服法至关重要，谨慎嘱咐是对生命的负责，只有树立"人民至上"的责任意识，以仁心仁术服务于广大人民群众，人民才能放心就医。

知识点5：外治法

痹证的病变部位多数为肢体关节，证型复杂而缠绵，单一疗法见效慢，临床多采用内外同治，以提高疗效。

清代膏药专家吴师机

【思政映射点】医者仁心，简便廉验的中医优势。

【案例】吴师机是清代末年人。他在行医过程中发现传统的外治疗法有简便、效捷和经济的优点，于是他开始大力推行外治去。由于膏药疗法不分老幼男女，无论是"肌肤之

疾"，还是"心腹之患"都可以治疗。这种疗法不需要饮服汤药，仅用膏药贴敷就能取得很好的效果，而且不影响劳作，花钱也少，所以深得广大劳苦百姓的喜欢，就诊者络绎不绝。吴氏还在扬州开设"存济药局"，常"合药施送，以救目前穷苦之疾"，在不到一个月的时间里，就诊治二万余患者。

吴师机在前人经验的启示下，通过大量的临床实践验证，将毕生经验汇总，写成了对后世颇有影响的外治法专著《理瀹骈文》。书中记载了敷、熨、熏、浸洗、擦、坐、嚏、缚、刮痧、火罐、推拿、按摩等方法，重点阐释了膏药外治法，总结了膏药的诸多调制法，如有以松香、石膏收膏者，有以牛胶、白蜡摊膏者，还有用鸡蛋、猪油、糯米、枣、梅、葱涎等调和膏者。在治法上，他运用灵活。如喉症贴两腮，冲脉病贴脐下，带脉病贴腰间，鼻衄贴塞耳，耳衄塞双鼻，以及上病下贴、下病上贴、左病右贴、右病左贴，其中有一病一膏单用，也有两膏同用等。膏药不仅用于治疗跌扑损伤、关节疼痛，还用于治疗内科热病，或妇、儿、外、五官等各科疾患。

【解析】吴师机毕生致力于解除患者病痛，体现了对生命的尊重和珍视；他乐善好施，行医施药从不计报酬，这是我国古代典型的重义轻利的道德观；他革新发扬中医外治法，让更多患者享受到"简便验廉"的传统中医特色疗法。作为现代中医人，我们应拥有仁爱之心和怜悯之情，勤学苦练，挖掘更多"简便验廉"的中医适宜技术，为基层民众健康服务。

知识点6：预防调护

痹证的发生与体质强弱、气候条件、生活环境及饮食等有关，其中与气候环境、起居生活环境的关系最为密切。

类风湿关节炎与环境的相关性

【思政映射点】人与自然环境的统一性。

【案例】痹证是由于风、寒、湿、热等邪气闭阻经络所致。中医学认为，湿为阴邪，其性黏滞，易与寒、风等多种邪气合而为病。若久居湿地，风寒湿邪易停滞关节导致气血运行不畅、关节屈伸不利，而发为本病。西医研究表明，湿度及居住拥挤程度与类风湿关节炎的发病率呈正相关。

潮湿的空气及人口拥挤有利于链球菌的生长繁殖和播散。居所通风采光条件不良对于体质较差的人来说，会增加类风湿关节炎的发病率。因此在各方面条件允许的情况下，应尽量选择空气清新、四周绿色植物多、气候干燥、采光条件好的居所。

【解析】人和自然环境是一个整体，人与自然界存在着密切的关系。自然界的变化，如季节气候、昼夜晨昏、地理环境等都会直接或间接地影响人体，使机体产生相应的反应。这属于生理范围内的，即是生理的适应性；当超越了这个范围，就会出现病理性反应。

我们要充分认识到人与自然界的关系，了解到自然界对于人类身体的影响关系，注重人与自然的和谐统一，指导人们顺应自然、适应环境。

第二节　痿　证

知识点1：概念

痿证是以肢体筋脉弛缓、软弱无力、不能随意运动，或伴有肌肉萎缩为主要症状的病证。极大限制了患者的行动，严重影响工作、生活。

清代医家余景鸿妙手治"干痿"

【思政映射点】中医自信。

【案例】常熟小东门外东仓街程筠章乃当地富户，于四月间患病卧床不起，全身寒热交替，冷时如入冰窖，热时似烤骄阳，经他医先用牛蒡、豆豉、枳壳、厚朴等治至立夏，不效；又以藿香正气之类治至立秋，枉然；复用厚朴、枳壳、赤茯苓、大腹皮等燥湿淡渗之品，亦如泥牛入海。前后二百余剂，非但未见寸功，反致遍身肌肉削脱，骨瘦如柴，筋脉拘挛，四肢紧缩不能伸，手不能举，足不能立，月余不能更衣，形销骨立，后来竟然十余日不能进食，仅靠汤水维持，眼见生命悬之一线，岌岌可危。

余景鸿自荐医病。只见患者口唇上吊，齿露舌干，食汤水噎而难咽。众医皆云是不治之症。余景鸿曰："此症非绝症也，遑论不治。"并解释道，"程员外唇吊口干，汤水难进，肌肉削脱，手足拘挛，看似危重之症，实乃干痿之象。痿分干、湿二证，人身如花卉菜蔬，过湿则痿，过燥亦痿，故人之痿证用干湿二字即可囊括。辨痿之干湿，只在肌肉削与不削，肌肤是枯是润。程公肌肉削脱，筋脉拘挛，四肢蜷缩不能伸，其症一目了然，当属干痿，治以养血润燥舒筋。经云：'精不足者补之以味，损者益之，燥者润之。'当先用老肥鸭一只、水海参一斤、猪蹄一斤，三物用大砂罐煨至糜烂，以布滤去渣滓，吹去油质，将此汁加葱姜汁少许，以酱酒和匀炖温，随其量饮之，使其食管腑道润滑，再论服药。"家人依法而行。三日后，患者喉间觉爽，稀粥亦可顺利而下。余景鸿见症稍缓，又以大剂量虎潜丸去锁阳以滋养精血、补肾强筋。四剂以后，其燥尽平。复诊，又拟一方：熟地黄一两、肉苁蓉五钱、牛膝三钱、龟板一两、虎骨五钱、蹄筋五条、麦冬五钱、石斛五钱、陈酒二两、芝麻五钱，煎浓汁饮，以鸭肉海参汁助之。十余日后，大便变软且易解，胃纳渐醒，除稀粥外，还可进少量米饭。效不更方，连服四十余剂，疗效更显：患者肌肤润滑，两足渐能起立行走，体重亦增加了。服至百余剂后，胃气大苏，精气神大振，两手高举过头亦不觉难矣！至此，干痿告愈。

【解析】真金不怕火炼，疗效才是硬道理。余景鸿妙手治"干痿"，让我们看到了中医治疗的显著疗效，感受了中医神奇的力量。作为当代中医人，应该树立中医自信，增强文化自信，认真汲取历代医家的临证经验，学习、传承、发扬中医药文化，促进中医药事业的发展。

知识点2：历史沿革

痿首见于《黄帝内经》，《黄帝内经》设专题论述痿证病因、病机、证候分类及治疗大法，强调其主要病理为"肺热叶焦"，并提出"治痿独取阳明"的基本治疗原则。

在"治痿独取阳明"指导下的针灸治痿

【思政映射点】薪火相传。

【案例】《黄帝内经》中"治痿独取阳明"其意有三，分别是"阳明者，五脏六腑之海""阳明主润宗筋，宗筋主束骨而利机关""阴阳揔宗筋之会，会于气街，而阳明为之长"强调了"各补其荥而通其俞"的针灸治疗原则，提醒医家在针刺选穴的时候，要注意选取阳明经的穴位，如足不能行时，可选足三里、解溪；肌肉萎缩不用时，除可以选择脾经穴位，还可加用曲池、胃俞、中脘等。

依据这一原则，临床上有如下治疗思路。其一，独取阳明法。一般用于痿证初期，当四肢痿软不用、肌肉萎缩不明显时，可单取阳明经合谷、曲池、肩髃、足三里等穴位。其二，主取阳明法。对于由外感温邪，肺热叶焦．湿热不攘、痰湿导致的痿证，在取阳明经穴的同时，也要注意选取太阴经上的穴位，以达到清泻肺热、健脾利湿的目的。肺热较盛者，可选鱼际、列缺、尺泽以及肺俞等穴；脾虚湿重者，可选公孙、商丘、血海、阴陵泉、三阴交穴；湿热证取脾俞、阴陵泉，用泻法进行针刺。痿证日久，伤及肝肾者选取足厥阴肝经之太冲、中封、曲泉，足少阴肾经之太溪、复溜、照海，加上相应的背俞穴肝俞、肾俞，针用补法。其三，多经取穴法。即对于病变范围广、涉及经脉多的痿证，根据部位酌情选用少阳经、太阳经以及手、足三阴经的腧穴施治。可在阳明经的基础上，选取肺、肝、脾、肾四经的原穴、背俞穴、夹脊穴、八会穴及督脉上的穴位。其四，治痿独取合谷、曲池、肩髃、足三里。对于任何痿证的治疗都应考虑如上的基础穴位。

【解析】"治痿独取阳明"这一理论是出自中医古籍《黄帝内经》。《黄帝内经》中的理论沿用至今，体现了中医发展的薪火相传。"传承不泥古，创新不离宗"是中医药常盛不衰的秘诀。作为现代中医人，要接住中医传承的火炬，多读经典，承众师之经验治患者之病痛，推动中医的发展。

知识点3：诊断

脊髓灰质炎是由脊髓灰质炎病毒引起的严重危害儿童健康的急性传染病，而脊髓灰质炎病毒为嗜神经病毒，主要损害运动神经细胞，引发迟缓性瘫痪。

"糖丸爷爷"——顾方舟

【思政映射点】不畏艰难，勇于探索；甘于奉献。

【案例】在新中国成立70周年之际，顾方舟被授予"人民科学家"国家荣誉称号。但更多人愿意称他为"糖丸爷爷"，因为他用一粒粒糖丸，护佑了几代中国人的健康成长。

1955年江苏南通全市1680人突然瘫痪，多为儿童，466人死亡。这种疾病起初症状与感冒无异，一旦暴发，可能在一夜之间，就会导致孩子的腿脚手臂无法动弹。严重者危及生命。这就是脊髓灰质炎，俗称小儿麻痹症。暴发之初，有家长背着孩子跑来找顾方舟，而他无能为力。随着病毒蔓延，全国多地都有暴发，对象主要是7岁以下的孩子，一旦得病就无法治愈，引起社会恐慌。这件事一直影响着顾方舟，他知道早一天研究出疫苗，就能早一天挽救更多孩子的未来。顾方舟在权衡"死""活"疫苗的利弊后选择走活疫苗路线，立即成立脊灰活疫苗研究协作组，自主研制疫苗。在动物实验通过后，在关键的临床试验期以自己和自己刚满月的孩子试药，最终临床试验顺利通过。疫苗得以全国推广，疫情得以逐渐好转。同时他还针对疫苗的储藏条件对疫苗的影响和小孩服用问题，进行反复探索。把疫苗做成糖丸，解决了孩子们不喜欢吃的问题。让"糖丸"走到了祖国的每个角落。

【解析】小小的糖丸是人们儿时对疫苗最深的记忆。脊髓灰质炎活疫苗是顾方舟带领研究团队不畏艰难自主研发出来的，它承载了顾方舟对患者满满的爱，体现了不畏艰难、勇挑重担与探索的精神；以自己和刚满月的孩子做临床试验是疫苗安全用于临床的关键一步，这份不畏生死、甘于奉献的精神让人感动和敬佩；糖丸的出现体现了他关爱患者和低调谦逊的品质。这种爱伤意识、不畏艰难、勇于探索、甘于奉献的精神是当今社会发展所需要的。作为中医人应接力好"不畏艰险，勇于探索，敢于创新，勇攀科学高峰"的旗帜，让中国跑出创新"加速度"；要勇担"救死扶伤，治病救人"的使命，发挥"不怕苦、不怕累、不畏难"的精神干劲，为人民群众的健康奋斗终身。

知识点4：论治要点

虫类药和动物药在痿证的临疗治疗上收效非常好。常用药物有虎骨（现用狗骨替代）、牛骨、鳖甲、龟甲、僵蚕、地龙、土鳖虫等。

虎潜丸、虎骨酒禁令——保护动物

【思政映射点】保护动物；遵守法律。

【案例】虎潜丸具有滋阴降火、强筋壮骨的功效，主治肝肾阴虚、精血不足，症见筋骨软弱、腿足消瘦、行走无力、舌红少苔、脉细弱，现用于脊髓灰质炎后遗症、慢性关节炎、中风后遗症属肝肾不足者。虎骨酒首载于孙思邈的《备急千金要方》，具有壮筋骨、强腰肾、祛风寒的功能，主治肾虚骨弱、少腹冷痛、行走无力、肩臂疼痛。尤其适于治疗风痹寒痛、四肢拘挛以及肝肾虚损、腰脚软弱无力等。

1993年，在《关于禁止犀牛角和虎骨贸易的通知》中提出，严禁虎骨贸易，取消虎骨药用标准，今后不得再用虎骨制药，也严禁虎骨酒买卖。

【解析】祖国医学的发展离不开中医药的应用。中药主要来源于天然药及其加工品，包括植物药、动物药、矿物药等。其中有部分动物药的治病效果非常好，部分动物药来自稀有动物，价格较贵，如虎骨、犀角、炮山甲。为保护稀有动物，国务院颁发了《关于禁止犀牛角和虎骨贸易的通知》，及时制止将稀有动物制药的行为，以预防稀有动物的灭绝。作为医学生，我们更应该知道保护稀有动物的重要性。在临床中我们应合理运用药材，发挥自己的创新意识，勇攀医学的高峰。

知识点5：脉络瘀阻证的辨证论治

脉络瘀阻证表现为久病体虚，四肢软弱，肌肉瘦削，青筋显露，手足麻木不仁，可伴肌肉活动时隐痛不适，舌痿不能伸缩。舌紫暗或有瘀点瘀斑，脉细涩。气血不足兼有血瘀者，加丹参、川芎、牛膝。

名医冉雪峰治痿证

【思政映射点】坚持不懈。

【案例】1934年春，名医冉雪峰在汉口行医。一患者截瘫，从长沙返回，抵汉至诊所，被背入诊室。患者上半身活动正常，双下肢感觉及运动均完全丧失，小腿肌肉枯瘦如柴，无关节变形，无疼痛，饮食二便正常。患者曾在长沙治疗四个月，无明确诊断，治疗无效，只好回家乡。他在叙述诊疗经过时声泪俱下，神色惨淡。因其全身营养状态差，病情较重，其他医生均诊为虚寒痿证，处黄芪桂枝五物汤原方：黄芪12g、桂枝12g、白芍12g、生姜24g、红枣8枚。冉雪峰对该诊断无异议，也同意用此方，但却言"芪桂五物汤，《金匮》治血痹重症之身体不仁，如风痹状，后四字是说明有风痹疼痛的症状，故原方倍用生姜辛散，通阳散寒，益气行痹，以驱邪外出。今患者无疼痛，惟不仁不用，无邪可驱，不宜侧重辛散，应侧重温养卫气元气，寓通于补"，遂将原方修改为黄芪45g、桂枝12g、白芍 12g、生姜 12g、红枣 10 枚，再加当归 12g、酒蒸怀牛膝 10g、木瓜 10g。并一再叮嘱患者树立信心，守方久服，三个月后定见转机。冉雪峰认为其病程尚不过久，且又为未婚青年，若饮食正常，坚持服药终必治愈，嘱患者注意营养、保暖。患者遂一一照办。坚持约半年，痊愈。

【解析】疾病康复需要保持积极的心态，建立自信心，不抱怨、不消沉，克服困难、挑战自我。同时，患者需要保持耐心和恒心，不要期望立竿见影，康复需要一定的时间和努力。要在医生和康复师的指导下进行治疗和训练，持之以恒。身为中医人，也应以坚持不懈的毅力来攻克学医和行医途中的难题，承担守护人民健康的重要职责，积极为人民群众的健康谋福祉。

知识点6：脾胃虚弱证的辨证论治

脾胃虚弱证的证候表现为肢体软弱无力逐渐加重，起病缓慢，神疲肢倦，面色无华，少气懒言，纳呆便溏，舌淡苔薄白，脉细弱。治法：补中益气，健脾升清。方药：参苓白术散加减。

重症肌无力的诊疗

【思政映射点】抓住矛盾，精益求精。

【案例】重症肌无力为当今难治之病，历代中医医著亦未见较完整而系统的论述。邓铁涛自1986年承担重症肌无力"七五"攻关课题以来，带领课题组成员，攻坚克难，取得可喜的成绩。

他认为病本在于脾胃。各种类型的重症肌无力都以肌肉无力为突出表现。肌肉在五脏为脾所主，脾为生化之源，脾虚则生化无权，气血不足，致肌肉无力。因此他认为本病之根在于脾胃，虽有他证亦需"治病必求其本"。他指导的重症肌无力课题研究结果表明重症肌无力以脾胃气虚表现为主，与五脏相关，临床辨证分型不必过杂，治疗应打破脾胃虚损这一中心病理环节，使其他次要矛盾迎刃而解。故立"重补脾胃，益气升陷，兼治五脏"为治疗大法。

他还强调，因虚损难复，故本病缠绵难愈，容易反复，治疗不要随便更弦换辙，即使临床治愈后，还需坚持服中药二年左右，方能根治。这个观点对临床有着重要的指导意义。此外，对于原已使用激素及抗胆碱酯酶药物者，中药显效后应将西药逐渐减量乃至停用，使患者摆脱对西药的依赖，促使痊愈。

【解析】国医大师邓铁涛临床诊疗重在"治病求其本"，认为他证的出现与疾病主要矛盾有关，主要矛盾解决后其他兼证可自行缓解消除。这一观点得到了很多名老中医的认同，这也是中医治疗疾病的常规模式。作为中医人，我们需要注意"治病求其本"的重要治疗原则，根据收集的病历资料，认真分析，抓住疾病发生的根本矛盾，辨证治疗。中药能够消减甚至消除西药的副作用，这一现状体现了中医药的优势，所以我们要有中医文化自信，传承和发展好中医药。

第三节　颤　证

知识点1：概述

颤证是以头身摇动颤抖、不能自制为主要表现的病证。轻者仅为头摇动或手足微颤，尚能坚持工作、生活自理；重者可见头部振摇，肢体颤动，甚则出现痉挛扭转样动作，严重影响工作和生活。

勇攀高峰：陈景润与帕金森

【思政映射点】刻苦钻研；毅力；奉献。

【案例】著名数学家陈景润是一位帕金森病患者。他热爱学习且专注研究，特别是对于解题从不吝惜时间和精力。1966年，他发表了《大偶数表为一个素数及一个不超过二个素数的乘积之和》，这个研究，在"哥德巴赫猜想"研究史上具有里程碑式的意义。他所证明的那条定理被命名为"陈氏定理"。

在确诊帕金森病后，陈景润在医院中依然坚持研究。虽疾病缠身，但他头脑还清醒。始终坚持思考数学问题。即使是生命的后期，他手上也还紧握数学书籍。因病深感遗憾的他，还常安慰别人说："哥德巴赫一个，帕金森一个，一加一等于二。哥德巴赫猜想是在祖国完成的，我的病也只有祖国医学能拯救，看来这也是定律。"

【解析】陈景润热爱学习和刻苦钻研的精神为他在数学领域的成就奠定了坚实的基础。面对众人无法证明的"哥德巴赫猜想"，他不畏艰难，刻苦钻研，坚持不懈，最终交出了一份漂亮的答卷。在患帕金森病后，他没有因为行动障碍而退缩和放弃，坚持发挥余热，为祖国数学事业贡献了自己的一份力量。对于医学生而言，医学的难题也有很多，我们应努力学习、刻苦钻研、攻克学医路上的难题，以坚强的毅力和持之以恒的精神成就我们的医学之梦。

知识点2：诊断

颤证是指在西医学中某些锥体外系疾病和某些代谢性疾病所致的不随意运动，其发病都有因可寻，如肝豆状核变性。

肝豆状核变性的病证结合诊疗

【思政映射点】病证结合；中医自信。

【案例】肝豆状核变性（WD）是由 ATP7B 基因缺陷所致铜代谢障碍引起的常染色体隐性遗传疾病。1956年Walshe用青霉胺治疗肝豆状核变性，目前青霉胺、依地酸钙钠等金属络合剂驱铜治疗是本病的主要治疗方法。但患者因副作用明显而被迫停药，部分患者出现治疗性病情加重及过度驱铜现象。虽然基因替代疗法在理论上可以根治肝豆状核变性，但目前处于实验室探索阶段。原位肝移植治疗虽能挽救一部分以暴发性肝功能衰竭起病的腹型肝豆状核变性患者的生命，但受器官移植后免疫排斥反应、费用昂贵及肝源获取困难等限制，难以作为常规治疗方法。

中医探索治疗肝豆状核变性的道路是曲折的，早期有学者根据不自主运动皆属肝风内动的理论，拟用平肝熄风法，重用了含铜量很高的虫石之品，症状反而加重。肝豆状核变性患者多有口臭、流涎、便干、溲赤等症，结合《黄帝内经》所云"诸逆冲上，皆属于火""诸痉项强，皆属于湿"，有学者认为本病系铜毒在体内积聚化热产湿，引起肝胆湿热、经脉瘀滞，出现肝、脑损害等症状。经过医家数年的观察和实验，创造性地采取清热解毒、通腑利湿治法，以大黄、黄连、泽泻等药物为主进行组方，肝豆汤联合西药治疗肝豆状核变性患者，可以改善肝胆湿热证患者的临床症状，中西医结合治疗的疗效及副作用明显优于单用西药。还有部分患者表现为痰蒙心窍或痰火扰心，临床应当细辨。

【解析】病证结合治疗是中西医结合治疗的最佳模式，肝豆状核变性的"病"反映了疾病发生、发展的全部过程，而"证"反映疾病过程中某一阶段的病理特征。西医疾病诊断与中医辨证结合的方法在临床上被广泛应用，体现了中西医的优势互补，能促进临床疗效的提高，推动中西医结合学术的发展。作为当代中医人，要认识到中医具有副作用小，安全性高，疗效好的治病优势，发挥病证结合医学模式的优势，为人类健康做贡献，满足医学发展的需要。

知识点3：气血亏虚证的辨证论治

气血亏虚证候表现为头摇肢颤，面色白，神疲乏力，动辄气短，表情淡漠，眩晕，纳呆，心悸健忘。舌体胖大，舌淡红，苔薄白滑，脉沉濡无力或沉细弱。用薯蓣鸡子黄粥调养。

鸡子黄——血肉中的阴与阳

【思政映射点】意象思维；保护动物。

【案例】薯蓣鸡子黄粥为张锡纯所创，《医学衷中参西录》中记载"薯蓣鸡子黄粥，治泄泻久，而肠滑不固者"。鸡子黄是一味中药，鸡蛋中藏阴阳，适当吃可以调阴阳，强健身体。中医认为，鸡蛋是一个最好的阴阳体，蛋黄符合中医对"阴"的描述，即重浊、凝聚、有色、味道重、居中在内、成形；而蛋清则符合中医对"阳"的描述，即轻清、分散、透明无色、味淡、在外、无形。这对阴阳被包裹在蛋壳内，各居其所。鸡蛋调补阴阳的这个功效正是来源于此。至于阴虚或者阳虚的人，可以单独选择蛋清或者蛋黄使用。

【解析】在长期的实践中，意象思维产生了一系列的意象模式，如阴阳、五行、八卦、干支等。中医学的六淫、四气、藏象、证候等亦属意象模式。意象模式具有整体性、衡动性、相对性、随机性、中和性、指示性等特征。案例中鸡子黄功效的来源体现了意象模式中的整体性和相对性特征，其取象方法在中医理论中占有特殊的地位，是基础理论形成的关键。中医通过观察人体表象，效法自然，诊断疾病。当代中医人需要培养意象思维，提高诊疗技术。

案例中薯蓣鸡子黄粥就是山药鸡子黄粥，其中鸡子黄就是家鸡的蛋黄，是很好的中药。《本草再新》论其"补中益气，养肾益阴，润肺止咳，治虚劳吐血"。现代研究发现，鸡蛋黄中的卵磷脂、甘油三酯、胆固醇和卵黄素，对神经系统和身体发育都有益处。可见动物药在临床应用的疗效是很不错的，作为中医人要合理使用动物药，保护生态环境，为中华民族的伟大复兴贡献力量。

知识点4：痰热风动证的辨证论治

> 痰热风动证候表现为头摇不止，肢麻震颤，胸脘痞闷，头晕目眩，口苦口黏，甚则口吐痰涎，舌体胖大，有齿痕，舌红，舌苔黄腻，脉弦滑数。方药：导痰汤合羚角钩藤汤加减。

草原之灵：拯救赛加羚羊计划

【思政映射点】保护动物。

【案例】赛加羚羊种群数量曾超过几百万。但据世界自然保护联盟调查，截至2004年赛加羚羊的种群数量已缩水95%以上。进入21世纪后，为了更好地保护这一物种，人们采取了一系列措施。

2006年赛加羚羊保护联盟签署了关于《保护野生动物迁徙物种公约》以保护赛加羚羊，2010年，赛加羚羊的五个分布国召开了第二次会议，携手讨论如何完善保护行动计划。同年，赛加羚羊保护联盟正式成立。2021年，《赛加羚羊的可持续使用：前景和展望》报告通过，将为赛加羚羊的国际保护提供一个新框架。

【解析】赛加羚羊是一类濒危动物，其雄羊的角是重要中药羚羊角，它是一项珍贵的、不可替代的、可再生自然资源，其在维护生态平衡方面发挥着重要作用。作为中医人，我们要遵守法律法规，保护动物，不用濒危动植物药，少用动物类中药，让保护动物、保护环境的绿色理念深入内心，树立正确价值观，为实现社会的可持续发展贡献一份力量。

知识点5：阳气虚衰证的辨证论治

阳气虚衰证候表现为头摇肢颤，筋脉拘挛，畏寒肢冷，四肢麻木，心悸乏力，动辄气短、自汗，小便清长，大便溏。舌淡，苔薄白，脉沉迟无力。治法：补肾助阳，温煦筋脉。方药：地黄饮子加减。

丁甘仁仿地黄饮子治类中案

【思政映射点】继承创新，坚持不懈。

【案例】名医丁甘仁曾诊治一名严姓患者，其右侧手足麻木、震颤、筋脉拘挛，一日突然出现了舌强，不能言语，诊脉左细弱，右弦滑，舌前无苔，舌后苔腻，这是肾虚内夺、气阴本亏、虚风内动之象。丁甘仁认为风者善行而数变，故其发病迅速。挟痰浊上阻廉泉，横窜络道，营卫痹塞不通。开具处方为吉林参须一钱、云茯苓三钱、炙僵蚕三钱、陈广皮一钱、生白术一钱五分、竹节白附子一钱、炙远志肉一钱、黑豆衣三钱、竹沥半夏二钱、陈胆星八分、九节菖蒲八分、姜水炒竹茹一钱五分、嫩钩钩三钱。二诊患者舌强，语言不利，肢麻艰于举动，口干不多饮，舌光绛苔中后干腻，脉象右细弱，左弦滑，如一诊状。丁甘仁认为患者"舌废不能言，足痿不良行，即是喑痱重症"，应在前方基础上加强滋阴效果，仿刘河间地黄饮子的处方思路，酌加"大生地、川石斛、南沙参"，并减少了化痰剂的用量。三诊仍发现脉症依然，并无进退。丁甘仁分析：肾阴不足是其本，虚风痰热乃是标，标急于本，先治其标，标由本生，缓图其本。以养阴之剂，多能助湿生痰，而化痰之方，又每伤阴劫液，顾此失彼，宜涤痰通络为主，而以养正育阴佐之，急标缓本。遂增入川象贝三钱并加大化痰之剂用量，减少滋阴剂的比例，四诊脉发现左细滑、右濡数、舌中剥、苔薄腻，诸恙均觉平和，仍按照三诊的方法继续服药。直至六诊之后患者病情才稍有好转。

【解析】诊疗疾病不能只依赖经验论治，而是要在既往经验基础上进行研究，在继承学术理论的同时创造出新的论治方法。作为中医人，要重视对中医药经典医籍研读及挖掘，在继承历代各家学术理论的基础上，挖掘新的诊疗技术与方案，积极参与中医药传承创新工程，推进中医药文化传承与发展，促进"健康中国"的早日实现。

第四节　腰　痛

知识点1：概述

腰痛是指在腰的一侧或两侧以疼痛为主症的疾病。长期劳累、坐卧体位不当、用力不当都会损伤腰部而导致腰痛，是临床青壮年中最多见的疾病。

常见的腰痛

【**思政映射点**】劳逸结合；健康生活。

【**案例**】世界卫生组织指出，全球多达5.68亿人受腰痛所困，在160个国家中，腰痛甚至是造成残疾的最主要原因。严重的腰痛会影响行动能力和灵活性，导致患者被迫提前退休，影响患者生活质量。由于人口增长和老龄化，患腰肌劳损的人数也在迅速增加。

劳损常见于肩颈、腰背、手脚等部位，其中又以腰背劳损患者最多。主要因为久坐及姿势不良、进行重复性弯腰动作、缺乏伸展、身体过重等，使腰椎长期受压，引致劳损，加速退化。最明显症状为腰背疼痛、僵硬及弯曲，若不重视，可引起脊骨移位，影响行动及工作能力。

有医生指出，在30岁左右的年轻人中约有40%出现腰椎退化现象，多由于他们大多从事办公室工作，久坐及姿势不良如弯腰、驼背及跷脚，加上缺乏伸展活动，使腰椎长期受压而劳损退化，轻则麻痹酸痛，严重时坐立不得，难以步行。因腰背痛而求诊的患者中，约有七成是文职人员。

【**解析**】当今社会腰痛已经逐渐年轻化，这与日常工作和生活习惯密切相关。随着社会的发展，人们的压力越来越大，很多人都因过度劳累而引发腰椎病变，出现腰痛症状。在日常工作和学习生活中，我们要合理安排工作和休息，劳逸结合，让工作健康两不误，为社会的发展贡献力量。

知识点2：病因病机

经脉以通为常，跌仆、扭伤、挫闪、情志不畅会影响气血运行导致气滞血瘀、经脉壅滞，气血阻滞不通而发为腰痛。

腰痛治病——心态的重要性

【思政映射点】乐观；积极向上。

【案例】腰痛常为腰部疾患的主要临床症状。腰椎病多由于脊柱及脊柱周围软组织急慢性损伤或腰椎间盘退变、腰椎骨质增生等原因引起，在临床上表现为腰痛、腰部活动受限和腰腿痛。

研究表明，腰椎病与情绪有明显关联。从西医来讲，情绪不好会影响人体的新陈代谢，可能会导致血液循环不畅。湿气淤积在关节部位会引起骨密度下降，影响关节的稳定性，也会导致腰椎的稳定性下降，从而引起腰椎病变。从中医来讲，情绪对疼痛疾病的影响很大，患者因腰腿痛，工作、生活受到严重影响，甚至出现生活不能自理的情况，从而产生悲观情绪，情志郁结、气机失调、气郁不行血，气血郁滞不畅，不通则痛，导致疼痛加重。故在日常生活中要保持乐观情绪，减少疾病的发生。若已有疾病，应及时治疗，保持心情舒畅，可使气血流畅，促进身体的康复。

【解析】我国医疗卫生事业从"以疾病治疗为中心"向"以预防和人民健康为中心"转变，同时新增了心理健康领域，将精神心理问题提升到一个重要的战略性地位。中医重视人的心理（情志），认为情志与内脏精气关系紧密。人们应保持积极向上的心态，以使机体内气血调和，使脏腑功能正常，提高抗邪能力。正气足则邪气自去。在临床诊疗中患者的心态非常重要。作为中医人，临床诊疗中要多与患者沟通，鼓励患者，让患者保持乐观的心态，鼓励患者积极配合医生的治疗，共同抗病，以提高治愈率。

知识点3：诊断

西医中导致腰痛的疾病很多，如腰椎间盘突出、骨质增生、强直性脊柱炎、椎弓峡部裂、腰肌劳损等。椎弓峡部裂是青少年腰痛中容易被忽略但能引起严重后果的疾病。

青少年腰痛背后的"杀手"

【思政映射点】工作严谨；关爱患者。

【案例】一提到腰痛，多数人都会认为这是中老年人中常见的疾病，而往往忽略了青少年的腰痛的情况。某患者，初三学生，平常酷爱打篮球。两个月前打球后出现腰疼，刚开始没太在意，可后来每次运动后疼痛都会加重，并且休息时也疼，因此在父母的陪同下到某三甲医院骨科就诊，诊断为"椎弓峡部裂"。"椎弓峡部裂"这种疾病本身并不可怕，但如果没有及早确诊和加强防护，很可能由于治疗不当或运动过度而造成腰椎滑脱，甚至导致瘫痪。

我们容易对青少年腰痛熟视无睹。然而，有几类以腰痛为症状会引起严重后果的疾病要引起重视。潜伏在青少年腰痛背后的"杀手"有以下几种：一是强直性脊柱炎。患者的脊柱会逐渐变得僵硬、笔直、几乎不能弯曲，非常痛苦。二是椎弓峡部裂，这是一种重复性损伤或长期受力不均造成的疲劳性骨折，患者的腰痛是持续性的，弯腰时会加重，但也有一些患者没有临床症状，在进行腰椎X线检查时才偶然发现。书包重、姿势不正确，都是诱发因素。三是如腰椎结核等其他导致腰痛的疾病。由此可见，一个小小的腰痛，就可能造成很多可怕的后果。

【解析】由于人们缺乏医学知识，多数人对青少年腰痛不够重视。"强直性脊柱炎""椎弓峡部裂""腰椎结核"等都可能出现腰痛。所以当青少年腰痛时，家长和医生千万要重视。作为当代中医人，我们在临床诊断和治疗疾病时要严谨认真、关爱患者，做好青少年预防保健宣传工作，让青少年健康成长。

知识点4：瘀血腰痛的辨证论治

瘀血腰痛证候表现为腰痛如刺，痛处固定且拒按，日轻夜重，轻者俯仰不便，重者不能转侧。突然发病者，常有闪挫跌打外伤史。舌暗紫，或有瘀斑，脉弦涩。治法：活血化瘀，通络止痛。方药：身痛逐瘀汤加减。

张锡纯治瘀血腰痛案

【思政映射点】创新意识。

【案例】名医张锡纯曾记录一医案：患者，34岁，腰疼数年不愈，就诊时腰部疼痛明显，不能动转，轻时则似疼非疼，绵绵不已，或数日不疼，或动气、劳力时疼剧。因腰痛久久未愈患者心中烦闷。张锡纯诊其脉发现左部沉弦，右部沉牢，一息四至。患者说从病之初至今已三年，服药数百剂，但腰痛从未减轻。张锡纯查阅之前医生开具的处方，发现处方均采用补肝肾、强筋骨的治法，偶有医家在补肝肾基础方上加入祛除风湿的药。张锡纯结合患者沉弦、沉牢的脉象，及心中烦闷的症状，认为病因为"不通则痛"，患者的关节经络必有瘀血，应该选择利关节通络之剂，兼用补正之品辅助。拟方为生怀山药一两、大甘枸杞八钱、当归四钱、丹参四钱、生明没药四钱、生五灵脂四钱、穿山甲二钱、桃仁二钱、红花钱半、蛰虫五枚、广三七二钱。药共十一味，先将前十味煎汤一大盅，送服三七细末一半，至煎渣再服时，仍送服其余一半。

此药服至三剂，腰已不疼，心中不闷，脉较前缓和，遂将原方去山甲，加胡桃肉四钱，连服十剂，自觉症状缓解，再诊其脉，六部调匀，腰疼遂从此除根矣。

【解析】腰痛在临床非常常见，引起腰痛的原因有很多，该案例患者是不通则痛引发的瘀血腰痛。张锡纯结合临床实际总结出"凡其人身形不羸弱而腰疼者，大抵系关节经络不通；其人显然羸弱而腰疼者，或肝肾有所亏损而然也"，这体现了他打破常规、敢于创新的意识。作为当代中医人，我们需要结合实际尝试不同的思路，不断尝试新的治疗方式，打破常规思维限制，开启创新思维之路。

知识点5：外治法

若为急性腰痛，治疗应急则治其标，查明病因后以止痛为先。针灸疗法是止痛之首选。

腰痛主要疗法——针灸

【思政映射点】文化自信。

【案例】腰腿痛是临床上最常见的疾病。内科、外科、骨伤科、妇科等多种疾病均可导致腰腿痛。医者也在努力寻找安全、高效、简便、快捷、对人体无伤害的治疗方法，认为针灸疗法即是其中重要的疗法之一。针灸是我国特有的中医治疗手段，是"内病外治"的医术。它能通过经络、腧穴的传导作用，通经脉，调气血，使阴阳归于相对平衡，脏腑功能趋于调和，从而达到防疾病的目的，治疗全身疾病。

【解析】针灸疗法是中医文化的重要组成部分，是我国特有的一种医疗方法。随着中医文化走向世界，针灸疗法率先被接受和认可。西医普遍认为针灸有助于患者彻底恢复，可增强抵抗力。中医在医学界的地位逐步提高。作为中医人，我们要坚定中医文化自信，认真传承好中医文化，提高中医诊疗能力，弘扬中华民族文化，传承和发展祖国医学，带领中医走向世界，走向未来。

知识点6：预防调护

腰痛的预防需从调节周身气血出发。气血调则经脉通，通则不痛。平素应适当活动腰部，或进行腰部按摩、打太极拳等活动，这些均有助于腰痛的康复。

华佗与五禽戏

【思政映射点】强身健体；医学创新。

【案例】华佗五禽戏是东汉时期华佗受动物形态的启发，依据中医学阴阳五行、藏象、经络、气血运行规律，观察动物活动姿态，模仿虎的扑动前肢、鹿的伸转头颈、熊的伏倒站起、猿的脚尖纵跳、鸟的展翅飞翔等形象动作创编的一套养生健身功法。五禽戏的五种动作各有特点，能使全身肌肉和关节都得到舒展，如能经常坚持练习，就能起到调养精神、调养气血、补益脏腑、通经活络等作用，对高血压、冠心病、神经衰弱等慢性疾病，均有较好的治疗和康复作用。同时，由于"五禽戏"能使人心静体松、动静相兼，华佗又将肢体的运动和呼吸吐纳有机地结合起来，通过导引使气血通畅。时常练习，便可强身除病。华佗坚持练习"五禽戏"，直到老年，还脸似古铜，黑发满头，牙齿坚固，步履稳健，十分健康。他的学生吴普，每天坚持做"五禽戏"，到九十多岁时，还耳聪目明，牙齿完整坚固。2011年5月23日，华佗五禽戏经国务院批准列入第三批国家级非物质文化遗产名录。

【解析】五禽戏是东汉医家华佗继承古代导引养生术创新的一套保健功法。五禽戏将肢体的运动和呼吸吐纳有机地结合到了一起，通过导引使体内逆乱的气血恢复正常状态，以促进健康。作为中医人，我们要把握运动在保持健康和治病中的重要作用，让患者了解适度的锻炼有助于强身健体、祛病养生。同时，作为医学生，我们应富有创新精神，在学习和临床诊疗中不断提高能力，不断总结积累经验，创造出更适用的诊疗方案和技术，为中医的传承和发展添砖加瓦。

（邓礼林）

参考文献

［1］李勇华，周小琳，王旭.中医内科学［M］.北京：中国医药科技出版社，2023.

［2］李俊伟，张翼宙.医学类专业课程思政教学案例集［M］.北京：中国中医药出版社，2020.

［3］刘俊荣，刘霁堂.中华传统医德思想导读［M］.北京：中央编译出版社，2011.

［4］李经纬.中医史：东方五千年医学发展史［M］.海口：海南出版社，2022.

［5］张大庆.医学史十五讲［M］.2版.北京：北京大学出版社，2020.

［6］彭怀仁，王旭东，吴承艳，等.中医方剂大辞典［M］.北京：人民卫生出版社，2019.

［7］吕志杰.仲景方药古今运用［M］.北京：中国医药科技出版社，2016.

［8］史德欣.100首中成药临床巧用与解说［M］.北京：中国医药科技出版社，2017.

［9］周峰.中医药文化故事［M］.重庆：重庆大学出版社，2019.

［10］伊广谦，李占永.明清十八家名医医案［M］.北京：中国中医药出版社，2017.

［11］张丰强，郑英.首批国家级名老中医效验秘方［M］.北京：中国中医药出版社，2017.

［12］葛均波，徐永健，王辰.内科学［M］.北京：人民卫生出版社，2018.